TREINAMENTO COM KETTLEBELL

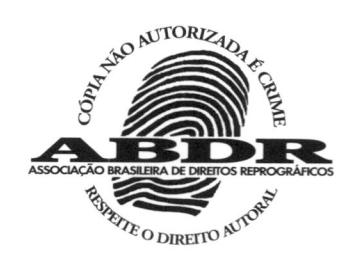

C847t Cotter, Steve.
          Treinamento com kettlebell / Steve Cotter ; tradução: Vinícius Mancio ; revisão técnica: Ivan Jardim. – Porto Alegre : Artmed, 2015.
          xviii, 213 p. : il. ; 28 cm

          ISBN 978-85-8271-110-1

          1. Método kettlebell. 2. Treinamento físico. I. Título.

                                              CDU 613.72

Catalogação na publicação: Poliana Sanchez de Araujo – CRB 10/2094

STEVE COTTER

TREINAMENTO COM KETTLEBELL

Tradução:
Vinícius Mancio

Revisão técnica desta edição:
Ivan Jardim
Educador físico. Especialista em Treinamento Funcional
pela Universidade Federal do Rio Grande do Sul.

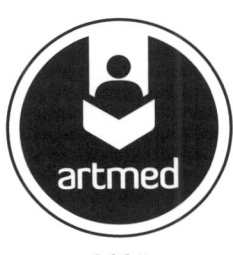

artmed

Obra originalmente publicada sob o título *Kettlebell training*, 1st Edition
ISBN 9781450430111

All rights reserved. Except for use in a review, the reproduction or utilization of this work in any form or by any electronic, mechanical, or other means, now known or hereafter invented, including xerography, photocopying, and recording, and in any information storage and retrieval system, is forbidden without the written permission of the publisher.
Copyright©2014 by Steve Cotter.
First published in English by Human Kinetics, USA.

Gerente editorial: *Letícia Bispo de Lima*

Colaboraram nesta edição:

Editora: *Dieimi Deitos*

Capa: *Márcio Monticelli*

Leitura final: *Maísa Lopes*

Editoração: *Techbooks*

Reservados todos os direitos de publicação, em língua portuguesa, à
ARTMED EDITORA LTDA., uma empresa do GRUPO A EDUCAÇÃO S.A.
Av. Jerônimo de Ornelas, 670 – Santana
90040-340 – Porto Alegre – RS
Fone: (51) 3027-7000   Fax: (51) 3027-7070

É proibida a duplicação ou reprodução deste volume, no todo ou em parte, sob quaisquer formas ou por quaisquer meios (eletrônico, mecânico, gravação, fotocópia, distribuição na Web e outros), sem permissão expressa da Editora.

Unidade São Paulo
Av. Embaixador Macedo Soares, 10.735 – Pavilhão 5 – Cond. Espace Center
Vila Anastácio – 05095-035 – São Paulo – SP
Fone: (11) 3665-1100   Fax: (11) 3667-1333

SAC 0800 703-3444 – www.grupoa.com.br

IMPRESSO NO BRASIL
PRINTED IN BRAZIL

Sobre o autor

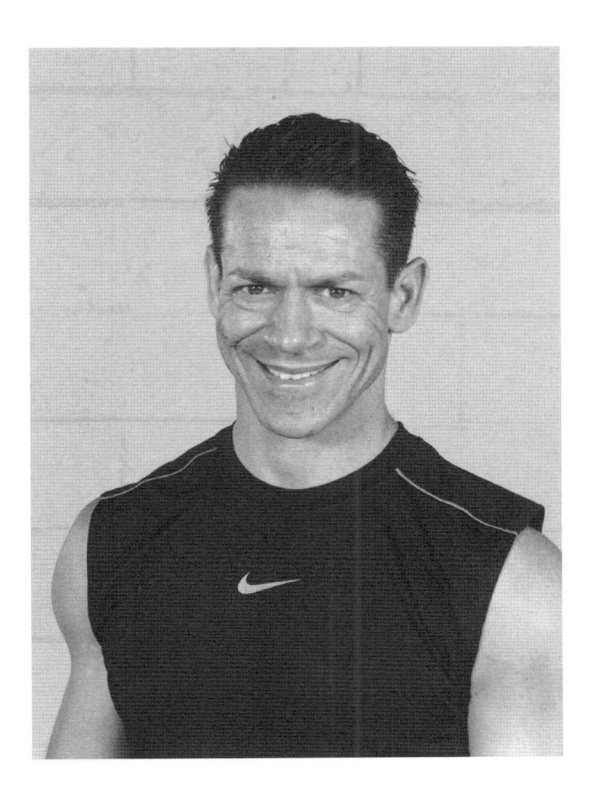

Como atleta campeão, **Steve Cotter** tem uma diversificada experiência, destacando-se também como um treinador atento no desenvolvimento de alguns dos mais atuais e excitantes programas de força e condicionamento físico. Continua pesquisando e implementando os mais efetivos métodos de treinamento com kettlebell, artes marciais, *qigong**, força e condicionamento físico, nos mais variados campos do desempenho humano.

Além de atuar como praticante de artes marciais, atleta de nível internacional e treinador de condicionamento físico, Cotter planeja e supervisiona programas para aqueles que levam seus treinamentos a sério. É fundador e diretor da International Kettlebell and Fitness Federation (IKFF), palestrante internacional e professor em mais de 40 países. Ele troca conhecimento com inúmeros profissionais de equipes esportivas, incluindo equipes de futebol americano da NFL como os San Francisco 49ers e os San Diego Charges; equipes de basebol da Major League, Texas Rangers, Seattle Mariners e Los Angeles Dodgers; e equipes de hóquei da NHL, Anaheim Ducks. Steve Cotter é consultor dos SEAL da Marinha dos EUA, com um programa de treinamento de força e condicionamento físico para os fuzileiros norte-americanos. Ele recebeu a certificação de especialista em força e condicionamento físico (Certified Strength and Conditioning Specialist[CSCS]) pela *National Strength and Conditioning Association* (NSCA).

Cotter é também criador de duas competentes séries de DVDs: a *Encyclopedia of Kettlebell Lifting DVD* e a *Full KOntact Kettlebells System*.

---

*N. de R. T.: *Qigonq* significa "Cultivo da energia da vida", uma antiga arte marcial crível.

Este livro é dedicado a minha esposa, Samantha, a mais incrível e linda mulher, o amor da minha vida e a pessoa que me levou a ser um homem melhor em tudo o que eu faço; aos meus amados filhos, Rileigh, Elizabeth e Daniel, que me dão grande orgulho pelas pessoas que se tornaram; aos meus alunos, que me inspiraram a compartilhar meu dom e experiências de mundo; e a você, caro leitor, sem o qual este livro não teria nenhum propósito.

Agradecimentos

Acredito que há um tempo para ser estudante e outro para ser professor. Há um ditado que diz que, quando um estudante está pronto, surgirá o professor. Esse princípio tem me guiado em meu próprio desenvolvimento profissional ao longo dos anos, às vezes como estudante, às vezes como professor. Neste mundo de ritmo veloz e de satisfação instantânea, é fácil perder o caminho de onde viemos. O praticante de artes marciais que existe dentro de mim sempre teve um profundo respeito e apreço pelas artes tradicionais e suas histórias. Por trás de cada bom estudante, sempre há um professor eficaz, e por trás de cada bom atleta, sempre há um ou mais treinadores eficazes. Alguém não pode realmente entender tudo o que há para aprender sem primeiro compreender o trabalho que vem antes de nós e que nos leva ao nosso atual estado de conhecimento.

Por isso, é uma honra para mim agradecer aos vários professores de kettlebell com quem aprendi ao longo de anos de estudo, prática e ensino de levantamento de kettlebell. Sem ordem específica, desejo agradecer aos seguintes instrutores, com quem tive o prazer de interagir e aprender durante os vários estágios de meu desenvolvimento: Pavel Tsatsouline, Valery Fedorenko, Dmitri Sateav, Pantalei Filikidis, Oleh Ilica, Sergei Rudnev, Sergei Merkulin, Dr. Vladamir Tikhinov, Ken Blackburn e Arsenij Zhernakov. Além disso, antes mesmo de ter pego um kettlebell pela primeira vez, fui apresentado às artes marciais chinesas e à arte de ensinar pelo meu primeiro instrutor de treinamento físico, Sifu Mike Patterson, e, mais tarde, pelo grande mestre Kao San Lun. Em minha vida como profissional de atividade física, eu seria relapso em não mencionar meu querido amigo David Weck, inventor do treino de equilíbrio BOSU e do *WeckMethod*, que teve um impacto profundo no meu entendimento sobre desenvolvimento do movimento e do potencial humano. A todos vocês que, de um jeito ou de outro, ensinaram-me coisas de valor, sou grato.

Igualmente, e até mesmo mais importante para mim, é reconhecer que por trás de cada grande trabalho está uma grande equipe para apoiar-me e ajudar a fomentá-lo ao longo do caminho. Minha esposa, Samantha, é minha companheira, e tudo de bom que realizei é inspirado pelo seu amor. De tudo que eu possa ter feito na vida, nada me faz mais orgulhoso do que ser pai de meus lindos, talentosos e entusiasmados filhos, Rileigh, Elizabeth e Daniel.

Agradecimentos especiais ao meu amigo David Depew, por deixar a sua excelente Grinder Gym, em San Diego, disponível para fotos, e às destacadas modelos Alice Nguyen, John Parker e Cameron Yuen. O livro não seria finalizado sem a orientação profissional da equipe da Human Kinetics, dos editores Laura Pulliam e Tom Heine e de nosso câmera, Neil Bernstein.

Por último, se uma forma de arte deve sobreviver ao teste do tempo, deve haver uma transmissão de conhecimento e experiência de uma geração para outra. Neste sentido, reconheço os alunos, por todo mundo, com quem eu tive a honra e o prazer de compartilhar meu conhecimento e experiência e o método de levantamento de kettlebell.

Apresentação à edição brasileira

Em uma iniciativa pioneira do Grupo A, este livro é o primeiro livro introdutório sobre as técnicas de treinamento com kettlebell publicado no Brasil até este momento.

Com esta ferramenta, o leitor encontrará todos os fundamentos necessários para dar início ao seu treinamento e desenvolver potência, resistência muscular, resistência aeróbia, força, coordenação e equilíbrio.

A política utilizada para designar os exercícios respeita a tradição da nomenclatura brasileira quando há equivalência entre a denominação norte-americana e a forma brasileira, e utiliza a nomenclatura em inglês quando não há correspondência em português.

Assim é o caso do levantamento terra (*dead lift*, em inglês); supino (*bench press*, em inglês); os levantamentos de origem olímpica, como o arranque (*jerk*) e o arremesso (*snatch*).

Em contrapartida, manteve-se a designação kettlebell (cuja tradução literal seria: bola de sino com alça), *swing* (seria "balanço", o primeiro e o principal movimento do kettlebell), *clean* (posição de suporte no peito), *push press* (pressão vertical com auxílio dos membros inferiores) e outros casos conforme será visto ao longo do livro.

Uma questão que pode ocorrer ao leitor é onde comprar kettlebells no Brasil. Como pode ser verificado no texto, o kettlebell é um equipamento que possui rígidas especificações tanto com relação às dimensões e aspereza da alça quanto à forma e peso da bola. Fabricá-los com alta qualidade, no Brasil, não é barato.

No Brasil, a Arte da Força (ADF) (http://www.artedaforca.com.br/) é, no meu entender, a empresa que melhor trabalha com kettlebell. Além de produzir kettlebells de ferro fundido da melhor qualidade, a empresa possui um programa de capacitação em treinamento funcional e em treinamento com kettlebell.

Sugiro ao leitor que, além da leitura deste livro, faça, pelo menos, o módulo básico da ADF, para que sua experiência de treinamento com a ferramenta seja ampliada e para que possa usufruir de todos os benefícios do treinamento com kettlebell com segurança e satisfação.

Ivan Jardim
Educador físico. Especialista em
Treinamento Funcional pela Universidade
Federal do Rio Grande do Sul.

Prefácio

A data era 18 de setembro de 2004. Eu estava dirigindo para minha escola de jiu-jitsu brasileiro (JJB), em Walled Lake, Michigan para assistir a um seminário de treinamento com kettlebell com Steve Cotter. Semanas antes, em um livro, vi uma foto de Steve fazendo um agachamento em uma única perna (agachamento pistola*) com dois kettlebells de 32 kg. Malabarismo maluco, habilidades de artes marciais de ponta e visões inovadoras de aptidão física e treinamento – pensei que treinar com ele seria incrível, mas seria impossível devido ao fato dele estar em San Diego e eu em Michigan. Dois dias depois, li um anúncio em nossa escola de JJB que ele viria para dar aulas na escola. Mas dois dias depois, eu estava treinando com ele.

Essa sucessão de eventos mudou minha vida e tornou-se tema para minhas experiências com Steve. Não há impossibilidades, e com pensamento e atitudes certos, você pode demonstrar quase tudo. Steve é muito mais do que um grande atleta. Ele transcende isso por ser um comunicador, treinador e professor fenomenalmente talentoso. Não é surpresa que desde a data mencionada anteriormente, Steve tem viajado o mundo todo ensinando milhares de pessoas e inspirando-as a praticar o esporte. É um orgulho e uma honra tê-lo como mentor, e conheço inúmeras pessoas que sentem o mesmo.

Neste livro, você encontrará uma fonte de referência abrangente. A maioria dos livros e produtos sobre aptidão física traz informações incompletas, de modo que você fica preso em um ciclo interminável de aquisições com resultados insatisfatórios. Não é o caso deste livro. Steve tem gasto tempo e esforço em assegurar que você tenha uma visão completa e não apenas uma rápida visão do levantamento de kettlebell. Você tem os exercícios, as progressões, as variações, o programa e muito mais.

Aproveite a sua jornada. Steve Cotter é um excelente navegador e o ajudará a levar o seu conhecimento, bem-estar e desempenho ao próximo nível!

Ken Blackburn
Chefe da Equipe Internacional da IKFF.
Chefe e diretor de competições com kettlebell.

---

*N. de R. T.: O agachamento pistola (*pistol squet*) é realizado somente com uma perna.

Sumário

1 Vantagens do treinamento com kettlebell.. 1

2 Iniciando o treinamento com kettlebell 7

3 Princípios dos exercícios.. 25

4 Estabelecendo metas, avaliando o condicionamento físico e treinando com segurança 33

5 Aquecimento e resfriamento 43

6 Exercícios básicos 73

7 Exercícios intermediários 101

8 Exercícios avançados 141

9 Criando um programa personalizado de condicionamento físico............... 177

10 Programas de treinamento específicos para o esporte 187

Apêndice 203

Glossário 207

Introdução

Nos últimos anos, houve um aumento significante na popularidade do kettlebell e do kettlebell esportivo. Anteriormente uma ferramenta pouco conhecida de aptidão física e um esporte étnico originário da Rússia. Atletas, treinadores, *personal trainers*, praticantes de atividades físicas e profissionais ocupados, que tentam fazer muitos exercícios em uma quantidade de tempo pequena, têm utilizado esse método de atividade física compacta que uniformemente combina treinamento de força, condicionamento cardiorrespiratório, estabilização do *core**, coordenação e mobilidade dinâmica em uma sessão intensa de treinamento. Esse rápido crescimento no interesse, associado à indústria emergente de treinadores profissionais de kettlebell, criaram a necessidade de um livro claro e conciso para explicar o que, por que e como utilizar o kettlebell, assim como orientar os novos usuários por meio da prática do treinamento eficaz e seguro. *Treinamento com kettlebell*, fornece as informações necessárias e o conhecimento técnico para guiar você através de um treinamento de aptidão física de forma estimulante.

Um componente fundamental do treinamento com kettlebell é o uso dessa ferramenta para trabalhar o corpo inteiro como uma unidade funcional. Diferente dos protocolos de fisiculturismo que isolam os grupos musculares e os treinam separadamente, o treinamento com kettlebell tem uma abordagem mais atlética e trabalha corpo e mente conjuntamente. A maioria dos exercícios com kettlebell é realizada em pé e treina os músculos de forma integrada. Os exercícios trabalham múltiplas articulações em múltiplos planos de movimento. Deste modo, é importante ter um claro entendimento do método de treinamento e da biomecânica segura desse sistema de movimento dinâmico.

O livro começa apresentando kettlebells como uma solução de atividade física ideal no mundo moderno e agitado em que vivemos. Em vez de trabalhar componentes individuais de aptidão física como é a abordagem tradicional para praticantes de ginástica, com o treinamento com kettlebell você combinará objetivos de aptidão física, como tônus muscular, condicionamento cardiorrespiratório, resistência muscular, perda de gordura e aumento de força e potência simultaneamente devido à natureza holística deste treinamento. Além disso, você aumentará os atributos gerais de aptidão física, agilidade, equilíbrio, coordenação, força, potência e resistência.

O kettlebell tem um desenho incomum que o faz diferente na forma e na prática das mais largamente conhecidas barras e halteres. Uma breve explicação é dada pela história do kettlebell, descrevendo como ele conquistou seu espaço como uma força legítima nos métodos de treinamento de resistência comparado a outros aparelhos.

Antes de iniciar um programa de treinamento de alto nível, você necessita de uma profunda orientação em relação aos principais princípios associados a esse método de treinamento de força e condicionamento. Esse livro examina variáveis tais como frequência de treinamento, carga, volume, intensidade e duração; como realizar resistência progressiva; meios de treinar os vários sistemas de energia do corpo; e as habilidades gerais e específicas envolvidas no levantamento de kettlebell. Junto com os princípios de treinamento, o livro apresenta uma discussão de repouso e recuperação durante o seu programa e como levar em conta esse importante fator.

Uma vez que você tenha uma clara visão dos benefícios do treinamento com kettlebell, está pronto para iniciar o seu programa. O primeiro passo é identificar seus objetivos pessoais da sua atividade física ou esporte e receber orientação em como estabelecer um programa de acordo com seus objetivos. Com

---

*N. de R. T.: Chama-se de núcleo (do inglês *core*) os músculos do tronco que se ligam a coluna.

seus objetivos identificados, você estará pronto pra ir adiante. Com certeza você quer realizar seus exercícios livre de dores e lesões e, portanto, é apresentada uma discussão sobre prevenção de lesões e prática segura. Uma secção aprofundada sobre aquecimentos e resfriamentos é incluída, pois uma preparação e recuperação adequadas são componentes importantes para reduzir a probabilidade de sofrer lesões durante a realização de exercícios físicos intensos. Algumas dicas de bom senso sobre nutrição e hidratação também são incluídas no apêndice, de modo que você possa aproveitar melhor o seu programa de treinamento com kettlebell.

Os exercícios com kettlebell são organizados em três principais categorias: básico, intermediário e avançado. Para cada exercício, depois que uma introdução é apresentada, erros comuns são apontados e os pontos principais são reforçados. Se você progredir a partir do exercício básico, esta organização o ajudará a transitar facilmente de um exercício para outro.

De posse de uma enciclopédia virtual de exercícios com kettlebell, você descobrirá que a programação dos capítulos desse livro tem valor inestimável. Se seus objetivos específicos estão orientados mais em direção aos objetivos de aptidão física geral como perda de gordura, força e resistência absolutas, ou se você é um treinador ou atleta interessado em treinamento com kettlebell para complementar seu condicionamento para seu esporte, você descobrirá a orientação que você necessita nesses capítulos.

Se você é novato no treinamento com kettlebell, bem-vindo ao mundo dos kettlebells! Prepare-se para se divertir e se exercitar de modo intenso. Depois de começar o treinamento, você pode muito bem achar que ficou mais em forma, mais forte, e mais saudável do que jamais foi na vida. Se você já tem experiência com kettlebell, esse livro servirá como uma valiosa fonte para ajudá-lo a atualizar seu treinamento e aprimorar seu entendimento sobre o formato do programa de treinamento. Agora, vamos iniciar sua jornada com o *Treinamento com Kettlebell*!

Capítulo 1
VANTAGENS DO TREINAMENTO COM KETTLEBELL

E se eu dissesse que você pode alcançar todos os seus objetivos de aptidão física se exercitando apenas 30 minutos, ou menos, por dia, três ou quatro vezes por semana, apenas com uma única ferramenta de preço acessível no conforto de sua própria casa ou escritório? E se eu dissesse que você pode ter os benefícios completos de um programa de exercícios compacto sem utilizar um equipamento extravagante, de mau gosto e suplementos caríssimos, ou ainda, sem precisar frequentar academias de ginásticas caras? Bem, você pode, e esse livro mostrará a você como. Seja bem-vindo ao *Treinamento com Kettlebell*, o livro sobre a ginástica compacta e portátil chamada *Kettlebell*!

Os adeptos da aptidão física, força e condicionamento têm tido um longo caminho nas últimas duas décadas. Há pouco tempo atrás, nosso conhecimento sobre aptidão física e treinamento era limitado a programas de musculação, que geralmente deixam duro e dolorido mais tarde; os métodos de treinamento de distância longos e curtos, como caminhada e ciclismo, e outros programas de condicionamento aeróbio baseado no consumo de tempo que trabalham coração e pulmão, mas não fortalecem o resto do seu corpo; e os abarrotados programas de exercícios de alto impacto, que geralmente são prejudiciais para joelhos, quadris e costas, e que podem ser frustrantes para praticantes fora de forma ao tentar seguir o animado instrutor. Para dificultar mais ainda, a maioria dessas opções populares de treinamento de aptidão física é unidimensional, enfatizando a força, tônus muscular ou condicionamento cardiorrespiratório, mas raramente combinam esses componentes importantes em um pacote abrangente. Além disso, ao focar em uma única forma em detrimento de outra, não é possível construir um corpo atlético bem feito. Você não desejaria um carro bonito, mas que não fosse bom de dirigir, ou que fosse bom de dirigir, mas que fosse horroroso. Você deseja um carro fantástico, de bom desempenho que faça você se sentir bem quando o dirige. O mesmo vale para seu corpo e o tempo que você investe em seu programa de atividade física – dar a você um corpo que desempenhe tanto quanto parece e que faz você se sentir bem!

Nos últimos dez anos, uma onda de novas informações entrou nesse cenário de aptidão física, graças, em grande, parte à globalização e ao aumento da troca de informações entre as culturas. Por exemplo, se você tem cerca de 35 anos de idade, e se lembra de exercícios da época da sua adolescência, os modelos de atividade física eram da cultura do fisiculturismo simbolizada pelo grande Arnold Schwarzenegger, pelos primeiros programas de aeróbica na TV popularizados por Jane Fonda, a popular série de *kickboxing* Tae Bo, e a febre que foi a corrida iniciada pelo Instituto Cooper e o sucesso do livro de Jim Fixx, *O Guia Completo de Corrida*. Não tínhamos muitas informações em como treinar e como atingir o nosso completo potencial físico e atlético. O negócio era seguir as tendências e torcer para encontrar um programa que você pudesse praticar tempo suficiente para ver os resultados. A menos que você seja capaz de passar dias na academia, a maior parte das pessoas não tem tempo suficiente ou conhecimento para alcançar o pico de condicionamento físico.

Mas agora temos acesso aos segredos da ioga da cultura indiana, das artes marciais da Ásia Oriental, a resistência, o condicionamento e a preparação dos países da ex-União Soviética e do Leste Europeu. Agora, nós podemos usar as melhores informações de treinamento do mundo todo. Muitas dessas informações foram utilizadas por anos, ainda que não tivéssemos acesso a elas. Este recente afluxo de ferramentas e programas de atividade física ao longo do tempo criou uma nova tendência de abordar exercícios e treinamento de atividade física.

O QUE SÃO OS KETTLEBELLS?

Dez anos atrás, ninguém de fora da ex-União Soviética sabia o que era, tinha visto ou tocado um kettlebell. Agora, parece que todo *personal trainer* está utilizando kettlebells com seus alunos nas aulas. O que faz o treinamento com kettlebell realmente tão eficiente que os outros métodos de treinamento não fazem? Para responder isso, é útil fazer uma comparação entre kettlebells e outros aparelhos mais conhecidos, o halter e a barra (Figura 1.1).

Os kettlebells têm um desenho incomum que os diferencia na forma e na prática dos mais difundidamente conhecidos, a barra e o halter. Kettlebell vem da palavra russa *girya*, um peso em ferro fundido que lembra uma bala de canhão com uma alça. É a configuração de alça com bola que faz o treinamento com kettlebell único. Embora no Ocidente o termo kettlebell seja usado para descrever esse implemento pesado, em uma tradução mais precisa o termo correto seria "bola com alça", que é o que um kettlebell realmente é, uma bola com uma alça*.

---

*N. de R. T.: Quando foi introduzido nos EUA, o equipamento foi designado dessa maneira por se assemelhar a uma chaleira com alça. (Kettle significa chaleira.)

Diferente dos halteres tradicionais, o centro de massa do kettlebell se estende além da mão. Essa configuração permite movimentos balísticos, rápidos e oscilatórios que combinam treinamento cardiorrespiratório, resistência e flexibilidade, envolvendo toda a musculatura do corpo de uma só vez. Além de serem excelentes para uma atividade física completa, esses tipos de movimento imitam atividades funcionais como remover terra com uma pá ou trabalhar no jardim.

KETTLEBELL PARA GINÁSTICA FUNCIONAL

Nos últimos anos, surgiu uma nova maneira de treinar nossos corpos, chamada *ginástica funcional* e *treinamento funcional*. O treinamento funcional combina avanços modernos e antigos no condicionamento físico com a neurociência, de modo a tratar o corpo como um todo funcional em vez de uma coleção de partes. Em outras palavras, esses programas de treinamento pioneiros não nos ensinam a exercitar músculos individualmente ou mesmo grupo de músculos, mas, em vez disso, eles treinam os movimentos e padrões motores que nos dão movimentos eficientes. Em vez de serem somente baseados na estética, como os populares programas de musculação dos velhos tempos, os programas de aptidão física funcional de hoje focam o desempenho. E ao focar o desempenho, eles também constroem um corpo saudável e bonito.

Seu corpo poder ser descrito exatamente como uma cadeia cinética ou de movimento. Como uma cadeia, o corpo consiste em uma série de elos inter-

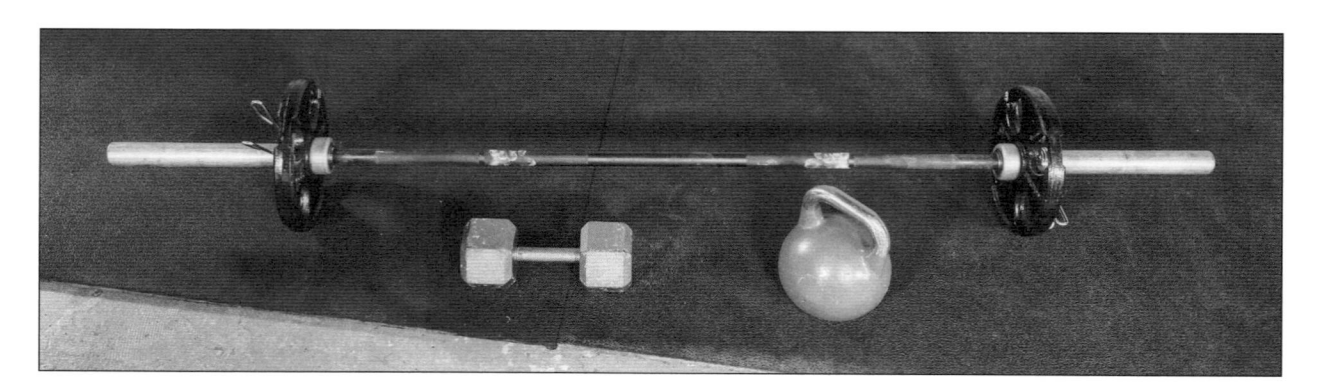

Figura 1.1 Comparação entre um kettlebell, um haltere e uma barra.

> ### A HISTÓRIA DO KETTLEBELL
>
> Os kettlebells têm sua origem na antiga Rússia, onde a força física tinha muito importância. O primeiro registro da palavra *girya*, significando um tradicional peso russo feito de ferro fundido, foi em um dicionário russo de 1704. Naquela época os kettlebells eram utilizados como contrapesos nas lojas locais ou nas propriedades rurais. Os trabalhadores rurais russos descobriram que a *girya* podia ser usada como ferramenta em atividades físicas. Com o passar do tempo, competições foram criadas em aldeias remotas e nas cidades.
>
> Um artigo de 1913 na popular revista de atividade física *Hercules* aumentou o reconhecimento do kettlebell como uma ferramenta poderosa para perder peso. Na década de 1940, o levantamento de kettlebell tornou-se o esporte nacional na União Soviética. Levantadores de peso, atletas olímpicos e militares, todos se beneficiaram de levantar kettlebells. Nos anos 60, o levantamento de kettlebell foi introduzido nas escolas e universidades. Na década de 1970, o esporte tornou-se parte da Associação Desportiva de Todos Estados da URSS, mas não havia ainda regras ou padrões oficiais.
>
> Finalmente, em 1985 foi criado um comitê para o esporte de levantamento de kettlebell, e o esporte kettlebell (também conhecido como *girevoy*, o nome russo para o kettlebell esportivo), foi oficializado como esporte formal com regras e regulamentações competitivas. Naquele ano, houve o primeiro campeonato nacional russo de kettlebell. Atualmente, os kettlebells são utilizados por todo o mundo em todos os terrenos esportivos, de artes marciais e treinamento de aptidão física em geral. Não existe nenhuma estatística precisa que mostre exatamente quantas pessoas utilizam o kettlebell em suas casas, academias e clubes esportivos por todo o mundo, mas realmente sabemos que nos últimos poucos anos o número de praticantes tem aumentado. Por exemplo, no Campeonato Nacional de Kettlebell de 2012 da Federação Internacional de Kettlebell e Fitness (IKFF) havia 175 competidores registrados para levantar kettlebells.

dagem de aptidão física funcional reconhece seu corpo como um todo integrado, e suas ferramentas trabalham seu corpo todo e não somente os músculos individuais.

É um momento entusiasmante da aptidão física, e entre as várias ferramentas e técnicas que são utilizadas nos programas de treinamento funcional, há uma ferramenta que vem primeiro. Essa ferramenta se destaca como o único método que vale o dinheiro que você investiu – ou seja, o kettlebell.

O treinamento com kettlebell tem duas modalidades. Primeiro, existe o treinamento com kettlebell para melhorar a aptidão física, que funciona utilizando uma grande variedade de movimentos em diferentes planos, usando repetições variadas e trabalhando todas as partes do corpo. O treinamento com kettlebell para aptidão física oferece quase que uma ilimitada variedade de movimentos e programas para escolher, e a duração pode ser tão curta ou longa, como você preferir. Segundo, existe treinamento de kettlebell competitivo, que envolve tentar desempenhar tantas repetições quanto forem possíveis em um determinado tempo estabelecido. As tradicionais competições de levantamento e arremesso são realizadas com um ou dois kettlebells; de arranque com um; e de ciclo longo ou arremesso em dois tempos com um ou dois kettlebells. A maioria das competições tem duração de 10 minutos, mas há também competições de velocidade de 3 a 5 minutos, maratonas de levantamento contínuo por uma hora ou mais, e provas de revezamento por equipes. Ser competitivo no kettlebell esportivo requer um alto nível de condicionamento físico, força, capacidade aeróbia e flexibilidade.

POR QUE UTILIZAR KETTLEBELLS?

Quando a questão é treinamento de aptidão física, por que o kettlebell deveria ser a ferramenta de sua escolha dentre a miríade de opções disponíveis? Afinal, seu tempo é precioso, e entre tantas opções, você pode estar certo de que o kettlebell é a melhor resposta para suas necessidades de aptidão física.

O que o faz tão especial? E por que o treinamento com kettlebell é a solução ideal para os objetivos de seu condicionamento físico?

ligados. Esses elos formam um sistema de alavancas compostos de articulações e músculos, ossos, nervos e tecidos conectivos que trabalham com as articulações para produzir movimentos eficientes. A abor-

Prático

Primeiro de tudo, o kettlebell é prático porque trabalha mais do que apenas um atributo físico, como força e condicionamento cardiorrespiratório. Ele combina os benefícios do tônus muscular, condicionamento cardiorrespiratório e resistência muscular, levando ao aumento de força e potência, melhorando a flexibilidade e amplitude de movimento, perda de gordura, aumento da massa muscular magra, redução do estresse e aumento de confiança. Nenhuma outra ferramenta faz tanta coisa simultaneamente.

Versátil

A versatilidade do kettlebell como uma ferramenta de força e condicionamento físico é sem paralelo. A contração muscular excêntrica que ocorre quando você balança o kettlebell por entre as pernas desenvolve a geração de potência através do quadril, o que é fundamental para todos os tipos de movimentos atléticos, incluindo corrida, salto, agachamento, o afundo da esgrima e o chute; fortalece e dá forma aos músculos glúteos, desenvolvendo uma coluna lombar saudável e dando aos seus músculos posteriores uma forma definida. O centro de gravidade compensado maximiza a força e a flexibilidade dos ombros; a alça arredondada e os padrões de movimento dinâmico desenvolvem uma força extraordinária na mão, na pegada e no antebraço. Uma coluna forte é uma coluna saudável, e o kettlebell trabalha todos os ângulos concebíveis de sua coluna, estática e dinamicamente. A forma e a posição da alça permitem que você passe o kettlebell de uma mão para outra em padrões de malabarismo praticamente ilimitados, algo que nenhum outro tipo de aparelho desse tipo permite fazer.

Único

Como já foi mencionando anteriormente, os kettlebells são únicos. Eles não são da mesma forma, nem têm as mesmas propriedades dos já largamente conhecidos barras e halteres, que são ferramentas de exercícios fantásticas, mas não são tão versáteis quanto os kettlebells. O desenho de um kettlebell – de uma bola com uma alça – permite ao usuário não fazer apenas manobras tradicionais de halterofilismo, como a pressão vertical, o arremesso em dois tempos, o arranque e o agachamento, mas também habilidades não ortodoxas, como o malabarismo com kettlebell. Devido a carga do peso ser localizada na frente da alça, diferente de um haltere, onde a carga é na linha da empunhadura, mesmo os movimentos mais básicos com o kettlebell fazem com que você trabalhe em uma amplitude de movimento maior, aumentando as exigências de flexibilidade e mobilidade dos exercícios. Por exemplo, você não pode balançar uma barra entre suas pernas, mas pode fazer isso com um kettlebell. O balanço aumenta extensivamente a amplitude de movimento ao exercitar seus quadris, aumentando a flexibilidade e recrutando fibras musculares que você jamais pensou que tivesse.

Baixo custo

Felizmente, é fácil iniciar o treinamento com kettlebell. Eles são acessíveis, não requerem muito espaço para serem usados e são convenientes. Um único kettlebell custa menos de 100 dólares, e com poucas centenas de dólares você pode equipar toda a sua academia de casa, com kettlebells suficientes para progredir em seus objetivos de condicionamento físico durante muitos anos. Por serem feitos de aço ou ferro fundido, você nunca terá que substituí-los, eles duram para sempre. Os kettlebells são um aparelho de ginástica manuseável compacto e, por isso, são portáteis. O treinamento pode ser feito em ambientes externos ou cobertos; em sua casa, no escritório ou na garagem; se preferir, na sua academia ou no seu parque. Praticamente não existe lugar que não se possa treinar com kettlebells.

Divertido

O treinamento com kettlebell é divertido, e não só porque você consegue os resultados rapidamente. Geralmente, quando uma pessoa usa o kettlebell pela primeira vez, após recuperar o fôlego, as primeiras palavras que saem de sua boca são de que o treinamento com kettlebell é diferente de qualquer coisa que já fizeram. Os kettlebells exigem total comprometimento do corpo e da mente.

Eficiente

O treinamento com kettlebell é eficiente. Se uma ferramenta eficaz é aquela que consegue o resultado esperado, uma ferramenta eficiente é aquela que consegue o resultado esperado em menos tempo, e é o que treinamento com kettlebell faz. Como o treinamento com kettlebell combina os benefícios do treinamento de força, treinamento cardiorrespiratório anaeróbio e aeróbio, flexibilidade e mobilidade, você não terá mais que passar horas a cada semana mudando de treinamento com peso para treinamento aeróbio, e desse para alongamento. Com o treinamento com kettlebell, você fará tudo ao mesmo tempo e, assim, você terá mais tempo para seus entes queridos, outro importante aspecto de sua vida.

Atlético

Finalmente, o treinamento com kettlebell é atlético. Não é apenas um modo de desenvolver seu corpo, mas também um modo de desenvolver suas habilidades. Mesmo que você não se sinta um atleta, com o treinamento com kettlebell você aprenderá a se movimentar como um. O treinamento com kettlebell ajudará você a desenvolver todos os principais atributos atléticos, incluindo força, potência, mobilidade, equilíbrio, agilidade, coordenação, resistência e vigor, que são integrados utilizando esse simples, mas altamente eficaz sistema de treinamento.

O treinamento com kettlebell é um dos mais excitantes métodos de exercícios já usados no condicionamento físico e esportivo. Se você está comprometido em melhorar a sua saúde, condicionamento e desempenho físico através da perda de gordura, e construir uma massa magra e funcional, o treinamento com kettlebell é para você.

Este livro será seu guia prático para exercícios eficazes com kettlebell ao proporcionar o conhecimento que você precisa para progredir com segurança. Exercícios básicos, intermediários e avançados e amostra de programas de treinamento com kettlebell fornecerão a você as informações necessárias para ajudá-lo a desenvolver força, flexibilidade, condicionamento e mobilidade completos. Com esse livro, você terá todo o conhecimento que necessita para provocar mudanças consideráveis em sua aptidão física. Não há mais desculpas, não há mais limitações. Agora você está pronto para usufruir das vantagens do treinamento com kettlebell!

Capítulo 2
INICIANDO O TREINAMENTO COM KETTLEBELL

O treinamento com kettlebell tem conquistado entusiastas da boa forma ao redor do mundo porque incorpora muitas características físicas importantes em uma única sessão de exercícios e com uma única ferramenta. Força, potência, resistência e mobilidade são todas desafiadas com o treinamento com kettlebell. Antes de iniciar seu próprio programa de treinamento, é necessário que você tenha uma completa apresentação da ferramenta e do método de treinamento. Você precisa saber quais tipos de kettlebell estão disponíveis e qual é a melhor opção para você, como comprar um, que roupa vestir durante o treinamento e onde você pode treinar. Este capítulo fornece as informações que você necessita para iniciar o treinamento com confiança.

TIPOS DE KETTLEBELL

Existem dois tipos comuns: o clássico de ferro fundido, para condicionamento físico; e o competitivo de aço, para kettlebell esportivo. A despeito de seus nomes, o de competição pode ser utilizado para fins de condicionamento físico, e o clássico pode ser utilizado para competição.

Kettlebell clássico de ferro fundido

O kettlebell clássico de ferro fundido, ou para condicionamento, como mostrado na Figura 2.1, é o mais barato, porque é mais fácil de ser produzido. O material é sólido e pode durar por muitos anos, até mesmo a vida toda. Os kettlebells clássicos são ótimos para a aptidão física geral, porque a menos que você seja muito avançado, não fará centenas de repetições sem parar, de modo que a precisão do kettlebell não é tão importante quanto é para um competidor. Os kettlebells de ferro fundido são fabricados usando moldes de vários tamanhos. Quanto mais pesado, maior é o kettlebell. Por exemplo, um clássico de 8 kg é constituído por uma bola pequena ou um corpo e uma alça fina. Por sua vez, um kettlebell de 32 kg é similar em dimensões ao kettlebell de competição. Quando o treinamento com kettlebell for para condicionamento geral, suas dimensões não importam tanto quanto importam para os de competição, que você verá na próxima seção. Para um atleta de kettlebell competitivo, essas variedades de tamanhos não são ideais, pois cada vez que você usa um de tamanho diferente, a posição dele em sua mão e contra o seu corpo será levemente diferente, dificultando a formação de uma técnica consistente. Mas, para o condicionamento geral, essa diferença não será tão perceptível, pois você começará com 10, 15, 20 ou 30 repetições por vez, e não, 50, 80 ou 100. Outra vantagem do kettlebell de ferro fundido é que eles são mais baratos do que os de competição, e são, ainda, muito robustos, de modo que é um bom investimento considerando custo, qualidade e desempenho.

Kettlebel de competição

O kettlebell de competição ou esportivo, como mostrado na Figura 2.2, segue os parâmetros do padrão internacional de medidas e a forma para o treinamento competitivo e a prática do esporte. Embora o levantamento de kettlebell tenha somente cerca de 10

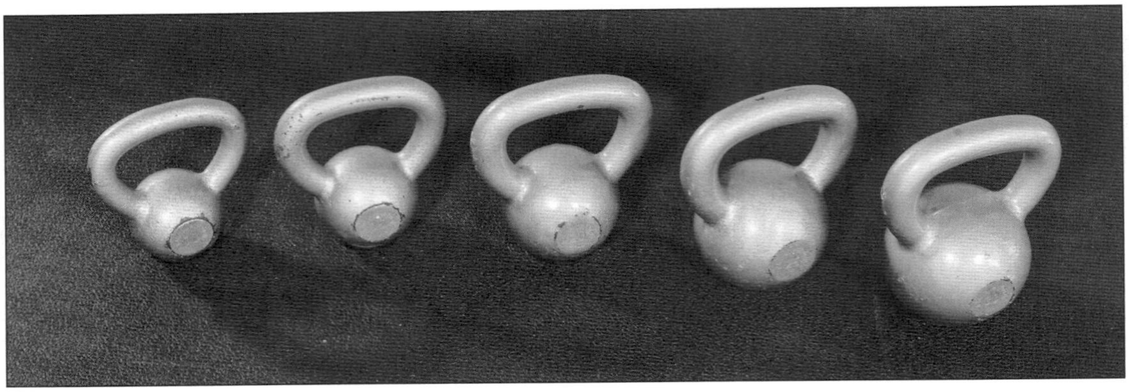

Figura 2.1 Kettlebells clássicos de ferro fundido.

anos na maior parte do Ocidente e da Ásia, no Leste Europeu e, particularmente na Rússia, evoluiu para um esporte competitivo de alto nível. Como acontece com todos os esportes, há equipamentos e regras padronizados. Os especialistas em kettlebell examinaram o desenho e o desempenho do aparelho e estabeleceram as medidas que são mais adequadas ao exercício. Todos os levantadores de kettlebell competitivo treinam e competem com kettlebells padronizados.

O de competição é feito de aço e oco. Exceto por ser feito de aço e, portanto, mais caro que os tipos feitos de materiais mais baratos, o equipamento de competição tem desenho e medidas universais:

- Altura: 228 mm
- Diâmetro: 210 mm
- Diâmetro da alça: 35 mm

As dimensões não mudam sem levar em conta o peso. Por exemplo, um kettlebell de competição de 8 kg tem as mesmas exatas dimensões (em uma margem de erro padrão especificada) do que um de 16 kg, 32 kg ou, até mesmo, de um kettlebell de 48 kg. O tamanho não muda, não importa se for pesado ou leve. Isso é possível pela utilização de um molde que é oco pelo lado de dentro. Um kettlebell leve de 8 kg é feito de alumínio e oco internamente. Para o kettlebell ficar mais pesado, metais mais pesados são utilizados e o interior da peça é preenchido até se obter o peso desejado. Então, a diferença entre um kettlebell de 8 e outro de 48 kg é que o primeiro é completamente oco por dentro, enquanto o segundo é feito de aço preenchido com chumbo sólido. Pesos superiores a 48 kg também podem ser feitos especialmente para levantadores avançados, mas para manter o padrão das dimensões um metal muito pesado tem que ser usado e, assim, o custo se torna alto. Por isso que mesmo com pesos distintos, todos têm o mesmo tamanho a diferenciação é feita por meio de um código de cores, pois assim, os atletas podem reconhecer rapidamente quanto pesa cada kettlebell, em vez de ter que verificar o número indicador do peso.

As dimensões universais são importantes porque é necessário ter um tamanho padrão, a fim de desenvolver uma técnica precisa. No kettlebell esportivo, um atleta pode levantar 100 ou até mesmo 150 vezes ou mais sem parar, de modo que cada repetição tem que ser precisa. Um equipamento uniforme permite uma prática uniforme. Por causa desse detalhe, pagar um valor a mais por um kettlebell de competição é geralmente um bom investimento. Vale a pena!

Você pode não querer investir dinheiro extra em kettlebells de competição. Se o seu objetivo é utilizar kettlebells para melhorar a força e o condicionamento geral, o de ferro fundido lhe dará a resposta desejada com eficácia. Se você se permitir e preferir mais qualidade, invista em kettlebells de competição. Os kettlebells de competição são como a Mercedes ou Porsche dos kettlebells – vale o gasto extra se você se permitir. Entretanto, há também outros bons automóveis, e se você necessita somente dirigir até o escritório na esquina, e não em um compeição, como um Grande Prêmio, então um Ford ou um Chevrolet podem ser a melhor opção para você. As principais vantagens do kettlebell de competição são a qualidade e o desempenho.

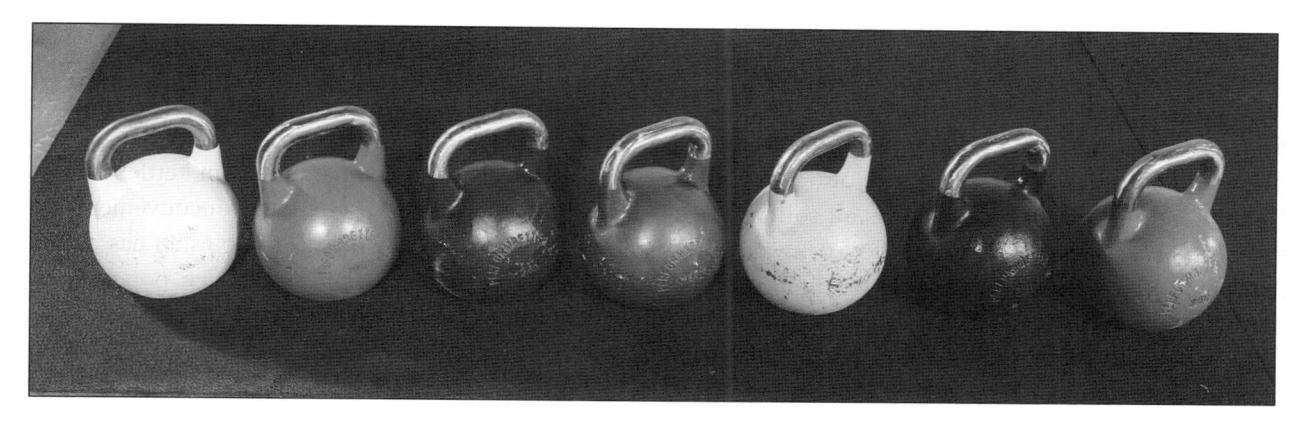

Figura 2.2 Kettlebells de competição.

QUALIDADES IMPORTANTES DOS KETTLEBELLS

Há um grande número de qualidades a serem observadas ao testar e decidir qual kettlebell você vai comprar. Uma vez que você tenha determinado se seus objetivos serão orientados para o condicionamento físico ou esporte competitivo, existem muitas outras diferenças a considerar entre as várias opções de kettlebell antes de decidir qual tipo comprar.

Carga

Há dois tipos de carga para kettlebells: carga fixa e carga ajustável. Os kettlebells de carga fixa (Figura 2.3) permanecem sempre com a mesma carga, de modo que você necessitará de uma variedade de kettlebells leves, médios e pesados como parte de um programa completo de treinamento com kettlebell. Os kettlebells de carga fixa são mais comuns e mais práticos; afinal, é um desperdício de tempo ter que mudar a carga toda vez que você quiser aumentar ou diminuir o peso. Os equipamentos de carga fixa são uma peça contínua; não há nenhum espaço ou abertura entre a alça e o corpo. Esse é o tipo preferido dos levantadores de alto nível, porque não há perda de tempo com trocas de cargas – só se troca o kettlebell. Como você necessita de múltiplos kettlebells para desenvolver um programa de treinamento completo, os de carga fixa custam mais do que os de carga ajustável.

Em contraste aos kettlebells de carga fixa estão os de carga ajustável. Nesse caso, você precisa somente de um (ou dois se você vai se exercitar com kettlebells duplos). Existem várias versões de kettlebells de carga ajustável, incluindo o kettlebell carregado com anilhas e o carregado com chumbo.

Kettlebells *ajustáveis com anilhas*

Existem três tipos de kettlebells de carga ajustável carregado com anilhas (Figura 2.4). Um dos tipos não é propriamente um kettlebell, mas ele ainda é classificado como tal, sendo na verdade, um cabo em que são encaixadas as anilhas de peso com parafusos e grampos. Uma marca de cabo de kettlebell é a *Kettlestack*. Outro tipo de kettlebell

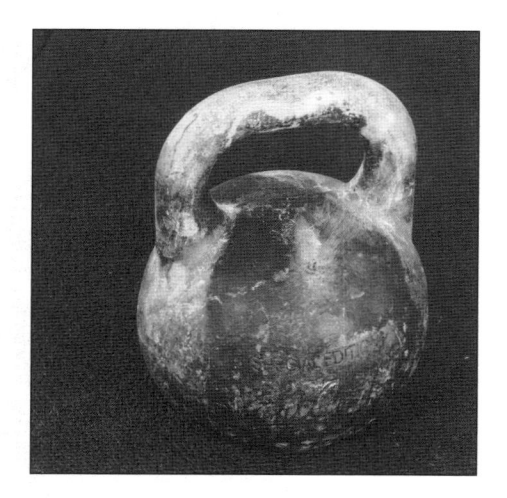

Figura 2.3 Kettlebell de carga fixa.

carregado com anilhas é feito de plástico duro, que são montadas através de um parafuso que conecta todas as partes. Quando você desmonta esse tipo de kettlebell ajustável, há várias fatias ou pedaços de plásticos. Algumas partes são ocas e outras, sólidas. Dependendo de quantas peças ocas ou sólidas você inserir, varia o peso, considerando 16 kg os mais leves e 32 kg os mais pesados. Há também versões menores que usam classificações de peso mais leves. Depois de selecionar a combinação de peças para montar o peso desejado, você aperta a armação e a bola juntos com um parafuso e uma arruela que corre da base por todo o caminho até o corpo do kettlebell.

Já outro tipo de kettlebell ajustável combina os discos com a armação externa sólida. Esse tipo de kettlebell ajustável é feito de aço e você aparafusa o cabo longe da bola. Dentro há um bastão em que se pode empilhar anilhas de peso. Mais anilhas de peso deixarão o kettlebell mais pesado, e menos anilhas, mais leve.

A principal vantagem dos kettlebells ajustáveis é que você tem que comprar menos kettlebells, ficando assim mais barato. Outra vantagem é que um ou dois kettlebells ajustáveis ocupam menos espaço em sua área de treinamento comparando com kettlebells para cada peso que você deseja treinar. O inconveniente dos kettlebells ajustáveis é que eles não estão nas dimensões padrão para o kettlebell esportivo e, portanto, não podem ser usados para treinamento de competição.

Kettlebells *ajustáveis carregados com chumbo*

Os kettlebells ajustáveis carregados com chumbo não são mais tão comuns, mas no início do século XX eram mais populares. Eles eram normalmente feitos de metal com um buraco e uma tampa em um lado ou na parte inferior (Figura 2.5), e eram preenchidos com areia, água, chumbo, ou até mesmo mercúrio! O mercúrio é um metal pesado e foi usado para dar mais densidade (peso). Esses eram os kettlebells usados por homens fortes nos circos,

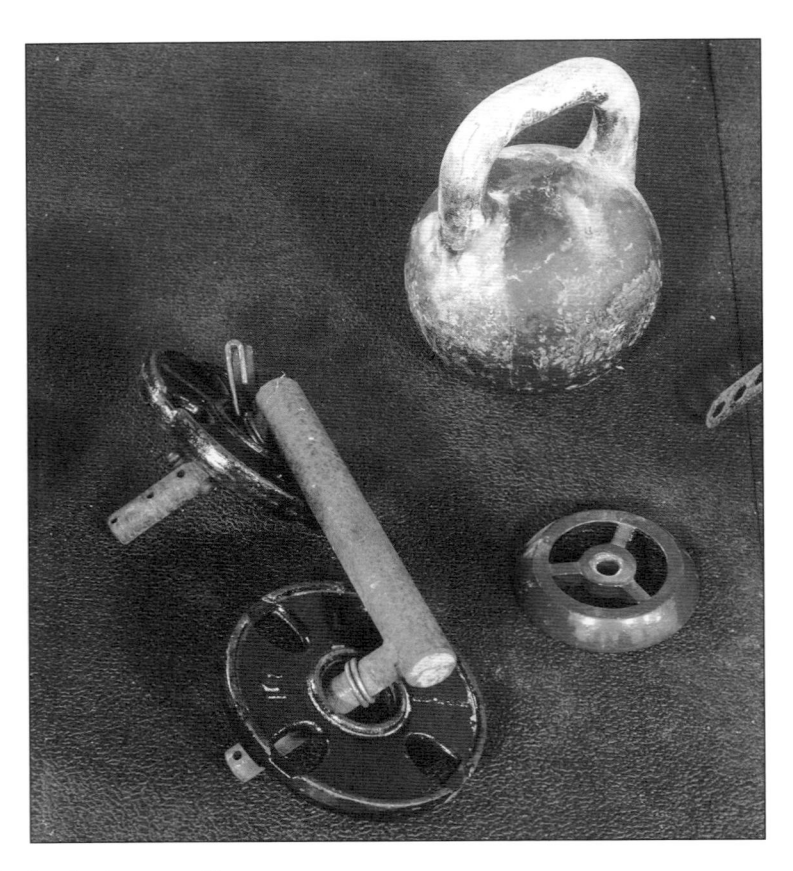

Figura 2.4 Kettlebells ajustáveis com anilhas.

como Arthur Saxon e Eugen Sandow. Uma vantagem dos kettlebells ajustáveis carregados com chumbo é que o usuário tem a sensação do aço nas mãos, mas não precisa de muitos equipamentos à disposição, uma vez que a carga pode ser ajustada. A desvantagem é a inconveniência de ter que trocar a carga, assim como a confusão e o trabalho envolvidos em colocar ou tirar materiais dos kettlebells. Além disso, não é fácil encontrar metais pesados, e mercúrio é uma substância altamente tóxica.

Uma característica adicional incomum aos kettlebells ajustáveis carregados com chumbo é que se o kettlebell não for completamente preenchido, o chumbo no interior se deslocará durante os movimentos, ampliando efeito no treinamento, já que o corpo se ajusta às cargas móveis. Uma forma econômica ao chumbo são as balas de chumbo BBs*, que podem ser encontradas em lojas que vendem equipamentos de caça. Essa é uma característica interessante, mas não é significante o suficiente para ofuscar os benefícios e comodidade dos modernos kettlebells de carga fixa.

---

*N. de R. T.: Pelotas de chumbo arrendondados utilizados por armas de pressão.

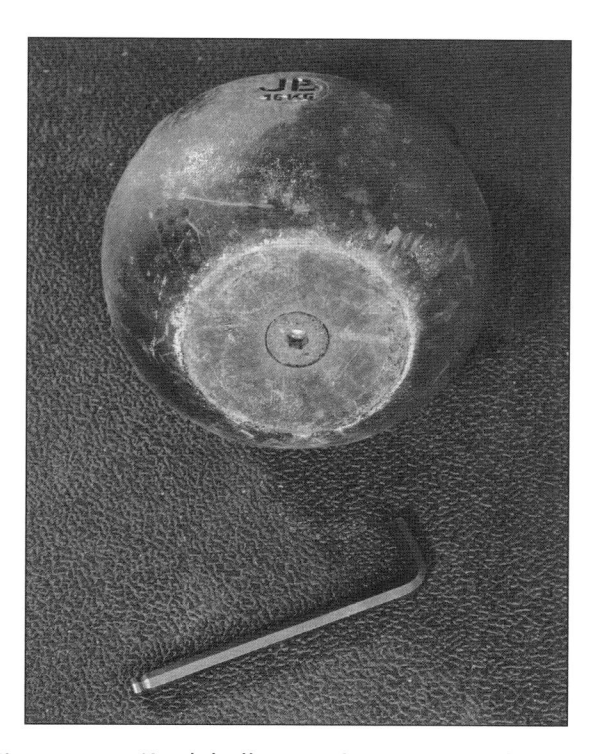

Figura 2.5 Kettlebells ajustáveis carregados com chumbo.

Estilo da alça

A alça é a primeira parte do kettlebell que você terá contato. Você quer uma alça que caiba certinho em sua mão: o tamanho e a espessura certos, o espaçamento entre a alça e a bola, e a textura apropriada, nem muito lisa (escorregadia), nem muito áspera (que machuque as mãos). Você só quer a alça certa de modo que ela quase flutue em sua mão quando você a está usando. As alças podem diferir na forma e no diâmetro, e podem ser uma peça simples ou múltipla, como mostrado na Figura 2.6.

Espessura da alça

Dependendo de onde você conseguiu seu kettlebell e de que tipo ele é, pode haver uma grande variedade na espessura da alça. Existem kettlebells com alças muito finas e outros com alças tão espessas que você não consegue nem mesmo encaixar sua mão. A maioria dos kettlebells tem uma espessura de alça que corresponde rigorosamente aos padrões internacionais para competição, que é de aproximadamente 35 milímetros. Para a maioria das mulheres, uma alça de 33 milímetros é melhor, como mostrado na Figura 2.7, porque sua espessura é suficiente para fortalecer as mãos, os punhos, os antebraços e os dedos, mas ela é fina o suficiente para que seus dedos façam a volta em torno da alça. Para os homens, uma alça de 35 milímetros, como mostrado na Figura 2.7, exigirá de sua pegada, mas não é tão espesso de modo que impeça de fazer os exercícios. Eu sugiro que, para treinamento geral, não

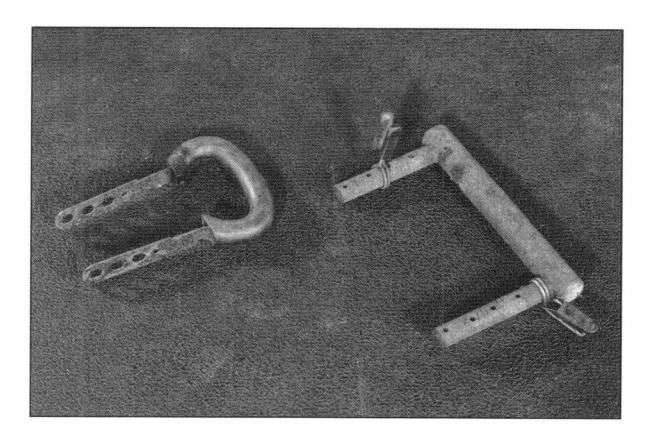

Figura 2.6 Alça de kettlebell: peça única e peça múltipla.

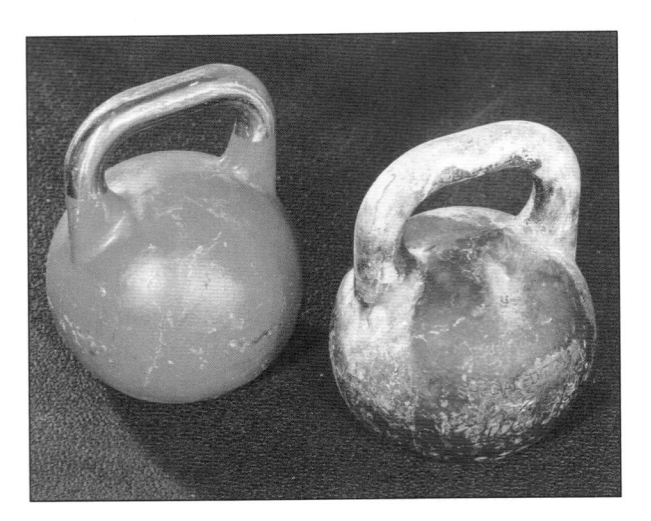

Figura 2.7 Espessura das alças de kettlebells: 33 e 35 milímetros.

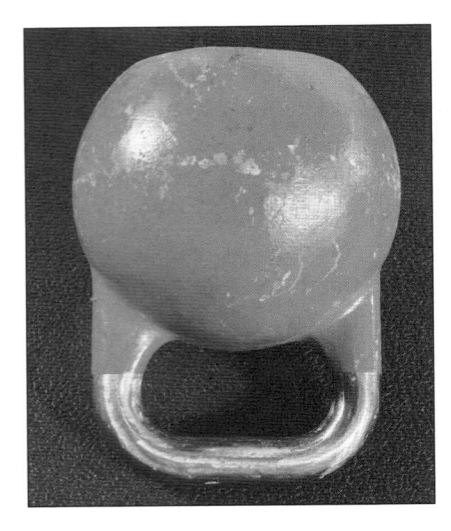

Figura 2.8 Um kettlebell padrão terá espaço suficiente para você inserir completamente a mão na alça.

se exercite com alças com mais de 35 milímetros de espessura. As alças mais espessas são boas para treinamento de mão e pegada, mas são espessas demais para lhe proporcionar os benefícios completos do levantamento de kettlebell de alta repetição para o condicionamento. Embora haja diferenças no diâmetro da alça entre os vários tipos de kettlebells disponíveis, a maioria dos com 20 ou mais quilos tem alça entre 33 e 35 milímetros. Os kettlebells menores normalmente têm alças mais finas. Entre todos os tipos de kettlebells, somente os de competição tem diâmetro da alça, diâmetro do corpo e altura uniformes.

Espaçamento, altura e comprimento da alça

Você também deve observar o espaçamento entre a alça e o corpo do kettlebell. Se o espaçamento é muito estreito, será difícil ou impossível colocar sua mão adequadamente em volta da alça, que é importante para muitos dos exercícios principais de kettlebell, como o arremesso, pressão vertical*, arranque entre outros. Se há muito espaço entre a alça e o corpo do kettlebell, você não terá um encaixe adequado com o antebraço, de modo que a mão ficará meio solta e haverá menos estabilidade em seus movimentos. Você precisa de um tamanho certo de espaçamento, que permita encaixar a mão na alça com ambos os lados bem próximos aos lados do seu punho. O espaçamento padrão para um bom kettlebell é de 55 milímetros do fundo da alça ao topo da bola (altura da alça) e 186 milímetros de um lado ao outro da alça (comprimento da alça). Veja a Figura 2.8 para uma alça padrão de kettlebell.

Superfície da alça

A superfície da alça pode ser lisa em variados graus. Muitas marcas do equipamento vêm com a alça pintada ou esmaltada. Em poucas repetições, como sessões de 20 ou menos, essas coberturas lisas fazem o kettlebell se mover suavemente nas mãos e podem prevenir bolhas e cortes. Entretanto, é mais difícil agarrá-lo durante sessões de alta repetição quando você começar a suar.

Por essas razões, recomendo uma alça lisa de aço polido. Essas alças não têm nenhuma pintura e são polidas, deixando a alça lisa com um aspecto de metal puro. Oferecem mais fricção durante menos repetições, mas uma vez que você comece a suar, elas ficam melhores de segurar. As alças de

---

*N. de R. T.: Press é o nome conhecido desse exercício tanto por profissionais da área de Educação Física como por praticantes de levantamento de peso e kettlebell, assim como por praticantes de musculação.

aço lisas prendem muito melhor o pó de giz, que se tornam mais importantes à medida que mais e mais repetições são executadas. Mãos suadas diminuem a habilidade em segurar o kettlebell, e se você não conseguir segurar a ferramenta, não pode balançar, arremessar ou fazer a pressão vertical e não poderá queimar calorias! Então, a pegada e como você sente o equipamento na mão é uma parte importante do levantamento.

A maioria das pessoas quer uma alça lisa – mas não tão lisa! Muito lisa acaba sendo ruim e até mesmo pior do que a muito áspera. Alguns dos piores ferimentos acontecem com kettlebells de alças pintadas ou de alças muito lisas. É claro, uma alça muito áspera cortará suas mãos e ficará desconfortável. Embora a fabricação e distribuição dos kettlebells esteja melhorando a cada ano, graças a explosão de popularidade, existem ainda muitos kettlebells de baixa qualidade. Se você tiver um muito áspero, poderá precisar de lixa de metal. Algumas pessoas utilizam, inclusive, uma lixadeira elétrica para alisar as zonas ásperas na alça, mas se você usar uma lixadeira elétrica cuide para não exagerar.

Você também precisará de uma lixa manual. Essa lixa é utilizada para fazer os acabamentos e deixar as alças exatamente como você gosta de senti-las. Se são muito ásperas, você pode alisá-las. Se são muito lisas, você pode deixá-las um pouco ásperas, de modo que encontre uma pegada melhor. Se uma alça não pega pó de giz, lixá-la manualmente o fará aderir melhor. Em resumo, como um levantador de kettlebell, o seu é como um bastão ou uma luva de um jogador de beisebol – ele precisa se adaptar perfeitamente a seu corpo e a suas mãos. Para desempenhar o seu melhor, você tem que sentir o seu melhor e a ferramenta tem que "flutuar" em suas mãos. Esse ritmo é um componente importante do treinamento com kettlebell. A Figura 2.9 mostra alguns exemplos de superfícies de kettlebell.

Diâmetro e forma

O kettlebell tem um desenho incomum. Alguns dos principais exercícios não podem ser feitos com outros implementos de treinamento de peso, ou no mínimo, não do mesmo jeito. Por exemplo, existem muitas distinções importantes entre o arremesso com uma barra padrão ou um haltere e o arremesso com kettlebell (que nos próximos capítulos aprenderemos mais). Isso deve-se a forma do kettlebell e

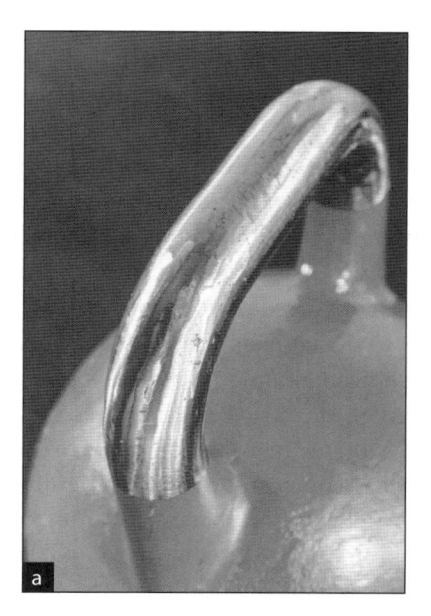

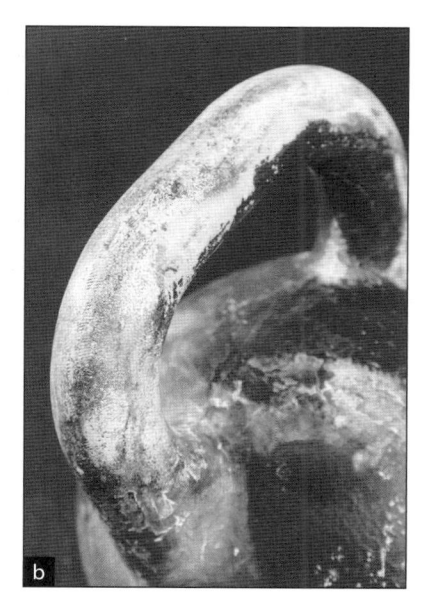

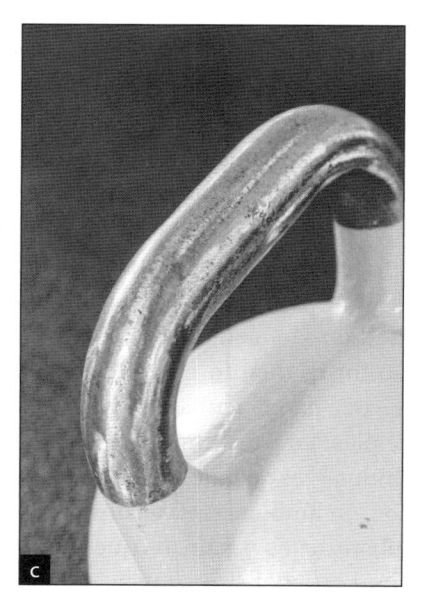

Figura 2.9 Superfícies de kettlebell: (a) uma alça muito lisa, (b) uma alça muito áspera e (c) uma alça bem preparada, sendo lisa mas com um pouco de aspereza.

a distância entre a alça e o peso. O centro de massa da bola se estende bem além da mão, enquanto com um haltere, o peso está na mão. O espaçamento entre o centro de carga e alça do kettlebell permite movimentos balísticos e que soltam e seguram o kettlebell. O desenho também permite que o kettlebell assente contra o braço ou contra o corpo em quase todos os exercícios. Isso dá maior potência às cargas, com mais partes do corpo em contato com o kettlebell. A posição da alça permite que a pegada, o punho, o braço, o ombro, a perna e os músculos da parte central do corpo trabalhem tudo em uma linha. Como você encaixa sua mão adequadamente na alça, não há restrição ou dobra do punho ao segurá-la. A mão e o antebraço podem estar em alinhamento neutro. Isso dá ao seu braço maior resistência do que segurar um haltere, no qual a mão e o punho são torcidos para trás, colocando grande tensão nos músculos do antebraço. Se o seu antebraço e a pegada cansarem mais cedo, você não conseguirá segurá-lo. Se você não consegue segurá-lo, você não consegue balançá-lo!

Durabilidade

Os kettlebells podem durar a vida toda. As versões em aço são as mais fortes e duram mais. Praticamente são indestrutíveis. Usá-los em ambientes externos e em climas úmidos deixará ferrugem em suas alças, de modo que você necessitará ter algumas lixas à mão para tirá-la. Alguns kettlebells de aço vêm com acabamento antiferrugem; entretanto, levantadores de kettlebell de alto nível removem esse acabamento com removedor de tinta ou outros produtos. Para um bom treinamento, nada supera o toque e a sensação do aço puro nas mãos! Os kettlebells de ferro fundido são, geralmente, fortes e, embora não sejam tão fortes quanto o aço, duram quase eternamente se você não derrubá-los em uma superfície dura. Os de plástico e de vinil se desgastarão ao serem preenchidos e esvaziados, e se forem usados ou guardados em ambientes externos. Por fim, você precisará substituir os parafusos que juntam a alça às anilhas nos kettlebells ajustáveis tradicionais. As versões em plásticos disponíveis atualmente duram alguns anos, mas é claro que não são tão resistentes quanto os de peça única de aço ou de ferro fundido. Se você deixar um kettlebell, por exemplo, cair com frequência, como acontece durante malabarismo com kettlebell, ou se você não cuidá-lo, o acabamento estragará mais rápido, e os kettlebells terão arranhões e marcas, mas isso não afetará o desempenho, apenas a aparência.

Peso

Os kettlebells normalmente têm de 8 a 48 kg, mas podem variar desde o de 2 kg até quase 90 kg. Eles têm uma variedade de formas e tamanhos. Algumas pessoas, até mesmo, soldam dois kettlebells juntos para ter um mais pesado! A unidade de medida russa tradicional, o "*pood*", refere-se a peso; um *pood* tem aproximadamente 16 kg. Na terminologia dos kettlebells, um com 16 kg é um kettlebell de 1 *pood*, com 32 kg é um kettlebell de 2 *pood*, e assim por diante.

Não há um guia infalível para determinar o kettlebell perfeito, mas você pode seguir essas considerações básicas: você é um iniciante ou um especialista com kettlebell? Já está em boa forma ou está começando o seu caminho para o bem-estar e força? É uma pessoa de ossos grandes e pesados ou é leve e magro? Esses e outros fatores influenciarão na escolha da carga. Com o tempo, levantadores de kettlebell de alto nível reunirão uma variedade de pesos, o que é importante para a adaptação e sobrecarga progressiva.

A maioria dos homens pode iniciar com um kettlebell de 16 kg. Para se beneficiar do treinamento de kettlebell duplo, sugiro um par de kettlebells de 16 kg. Se você tem 61 kg ou menos ou não tem experiência com treinamento de força, um kettlebell de 12 kg será um peso inicial mais adequado. Se você está inseguro, pode iniciar sempre com o mais leve e aumentar gradualmente até kettlebells mais pesados. Isso é uma boa dica para ter sucesso a longo prazo. As mulheres normalmente começam treinando com um kettlebell de 8 kg. Atletas ou mulheres muito fortes podem começar com um de 12 kg, mas, de novo, se você estiver inseguro, é mais aconselhável começar com pesos mais leves e aumentar para os mais pesados do que de outra maneira.

Acabamento

Em alguns casos, os kettlebells de ferro fundido são revestidos com uma cobertura de borracha ou tem uma base de borracha no fundo, de tal modo que não arranhe o chão se você colocá-lo sobre ele. Contudo, os kettlebells tendem a ser de manejo difícil ou quicar quando derrubados, o que é um aborrecimento, além de potencialmente perigoso, ainda mais se o kettlebell quicar em sua direção. Esses emborrachados somente serão vantajosos se você colocá-los em pisos de madeira dura.

Conforto

É importante escolher um kettlebell que seja uma boa combinação para seu tamanho corporal e nível de aptidão física. O peso do kettlebell tem que ser apropriado para o seu nível de força e condicionamento do momento. Como você ficou mais forte e mais em forma, você vai querer progredir para kettlebells mais pesados para enfatizar a força, e usar kettlebells mais leves para enfatizar o condicionamento cardiorrespiratório. Outra consideração é como você sente o kettlebell em sua mão. Por exemplo, para um homem de tamanho médio, uma alça espessa pode não fornecer pegada suficiente, mas para uma mulher com mãos pequenas, uma alça mais fina poderá ser mais apropriada, porque uma alça espessa seria difícil de segurar.

Preço

Os kettlebells de aço são de maior qualidade e mais caros. Já os de plástico e de vinil são os menos caros e de baixa qualidade; eles são um desperdício de dinheiro e certamente nem deveriam ser considerados kettlebells. Os ajustáveis são um pouco mais caros por peça, mas você não necessitará de tantas peças desde que você mude o peso quando necessário. Os de ferro fundido são uma boa combinação de qualidade e preço – são mais baratos do que os de aço e levemente menos duráveis. Sugiro investir somente no kettlebell de aço ou no de ferro fundido. Por exemplo, um bom kettlebell de ferro fundido de 16 kg deve custar de 60 a 100 dólares, dependendo do fabricante e da qualidade enquanto um de aço normalmente custará de 5 a 10 dólares a mais.

> **TENHA CUIDADO COM KETTLEBELLS DE VINIL OU PLÁSTICO**
>
> Os kettlebells de vinil e de plástico podem ser encontrados em muitas lojas de artigos esportivos. Normalmente, são as versões mais econômicas, mas na verdade, são kettlebells somente no nome. Eles não desempenham a função como um kettlebell, e a forma e o desenho não permitem uma mecânica adequada para o treinamento. Em muitos casos, o espaço entre a alça e a bola é tão apertado que uma pessoa não consegue encaixar sua mão em volta da alça. Esses kettlebells têm um tampão na parte de cima ou do lado que pode ser removido para que água ou areia seja adicionada para dar maior resistência. As únicas vantagens residem no fato de que eles são muito baratos e se você derrubá-los, não haverá estragos no chão nem machucarão você. Esse tipo de kettlebell pode ser uma iniciação agradável para crianças enquanto aprendem os princípios básicos da prática segura, mas exceto por isso, é o tipo menos eficaz e não é recomendado.

O DIFERENCIAL KETTLEBELL

Atletas experientes com peso que são veteranos em academias, mas não são familiarizados com kettlebells, geralmente afirmam que você pode usar um haltere ou qualquer outro peso no lugar deles para fazer os exercícios comuns de kettlebell, como o *swing*, a pressão vertical ou o arranque. Entretanto, esta é uma suposição equivocada – existem algumas diferenças significativas entre os kettlebells e qualquer outra forma de carga, por causa da natureza do desenho do kettlebell.

Como os kettlebells diferem dos halteres

Alguns dos principais exercícios com kettlebell nesse livro não podem ser feitos com outros implementos de peso. Por exemplo, como mencionado anteriormente, um arremesso com uma barra ou um haltere é diferente do arremesso com kettlebell de muitas maneiras devido à forma da ferramenta e da distância entre a alça e o peso. Como referido antes, o centro de massa da bola se estende bem além da mão, enquanto com o haltere, o peso está na mão, e não na frente. O espaçamento entre o centro da carga e a alça do kettlebell permite movimentos balísticos e que largam e seguram o kettlebell. O desenho também permite assentar o kettlebell contra o braço ou corpo em quase todos os exercícios. Isso dá maior alavanca às cargas, com mais partes do corpo em contato com o kettlebell. A posição da alça permite a pegada, ao punho, ao braço, ao ombro, as pernas e aos músculos da parte central do corpo fortalecer tudo em uma linha. Como você consegue inserir sua mão firmemente na alça, não existe restrição ou dobra do punho quando você segura o kettlebell, e a mão e o antebraço podem estar em alinhamento neutro. Isso dá ao seu braço uma maior resistência quando comparado a segurar um haltere, onde a mão e o punho estão dobrados para trás, colocando grande tensão nos músculos do antebraço. Lembre-se, o antebraço e a pegada se esgotarem, você não vai conseguir segurar o kettlebell, e não vai conseguir balançá-lo!

Quando começar progressivamente a aumentar as repetições, em particular com levantamentos balísticos ou rápidos, a habilidade de manter punho, mão, antebraço e dedos neutros e relaxados abre a possibilidade de ser apto a trabalhar até a exaustão sistêmica. Isso é uma distinção importante entre fazer qualquer levantamento com um haltere *versus* um levantamento com um kettlebell. Se você observar movimentos como o *swing*, o arranque, o arremesso em dois tempos, a pressão vertical, o desenvolvimento em pé ou o agachamento, você perceberá uma grande diferença no alinhamento da mão e na pegada quando segurar um haltere e quando segurar um kettlebell. Para qualquer desses exercícios, uma pessoa com o mesmo treinamento de técnica será capaz de fazer mais repetições com um kettlebell do que com a mesma carga em um haltere.

O haltere precisa de uma pegada forte. Não importa se você é forte ou bem condicionado, chegará um ponto em que seu antebraço, punho e mão irão fatigar e você não será mais capaz de segura-lo. Fazendo o mesmo exercício com um kettlebell de carga igual, você pode encaixar sua mão firmemente na alça, e o centro do peso está mais embaixo em seu antebraço (em vez de na mão como em um exercício com um haltere), significando, assim, que a carga está mais próxima ao seu centro de massa. Essa relação mais próxima entre o seu centro de massa e o do kettlebell dá a você maior controle. Com bastante prática você pode manter sua mão relaxada e neutra assim e, o seu braço não fatigará tão rapidamente, permitindo a você trabalhar em toda a extensão da sua capacidade cardiorrespiratória e resistência muscular. Em outras palavras, a pegada não vai se esgotar primeiro e você pode trabalhar por mais tempo. Esse conceito aparentemente simples faz uma diferença enorme em números de calorias que você pode queimar em um único treino. A forma e o desenho são, portanto, uma parte importante da diferença do kettlebell.

Como os kettlebells diferem das barras

A melhor maneira de descrever a diferença entre um kettlebell e uma barra é notar que você não pode balançar uma barra entre suas pernas. Pense nisso. Apenas pense nisso – não experimente. Se você tentar, muito provavelmente vai jogar a barra em suas canelas ao tentar balançá-la entre as pernas. Em outras palavras, você não pode balançar uma barra entre as pernas. Mas, pode balançar um kettlebell entre as pernas!

Esta é uma das qualidades mais importantes de um kettlebell, tornando-o único no estilo e na função. Como é possível balançar um kettlebell entre suas pernas, você ativará a cadeia posterior que é fundamental nos eventos atléticos. Essa cadeia é constituída por músculos, articulações e fáscias muito importantes (cadeia) da parte de trás do seu corpo (posterior). Em termos simples, as principais áreas da cadeia posterior são seus músculos inferiores das costas, glúteos, isquiotibiais e panturrilhas. Atualmente, muita atenção é dada ao desenvolvimento da cadeia posterior em programas de condicionamento atlético, e essa tendência também influenciou programas modernos de aptidão física.

Os exercícios de kettlebell, especialmente aqueles que usam o movimento de *swing* do pêndulo, como o *swing*, *clean*, e *snatch* e todas suas variações, trabalham a cadeia posterior. Quando você balança o kettlebell para trás entre suas pernas, coloca uma carga rápida (balística) e pesada sobre esses músculos fortes. O movimento de balanço comporta-se como um pêndulo, o que mostra que se baseia na inércia e no impulso. Toda vez que você carregar a cadeia posterior (o balanço feito para trás), ele alonga os músculos da parte posterior do corpo. Os músculos, as articulações e o tecido se comportam como uma mola quando sob uma carga. Quando você carrega um mecanismo de mola, naturalmente ele está pronto para descarregar, e é essa fase de descarga (quando o kettlebell está balançando na frente de você) onde a velocidade e a potência são expressas. Assim, o simples ato do mais básico levantamento de kettlebell, o *swing*, trabalha todo um novo grupo imenso de músculos que você pode nunca ter sentido antes. Ao balançar um kettlebell pela primeira vez, a maioria das pessoas comenta sobre como eles podem senti-lo nas nádegas e nas pernas. Pode não haver nenhum outro exercício simples que levante e tonifique a parte final de trás mais do que um *swing* (e um arranque) com kettlebell.

Até agora tenho falado apenas das vantagens exclusivas do kettlebell quando comparado com barra e haltere. Os kettlebells são mais apropriados ao desenvolvimento de resistência de força, não força máxima. Isso acontece porque o kettlebell é um peso fixo. Uma vez que você consiga levantar um determinado peso de uma só vez, a fim de progredir, encontrará uma carga mais pesada ou levantará a mesma carga mais vezes. Se o peso é fixo, a única maneira de manter-se progredindo é aumentar o volume por meio do aumento de repetições. Assim, mesmo com kettlebells pesados, o objetivo é quase sempre fazer mais repetições, que é quando você se torna mais apto. Se o seu objetivo é ter força absoluta ou mais além de um certo ponto, uma barra se torna mais adequada para a sua tarefa. Se você é um atleta de nível, em algum momento você vai querer usar uma barra para movimentos dos músculos da parte central do corpo. Uma vantagem da barra é que você pode carregá-la com muito peso. Quando você se adapta a uma determinada carga, você pode adicionar mais peso à barra e tentar ficar mais forte. É evidente que as barras e os halteres são também ótimos; eles são apenas diferentes dos kettlebells. Um programa bem elaborado pode incorporar barras, halteres e kettlebells ao longo do treinamento, bem como outras ferramentas.

AMBIENTES PARA O LEVANTAMENTO DE KETTLEBELL

Uma vez que você decidiu começar a treinar com kettlebells e comprou um ou mais para treinar, a próxima coisa a escolher é onde você vai fazer o seu treinamento. Um benefício popular dos kettlebells é a sua portabilidade. Treinos ao ar livre é uma ótima experiência em academias e ou ainda em sessões individuais de treinamento. Cada pessoa pode utilizar um kettlebell ou pegar um em cada mão (os verdadeiros maníacos por treinamento podem até mesmo pegar dois em cada mão!) e levá-lo para o quintal, para o estacionamento, para um parque ou para o campo. Se tem uma alça; você pode carregá-lo. Em resumo, um kettlebell é uma ginástica manual que faz o exercício, em um ambiente confortável, muito mais fácil em comparação com equipamentos volumosos.

Claro, você pode preferir treinar em uma academia tradicional. Academias de musculação, de *CrossFit*, de halterofilismo, de treinamento funcional, de treinamento de força atlética, esportivas e comerciais, todas fazem boas locações para o treinamento de kettlebell. Tudo o que precisa é o equipamento certo, o *know-how* e a vontade, e você pode treinar em qualquer lugar.

Treino em casa

Muitos profissionais ou chefes de família ocupados preferem o luxo e a conveniência de treinar com kettlebell em casa. Você pode treinar em uma sala destinada para exercícios, em sua garagem, ou sobre o carpete, a madeira ou o cimento. Você só precisa de um espaço que tenha cerca de 3 por 3 metros, e você pode exercitar todo o seu corpo com kettlebell no conforto da sua própria casa. O espaço deve ser bem ventilado e com luz suficiente para ver claramente, e não deve haver nenhum obstáculo no espaço de treinamento que se possa tropeçar ou, de outra maneira, não represente perigo à segurança. O bom senso deve sempre prevalecer ao selecionar um local apropriado para o treinamento. Você deve manter o seu animal de estimação, seus filhos ou objetos de valor fora do espaço de treinamento.

Treinamento no trabalho

Algumas pessoas mais dedicadas levam um kettlebell para o trabalho e o mantém sob sua mesa ou no armário ou na sala de intervalo. Se você é um profissional ocupado com uma vida corrida, provavelmente não tem tempo de ir e vir de uma academia. Se você estiver trabalhando por muitas horas, pode valorizar os benefícios dos pequenos intervalos com um kettlebell para se exercitar, tonificar seus músculos e queimar algumas calorias. Você pode manter uma intensidade moderada, para não suar a roupa de trabalho, ou se tiver a facilidade, pode fazer um intenso treino de 20 a 30 minutos em seu horário de almoço e ainda ter tempo para uma ducha e comer algo antes de voltar à rotina. Onde há boa vontade, há um caminho, e com a portabilidade dos kettlebells, não há desculpas ou limitações para aqueles que querem treinar.

Treinamento com um treinador particular

Enquanto algumas pessoas são altamente motivadas para iniciar sozinhas, outros preferem a orientação, a supervisão e o conhecimento de um instrutor certificado de kettlebell. Se você optar por trabalhar com um profissional da educação física, procure um que tenha uma formação especializada ou um certificado em kettlebells. Várias organizações nacionais e internacionais de kettlebell fornecem certificações profissionais. Procure um treinador de kettlebell certificado pela IKFF (CKT-*Certified Kettlebell Trainer*, em inglês) no site www.ikff.com. A IKFF mantém um elevado padrão para certificação, assegurando padrões de prática; no entanto, é possível que você não tenha acesso a um treinador certificado pela IKFF e precise procurar em outro lugar. Aqui estão algumas orientações úteis para ajudá-lo na escolha de um bom treinador de kettlebell.

Experiência técnica

Como os kettlebells têm especificidade técnica, somente um treinador que passou um tempo praticando os exercícios básicos pode compreender as diferenças entre a forma boa e a ruim. A demonstração da forma boa é o primeiro passo para ensinar a trabalhar com kettlebells.

Comunicação clara

Existem diferenças individuais na forma como cada pessoa aprende. Alguns aprendem por meio de instruções visuais, outros de instruções táteis (o toque), e ainda há outros que aprendem por meio de instruções verbais. A experiência do treinador é tão útil quanto a sua capacidade de levar você, o aluno, a entender e reproduzir a lição.

Preferência pessoal

Algumas pessoas podem preferir um professor bem educado e outros podem responder melhor a um professor sargentão. A personalidade que o treinador leva para as suas aulas é uma preferência pessoal. Não importa se você tem um treinador de voz alta e estilo chefe, ou se ele é educado e de fala mansa, o que é importante é que ele esteja realmente interessado não somente no seu progresso, mas em primeiro lugar e mais importante, na sua saúde e bem-estar.

Atmosfera

Se você prefere uma academia espartana ou uma luxuosa, um ambiente tipo *country club*, ambientes fechados ou ao ar livre, o ambiente do treinamento deve ser propício à aprendizagem e não à distração. Cada um é diferente, alguns preferem uma atmosfera tipo masmorra e outros dão maior importância na limpeza do equipamento e espaço para treinamento. Alguns gostam de ter música enquanto treinam e outros valorizam o silêncio. Alguns praticantes são expressivos ao treinar, grunhindo e gritando às vezes durante os levantamentos, e outros não mostram nenhuma emoção – são frios, calmos e controlados. O importante é criar um ambiente que melhor permita a você se concentrar e focar o treinamento.

Custo

Pode haver uma grande variação no preço que um instrutor de kettlebell cobra, dependendo da cidade ou região, experiência do treinador, e nos custos gerais envolvidos (p. ex., na academia da moda, garagem, ao ar livre, ACM). Você pode pagar, em qualquer lugar, a partir de 25 dólares para um treinador comum até mais de 100 dólares a hora para um treinador experiente ou reconhecido em Nova York ou Los Angeles. Se você não tem um orçamento para seu treinamento pessoal, procure instrutores qualificados que ofereçam grupos ou aulas semiprivativas, onde o custo é compartilhado entre os vários participantes.

Treinamento com um parceiro

Se você tem um bom amigo ou alguém que você gosta de se exercitar, o treinamento com kettlebell é uma ótima maneira para desafiar e incentivar um ao outro para dar aquele esforço extra. Se você não treina com um parceiro, pense em fazê-lo. Pode ser apenas a faísca que você precisa para ficar focado e comprometido. Se você tende a faltar aos treinos, uma vez que você tenha um horário com outra pessoa, é menos provável que você falte. Qualquer que seja o seu escolhido, certifique-se que seja alguém solidário e atencioso. O levantamento de kettlebell é divertido, mas também é um negócio sério e você pode se machucar se não prestar muita atenção à forma, à carga e ao ambiente.

Treinando sozinho

Você pode preferir o foco interior e a tranquilidade de treinar sozinho. Muitos levantadores talentosos de kettlebell realizam a maior parte de seu treinamento sozinho em casa, na academia, ou ao ar livre. O importante é ter um espaço de treinamento claro que seja tão livre de distrações quanto possível. Tente desligar o celular e o *tablet* e concentre-se no trabalho de sua aula de kettlebell. Você terá um treino mais produtivo como resultado.

VESTIMENTA PARA LEVANTAMENTO DE KETTLEBELL

Devo mencionar o que vestir durante o treinamento com kettlebell. As roupas que você se exercita devem permitir um movimento livre e irrestrito, e não devem, de maneira alguma, interferir em seu treinamento. Não há roupas específicas que devam ser usadas, e você vai ver pessoas levantando os kettlebells tanto com roupas soltas como apertadas. Existem, entretanto, alguns pontos para se ter em mente, a fim de otimizar suas sessões de treinamento com kettlebell.

Luvas

Utilizar luvas é mais comum entre os levantadores menos experientes. Você raramente verá um levantador experiente ou avançado usando luvas, porque as luvas reduzem a sensação de sua mão no kettlebell. As luvas podem enrugar e ficar presas na alça giratória, e certas luvas também adicionam espessura à mão, deixando mais difícil inseri-la adequadamente na alça. Isso pode afetar adversamente o mecanismo dos levantamentos, especialmente durante as séries de alta repetição.

No entanto, pelo menos nos primeiros dias de seu treinamento, enquanto você ainda está tentando dominar os movimentos, pode queixar-se da pegada e do que ela causará em suas mãos. A melhor solução é aprender a boa técnica! Se você tem boa técnica, você será capaz de mover sua mão para trás e para a frente entre a alça e a bola sem prender ou rasgar a pele. Você vai aprender a atirar e pegar o kettlebell movendo dos dedos à base da palma da mão, evitando o giro da alça na palma da mão, e as consequentes bolhas e cortes. Mas vai levar algum tempo até que sua técnica torne-se suave, de modo que nos estágios iniciais você poderá querer usar luvas. Meu conselho é iniciar sem luvas e quando suas mãos começarem a ficar doloridas, vista as luvas para terminar o treino sem cortes. Com mais treinamento, você vai usar cada vez menos as luvas.

Os levantadores avançados de kettlebell de competição executam exercícios, como o arranque, com a mão enluvada, mas neste caso, as luvas são de operário usadas para fazer a pegada mais difícil e fazer o kettlebell mais difícil de ser segurado.

Calçados

Há uma variedade de calçados que você pode usar durante o treinamento. Os levantadores de alto nível e os atletas de competição vestem calçados de levantamento de peso olímpico. Esses são sapatos de couro com um salto duro, alto e de madeira, geralmente com uma fina tira de borracha na parte inferior. Os saltos elevam os quadris do levantador alguns centímetros, fazendo posições como o arremesso e o bloqueio alto (p. ex., o segundo tempo do arremesso) mais estáveis. Eles também proporcionam estabilidade ao tornozelo e ao calcanhar, tornando mais fácil para transferir potência a partir do chão.

Muitos levantadores de kettlebell que treinam para condicionamento físico usam calçados esportivos da marca *Vibram Fivefinger*, por causa da sensação do pé descalço. Eles são uma ótima alternativa ao tradicional tênis. Algumas pessoas também gostam de treinar completamente descalços, e isso também é bom. Só tome cuidado com seus pés se você deixar cair o kettlebell. Pés rápidos são pés felizes! Outra opção é um tênis de sola plana como o *Converse All Stars*.

O que eu alerto é o uso de tênis excessivamente acolchoados, como os tênis de corrida. Os tênis de corrida tendem a ter muito amortecimento e são muito macios, o que torna mais difícil "empurrar" o chão. Os tênis duros e lisos são uma escolha mais aconselhável para o levantamento de kettlebell. Se você está treinando em uma academia ou combinando corrida com seus exercícios de kettlebell, você pode levar um segundo par de tênis para executar o levantamento.

Bandas ou munhequeiras

Bandas ou munhequeiras são opcionais, mas você pode querer usar algumas, pelo menos, nos estágios iniciais de treinamento com kettlebell. As bandas não devem ser demasiado espessas, porque as grossas impedirão a capacidade de inserir completamente a sua mão na alça. Uma banda elástica enrolada em torno de cada punho funciona bem. Há também munhequeiras finas de lona, que podem ser fechadas com tiras de *Velcro*.

As munhequeiras oferecem algum amortecimento enquanto você está aprendendo a virar o kettlebell sobre sua mão, ou mais corretamente, virar sua mão na alça. Há uma curva de aprendizagem, de modo que no início da prática, você pode bater um pouco o punho e antebraço de vez em quando. Com mais prática, você aprenderá a deslizar sua mão sem esforço por meio da alça, eliminando as batidas quase que inteiramente. Ainda assim, as munhequeiras ou bandas irão amortecer o impacto apenas o suficiente para evitar desconforto. Se os seus antebraços suarem muito, as munhequeiras ou bandas também ajudarão a manter o kettlebell em alinhamento adequado com seu braço e a mão, reduzindo a quantidade de suor pingando suas mãos e, por conseguinte, no próprio kettlebell. Novamente, se você for usar munhequeiras ou bandas, não use as grossas. Se elas forem muito espessas, vão impedi-lo de inserir a mão firme o suficiente na alça, porque a tira ficará presa quando você colocar sua mão.

Cintos de peso

Os cintos de peso são usados por levantadores de kettlebell de alto nível. Eles são semelhantes aos cintos de levantamento de peso básico, mas não são tão espessos. Os que são utilizados por levantadores de kettlebell são finos e não são usados firmemente sobre o abdome; em vez disso, o cinto é usado baixo na parte superior da pélvis, de modo que você possa levemente colocar seus cotovelos entre a parte superior do cinto e sua barriga. Isso permite a você relaxar seus ombros, descansando os cotovelos sobre o seu ilíaco (Figura 2.10). Esse é um método usado especificamente para o segundo tempo do arremesso e para o arremesso em dois tempos*, em que um atleta levanta dois kettlebells sobre a cabeça tantas ve-

---

* O arremesso é um movimento em dois tempos: o primeiro tempo é conhecido por *clean* e consiste em levantar o peso do chão até o peito. O segundo tempo é o *jerk*, e o movimento vai do peito até a completa extensão dos braços acima da cabeça. Os movimentos podem ser feitos isoladamente ou com os dois movimentos na sequência, o *clean e o jerk*.

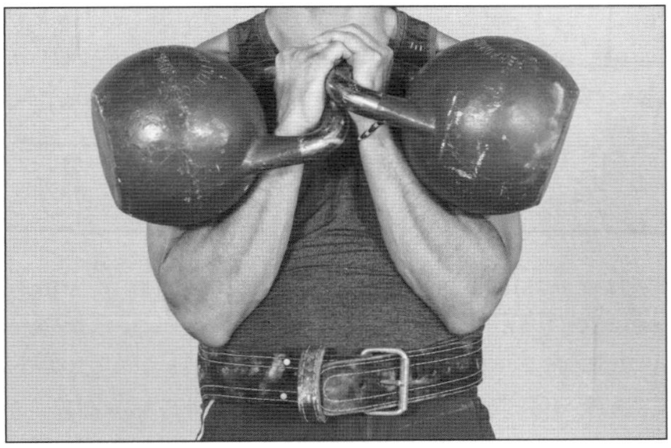

Figura 2.10 O cinto de levantamento é usado solto nos quadris abaixo da cintura, de modo que o levantador possa colocar os cotovelos entre o corpo e a parte interior do cinto.

zes quanto possível em 10 minutos. O cinto ajuda o atleta a relaxar e a regenerar-se quando os kettlebells estão no peito para que possa fazer um maior volume de trabalho. É uma habilidade e um conceito de nível mais alto. Para o treinamento de aptidão geral, um cinto de peso não é necessário.

A roupa adequada

Quanto à roupa específica a usar, a principal coisa a evitar são as camisetas que são muito lisas, incluindo as que são feitas de fibras sintéticas ou que têm grandes logotipos. Se a camiseta é feita de um material liso ou tem um logotipo escorregadio, quando você começar a suar, torna-se difícil manter seus braços e antebraços contra o seu tronco, porque a camiseta lisa fará seus braços deslizar para os lados. Quando você estiver cansado e tiver os kettlebells em suas mãos, as camisetas lisas dificultarão mais o seu trabalho, e se você não conseguir manter os seus braços contra o seu corpo em certos levantamentos, você terá desvantagem mecânica e de desempenho. Isso não é tão importante para o *swing* e arranque, porque o kettlebell e o braço não ficam contra o corpo por um longo tempo. Mas para outros levantamentos, como o arremesso, o agachamento, a pressão vertical ou o segundo tempo do arremesso, será necessário manter seus braços contra o seu corpo. Portanto, use uma simples camiseta de algodão, que ficará grudada no seu corpo e nos braços quando você estiver cansado e suado.

As calças podem ser qualquer uma, desde que confortáveis, curtas ou longas. Entretanto, elas não devem ser muito largas. Os calções ou calças devem ser bem justos na virilha, pois quando você balançar o kettlebell de volta entre suas pernas, como durante a descida do arranque, o polegar, os dedos, ou o kettlebell podem ficar presos no fundilho e interferir em sua mecânica de levantamento. Calções bem justos ou mesmo apertados ou bermudas de ciclistas são ótimos para levantamento de kettlebell.

EQUIPAMENTO ADICIONAL E CONSIDERAÇÕES

Depois de ter escolhido os seus kettlebells e o ambiente de treinamento, você precisará de outros pequenos itens para completar o seu equipamento de treinamento. Esses itens farão o seu programa mais organizado e eficiente. Não há nada pior do que começar um treino e, então, perceber que você não pode terminá-lo porque está faltando alguma ferramenta pequena, mas importante. Aqui estão os membros do elenco de apoio que farão com que a estrela do show, os kettlebells, brilhem mais forte.

Cronômetro

Programas e métodos de treinamento com kettlebells giram em torno de usar repetições e tempo, ou uma combinação de ambos, como fator determinante. Repetição, tempo, carga e velocidade ou taxa de movimento são fatores que são frequentemente manipulados para alterar o processo e o efeito de treinamento.

Por exemplo, o seu programa pode se concentrar em repetições, como fazer com um kettlebell de 16 kg uma pressão vertical com um braço, 3 séries de 10 repetições para cada braço. Ou, fazer uma pressão vertical de 16 kg para 2 minutos por braço. O programa pode pedir para você fazer no seu próprio ritmo ou seguir um ritmo específico, como 12 repetições por minuto para 2 minutos com cada mão ou 15 repetições por minuto por 3 minutos com cada mão. Se você estiver usando um método com base no tempo, precisará de um relógio com ponteiro de segundos, no qual se possa conferir, ou algum tipo de cronômetro que emita um sinal sonoro. Um cronômetro popular entre os levantadores de kettlebell é o *Gymboss*, que permite que você defina intervalos e emite um sinal sonoro após a conclusão de cada intervalo pré-programado. Essa ferramenta é muito útil para programas de formação baseados no tempo.

Colchonete para alongamento

O alongamento após o treino de kettlebell é parte de um programa completo e bem ajustado. O treinamento coloca o corpo sob carga, então, naturalmente alguma compressão ocorre nas articulações do corpo. Alongar-se durante alguns minutos após o treino é importante para alongar o corpo e ajudar a descomprimir após o treinamento de força vigoroso. Se você não tem uma área acolchoada para se alongar, pode ter um colchonete para alongamento.

Giz

O giz é uma parte importante do arsenal de um levantador de kettlebell. Se você tende a suar muito, os kettlebells o farão suar mais. Quando as mãos e a alça ficarem suados ficará difícil de segurar o kettlebell. Se você não conseguir segurá-lo, irá soltá-lo ou colocá-lo no chão, e isso efetivamente termina com a sua sessão de treinamento. Para progredir no treinamen-

---

DICAS SEGURAS PARA O USO DO KETTLEBELL

Esteja consciente do ambiente de treinamento, bem como do equipamento que você está usando. Aqui estão algumas diretrizes gerais de segurança:

- Tenha um espaço claro, sem obstáculos no chão para tropeçar, incluindo pessoas, animais, móveis e outros objetos.
- Certifique-se que o teto é alto o suficiente para que você não bata com a mão ou com o kettlebell. Mantenha-se afastado de paredes e espelhos ou qualquer outra coisa que possa ser quebrada caso você perca o controle dos kettlebells ou tenha necessidade de soltar após uma repetição ruim para o lado.
- Nunca tente salvar uma repetição ruim. Se você começar a perder o controle do kettlebell durante um levantamento, saia do caminho rapidamente e empurre o kettlebell para longe de você, quando se afastar. Uma boa ideia é fazer o seu treinamento em uma área onde se um kettlebell cair, não vai danificar o local (p. ex., piso de borracha ou uma área externa livre). Tenha em mente que pés rápidos são pés felizes; se você deixar cair um kettlebell, tire os pés do caminho.
- O giz é excelente para prevenir o deslizamento. Ao fazer movimentos de alta repetição, como o *swing*, o arremesso ou o arranque, o giz é útil para permitir que você treine mais tempo sem deixar cair o kettlebell ou deixá-lo escorregar da mão.
- Elimine as distrações e não assista TV, não leia jornal ou texto ou fale ao telefone. Dedique o seu tempo de treinamento do kettlebell para a prática e tente esquecer outras atividades até o treino estar terminado. O treinamento com kettlebell exige alta concentração e qualquer distração não só torna o treino menos produtivo, mas também aumenta o risco de lesões.
- Tenha uma toalha disponível para remover o excesso de suor.
- Se estiver em um ambiente externo, não olhe diretamente para o sol durante levantamentos acima da cabeça.
- Tenha um pouco de água disponível e hidrate-se.
- Se o kettlebell bater em seus punhos ou provocar dor no início, você pode usar bandas ou munhequeiras para dar algum amortecimento. Com o tempo, sua técnica melhorará e você não vai mais ferir seus antebraços ou punhos.
- Use calçados com solado duro ou, pelo menos, solas planas. Pés descalços também é uma boa opção. Os tênis de corrida não são bons para treinamento do kettlebell, porque eles são muito macios e não fornecem base suficiente para "empurrar" o chão quando do levantar o kettlebell.
- Não use calções folgados. Você pode enganchar o seu polegar neles no movimento para trás nos balanços, arremessos ou arranques. Vista calções ou calças bem justas.
- O exercício não está finalizado até que o kettlebell esteja no chão. Não coloque o kettlebell no chão de qualquer jeito de modo a forçar sua coluna lombar.

to com kettlebell, você deseja trabalhar por períodos cada vez mais longos de tempo ou, de outra maneira, fazer mais volume por unidade de tempo; assim, você precisa do giz para diminuir o fluxo de suor. O mais comum é o magnésio em pó, que pode ser encontrado em lojas de artigos de aventura que abastecem os montanhistas ou em qualquer lugar onde você possa encontrar equipamentos de ginástica. Você pode comprar o giz em blocos individuais, em bolsas ou a granel, pois é barato.

O lado ruim é que o giz suja e pode se entranhar em todo o lugar. Poucas academias comerciais permitem o uso de giz, porque ele deixa um rastro onde quer que seja usado. A limpeza e a higiene são uma preocupação e a realidade é que o giz é difícil de conter. Você pode colocar o pó de giz em bacias e baldes para contê-lo, mas ficará no ar e em tudo o que você tocar. Encontre uma academia que deixe utilizar o giz para treinar ou, se possível, uma sala destinada ou um espaço na garagem onde você possa não misturar o giz com áreas de não treinamento.

O giz também resseca suas mãos mais rapidamente porque ele absorve a umidade. Se você está levantando kettlebells, mas ainda quer manter as mãos saudáveis e suaves, você terá que ter tempo para cuidar de suas mãos lixando-as, hidratando-as e, às vezes até, desbastando as calosidades aparentes. O levantamento de kettlebell não é bom para mãos que fizeram a manicure, mas, é claro, é ótimo para o resto do seu corpo.

Se o seu ambiente de treinamento não permite o uso de giz em pó, a opção preferível é usar giz líquido, que é mais fácil de fixar em suas mãos e nas alças do kettlebell. O giz líquido seca rápido e só fica na alça do kettlebell e nas suas mãos. Contanto que você não toque em outras coisas, você será capaz de confinar o giz somente em suas mãos e nos kettlebells. Sem dúvida, é uma opção melhor do que não utilizar giz. Você pode encontrar giz líquido na *internet*.

Toalha

Mantenha uma pequena toalha à mão para secar o suor. Como o treinamento com kettlebell consiste em exercícios de alta intensidade, você vai suar muito. O suor pode afetar negativamente o seu desempenho, fazendo as suas mãos e o kettlebell ficarem escorregadios, e, como resultado, pode se tornar um perigo para a segurança. Ou seja, ao ver um kettlebell fora de controle, saindo da sua mão durante um arranque você entenderá a importância de manter o suor sob controle.

Água

Tenha um pouco de água disponível, especialmente nas sessões mais longas e intensas de treinamento com kettlebell. Você vai suar muito e precisa repor líquido. A desidratação pode reduzir significativamente o desempenho, particularmente durante o final de uma sessão de treinamento muito difícil e longa. É também perigoso à saúde e pode causar fraqueza, náuseas, tonturas, câimbras e vertigens.

Lixa

Como mencionado anteriormente, uma lixa fina de areia (apropriado para o aço) devem ser mantida à mão para periodicamente alisar as partes ásperas e remover o giz velho e endurecido da alça. Em lugar da lixa você também pode usar uma esponja de aço.

Agora você tem todas as opções para equipamento e ambientes de treinamento listadas claramente. Você tem o equipamento e espaço de treinamento, e está pronto para começar. No próximo capítulo vamos dar uma olhada nos princípios fundamentais do exercício para que você possa entender mais sobre a ciência por trás do treinamento com kettlebell.

Capítulo 3

PRINCÍPIOS DOS EXERCÍCIOS

Agora que você já aprendeu o que é um kettlebell e porque ele pode ser a ferramenta e o método de treinamento ideais para ajudá-lo a atingir seus objetivos de condicionamento físico, está quase pronto para começar a aprender os exercícios básicos. Mas, antes de fazer isso, será útil entender alguns dos princípios dos exercícios subjacentes envolvidos no levantamento de kettlebell para que você saiba, com certeza absoluta, o que pode e o que não pode, provavelmente, ocorrer durante os vários estágios de treinamento. Isso ajudará você no estabelecimento de metas claras e específicas e aumentará a probabilidade de alcançá-los.

O kettlebell tem um desenho único e oferece alguns aplicativos exclusivos para o condicionamento físico, mas não é mágico e você está sujeito a certas leis anatômicas e fisiológicas se estiver usando um kettlebell, barra, haltere ou qualquer outro tipo de aparelho de exercício. Este capítulo discute essas importantes orientações de exercícios para que você tenha um roteiro detalhado dos pontos fortes e limitações dessa notável ferramenta. Em um primeiro momento, ele descreve os princípios fisiológicos da ciência do exercício e explica como usar esses importantes fundamentos, a fim de estruturar de modo inteligente suas sessões de treinamento com kettlebell. Em seguida, introduz as várias habilidades físicas envolvidas no treinamento com kettlebell e explica como desenvolvê-las.

Alguns princípios básicos principais relacionam todos os tipos de exercícios e atividades físicas, incluindo o levantamento de kettlebell. Isso será útil para você estar ciente desses conceitos básicos, de modo a perceber completamente os benefícios de seu programa de treinamento com kettlebell. Você deve manter esses princípios em mente enquanto projeta seu programa individual, para que possa conseguir seus objetivos de condicionamento físico de forma mais eficaz, por meio da criação e manipulação do vários componentes dos seus exercícios com kettlebell.

PRINCÍPIO FITT

FITT é um acrônimo que descreve alguns dos princípios de exercícios-chave associados ao treinamento com kettlebell e a todos os outros tipos de exercício. Os elementos desse conveniente acrônimo oferecem orientações para estruturar o seu programa de treinamento. O FITT significa frequência, intensidade, tempo e tipo. O acrônimo é uma maneira prática para se lembrar das variáveis do exercício, que você pode manipular e variar constantemente os exercícios para evitar o tédio de um programa que nunca muda, e para manter o corpo continuamente desafiado.

Frequência

A frequência descreve quantas vezes você se exercita por unidade de tempo. Ela pode refletir o número de treinos com kettlebell por semana ou por mês, o número de exercícios por sessão. Por exemplo, se você se exercita uma vez por dia durante 4 dias da semana, sua frequência é de quatro treinos por semana. Se você se exercita duas vezes por dia durante 3 dias por semana, sua frequência é de seis vezes por semana.

Para manter um corpo saudável e em forma, uma recomendação geral é se exercitar, pelo menos, 4 dias da semana. Tenha em mente que existe uma relação inversa entre frequência e intensidade, o que o "I" representa em FITT. Conjuntamente, a frequência e a intensidade igualarão ao volume total de exercício, que é a quantidade total de exercício realizado por unidade de tempo (p. ex., dia, semana, mês). Quanto mais frequentemente você se exercita, menos intensos os exercícios podem ser. Por outro lado, quanto mais intensos forem os exercícios, menos frequentemente você pode se exercitar. Isso tem a ver com o efeito do volume total de exercício na capacidade do seu corpo em se recuperar, que é o assunto do quadro na página 28.

Intensidade

A intensidade refere-se em quão vigorosamente você executa os seus exercícios com um kettlebell. Também pode descrever a quantidade de energia ou o esforço necessário para executar um determinado exercício ou sessão de exercícios. A intensidade do exercício pode ser expressa de várias maneiras.

O levantamento com kettlebell combina o treinamento cardiorrespiratório com treinamento de resistência. A intensidade do seu treino com kettlebell pode ser medido em função da intensidade cardiorrespiratória. Uma maneira simples de medir a intensidade de sua rotina de treino é usar um monitor de frequência cardíaca que mede a intensidade em função do seu ritmo cardíaco. Esse método de determinar a intensidade refere-se ao componente cardiorrespiratório do treinamento com kettlebell. Nesse caso, a intensidade é expressa como uma porcentagem da frequência cardíaca máxima e é mostrada em batimentos cardíacos por minuto (bpm). Um treino com kettlebell mais intenso produzirá (mais rápido) uma frequência cardíaca mais elevada, e um treino menos intenso produzirá uma frequência cardíaca mais baixa. Para ser capaz de usar e compreender as leituras de um monitor de frequência cardíaca, você precisa saber alguns pontos-chave sobre frequência cardíaca e zonas ideais de treinamento da frequência cardíaca para vários níveis de condicionamento físico e objetivos de treinamento.

Uma fórmula largamente aceita para determinar sua frequência cardíaca máxima (FCM) é subtrair 220 de sua idade para homens e 226 para mulheres. Esse número dá uma boa aproximação da sua FCM. Por exemplo, um homem de 40 anos de idade teria uma FCM de 180 bpm (220 − 40 = 180); e uma mulher de 40 anos de idade, teria um FCM de 186 (226 − 40 = 186). Vários percentuais de sua FCM darão a você as várias zonas de treinamento.

Você precisará saber, de forma rápida e fácil, encontrar o seu ritmo cardíaco. Imediatamente após completar a sua série de treinamento, encontre o seu pulso ao colocar os seus dedos indicador e médio na lateral do seu pescoço e ligeiramente acima do Pomo de Adão (Figura 3.1a). Ou, você pode encontrar o seu

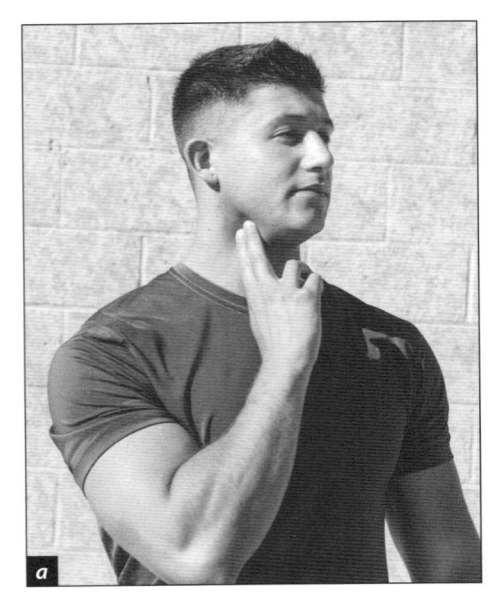

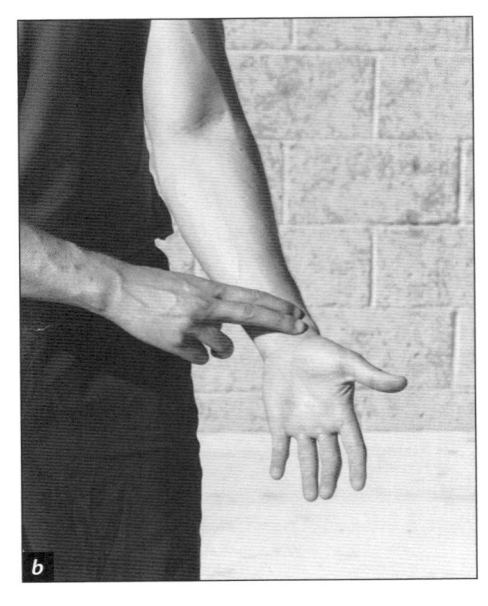

Figura 3.1 Encontre seu pulso: (a) no pescoço ou (b) no punho.

pulso na parte inferior de seu punho logo acima da palma da mão (Figura 3.1b). Você sentirá seu coração batendo em ambos locais. Conte quantas batidas acontecem em 15 segundos e multiplique esse número por 4 para chegar aos batimentos por minuto (bpm). Por exemplo, se você contar 40 batidas em 15 segundos, sua frequência cardíaca é de 160 bpm.

Zona de treinamento de aquecimento ou zona do coração saudável (50-60 % da FCM)

Essa é a melhor zona para quem está apenas começando um programa de aptidão física. É também a melhor zona para aquecer antes de um treino mais intenso. Essa zona está associada à redução da gordura corporal, redução da pressão arterial e colesterol, e diminuição das condições degenerativa do coração. É relativamente segura devido a sua leve intensidade. Nessa zona do coração saudável, até 85% das calorias queimadas são gordura, 10% são carboidratos e 5% são proteínas.

Zona de condicionamento físico ou a zona de queima de gordura (60-70% da FCM)

Essa zona oferece os mesmos benefícios para a saúde da zona do coração saudável, no entanto, é mais intensa e queimará mais calorias totais. É apropriada para praticantes mais experientes que ainda desejam enfatizar propriedades de queima de gordura. Queima até 85% das calorias de gordura, 10% de carboidratos e 5% de proteína.

Zona de resistência ou zona de treino aeróbio (70-80% da FCM)

Essa zona de treinamento melhora a função cardiorrespiratória e pode, realmente, aumentar o tamanho e a força de seu coração. É uma zona ideal para o treinamento de resistência, e é a zona certa para um levantador mais experiente, que tem uma boa base da técnica do kettlebell e está em bom estado de saúde e condicionamento físico. Mais calorias totais são queimadas nessa zona do que nas zonas anteriores, com cerca de 50% do total de calorias queimadas são gordura, 50% são carboidratos e menos de 1% são proteínas.

Zona de desempenho ou zona de treino anaeróbio (80-90% da FCM)

A zona de treinamento anaeróbio melhora a função do sistema cardiorrespiratório e a capacidade do corpo para tolerar níveis mais elevados de lactato, que significa que você será capaz de resistir melhor à fadiga durante o exercício intenso. Essa zona é de alta intensidade e queima mais calorias do que as zonas anteriores, com cerca de 15% do total de calorias queimadas são gordura, 85% são carboidratos, e menos de 1 % são proteína.

Zona de esforço máximo (90-100 % de FCM)

Essa é a zona total, às vezes referida como *linha vermelha*. Essa zona queima o maior número de calorias, entretanto, é muito mais intensa, e muitas pessoas não conseguem sustentar o exercício nessa zona por mais do que uns poucos minutos. Essa zona é mais bem utilizada por atletas altamente condicionados e normalmente durante o treinamento alternando entre períodos curtos e de alta intensidade com períodos mais longos de intensidade moderada. Essa zona queima cerca de 10 % das calorias totais de gordura, 90 % de carboidratos e menos de 1 %, de proteína.

Para os iniciantes de condicionamento físico com kettlebell, a maioria dos seus treinos será na zona do coração saudável, para que possam gradualmente desenvolver sua aptidão aeróbia em intensidades acessíveis. Após algumas semanas de treinamento, quando melhorará seu condicionamento, você pode começar a incorporar mais exercícios na zona de condicionamento físico. Os praticantes experientes de kettlebell permanecerão nas zonas de condicionamento físico e de treinamento de resistência na maioria dos exercícios. Os praticantes avançados e altamente bem condicionados incorporarão mais exercícios na zona de desempenho com sessões de treinamento periódicas na zona de treinamento máximo. Todos os praticantes de qualquer nível devem incorporar um aquecimento na zona do coração saudável.

A intensidade também pode se referir à quantidade de estresse que um exercício ou uma sessão de exercício coloca em seu corpo. Uma dessas medidas de intensidade é o peso da carga que você está usando. Levantar um kettlebell de 32 kg será muito mais intenso do que levantar um kettlebell de 12 kg para o mesmo exercício. Aqui a intensidade refere-se a uma porcentagem de sua repetição máxima (RM), que é a quantidade máxima de peso que você pode levantar durante um exercício específico e um número específico de repetições. Por exemplo, 1 RM é o peso máximo que você pode levantar por uma repetição e 10 RM é o kettlebell mais pesado que você pode usar para completar 10 repetições. Em ambos os casos, levantar um kettlebell mais pesado será mais intenso do que levantar um kettlebell mais leve.

Para saúde e condicionamento físico geral, a maioria dos exercícios com kettlebell deve ser de intensidade moderada. Os iniciantes são aconselhados a usar pesos mais leves com mais repetições por segurança. Em outras palavras, use um esforço de menor intensidade por mais tempo. Um atleta mais bem condicionado trabalhará em intensidades mais altas do que um iniciante ao usar progressivamente kettlebells mais pesados. Em um programa estruturado, os praticantes de kettlebell de todos os níveis usam alguma forma de variar a intensidade, significando que alguns exercícios serão moderados, alguns intensos e alguns leves. Esse tópico é discutido em detalhes no Capítulo 9 – Criando um programa personalizado de condicionamento físico.

Tempo (duração)

Tempo ou *duração* é o período de tempo que você está ativo em qualquer sessão de levantamento com um kettlebell. O termo *tempo* é usado de forma intercambiável com o termo *duração*. Tempo é normalmente expresso em minutos. Entretanto, em levantamento de kettlebell, existe outra faceta importante do tempo, referida como ritmo, velocidade ou cadência, que tem um efeito sobre o volume total de trabalho realizado em uma determinada série de um exercício.

O tempo total de uma sessão é um componente – tempo ou duração podem ser utilizados para representar o período de uma única sessão treinamento de resistência. Por exemplo, a duração do início ao final de sua sessão de kettlebell pode ser 30 a 45 minutos. O tempo de uma série individual é outra medida. Por exemplo, fazer uma série de 30 repetições pode levar 1 minuto.

Além disso, durante alguns levantamentos, o tempo e ritmo são calculados. Digamos, por exemplo, que você faça uma pressão vertical unilateral por 2 minutos, igualando 1 minuto por mão. Suponha que esteja usando um kettlebell de 16 kg para a pressão vertical. Se você fizer a pressão vertical uma vez (1 repetição) a cada 4 segundos, fará 15 repetições por minuto, totalizando 30 repetições em 2 minutos. Isso dará um volume de pressão vertical de 476 kg de resistência durante essa série de 2 minutos. No entanto, se fizer a pressão vertical a um ritmo de 1 repetição a cada 5 segundos, você terá um total de 12 repetições por minuto ou 24 repetições em 2 minutos. Isso lhe daria um volume de pressão vertical de apenas 380 kg de resistência durante a mesma variação de 2 minutos. Se você se move mais rápido, digamos 1 repetição a cada 3 segundos, terá 20 repetições por minuto para um total de 40 repetições em 2 minutos e 635 kg de resistência de pressão vertical nos mesmos 2 minutos. Você ficará muito familiarizado com esse conceito de ritmo durante as sessões de kettlebell.

MONITORAR A INTENSIDADE COM RPE

Um guia útil e subjetivo que você pode usar para monitorar a intensidade é chamado de Escala de Percepção Subjetiva de Esforço de Borg ou RPE (da sigla em inglês para *Rating Perceived Exertion*). A RPE é, em geral, uma escala subjetiva de 1 a 10, sendo 1 muito fácil, 5 de intensidade moderada e 10 intensidade máxima. Se você está planejando uma sessão de exercícios com kettlebell de intensidade moderada, deve manter uma RPE entre 4 e 6 durante o seu treino. Se planeja um treino fácil, sua RPE deve estar na escala de 2 a 3.

A intensidade de seus exercícios com kettlebell pode ser extenuante, moderada ou leve. O que é leve para uma pessoa pode ser muito intenso para outra, e a intensidade e a RPE associada a um determinado exercício ou sessão dependerá de variáveis como a idade, o nível de estresse, quanto você descansa, a altitude da sua localização, e é claro, o atual nível de condicionamento físico. Por exemplo, um atleta profissional ou um atleta amador de alto nível pode ser capaz de correr facilmente 1.600 metros em menos de 6 minutos. No entanto, um trabalhador sedentário pode ter dificuldades para correr a mesma distância em menos de 10 minutos. Nesse caso, os níveis de intensidade são muito diferentes para cada pessoa.

Mesmo que você tenha se alimentado, ou não, poderá afetar a RPE. Por exemplo, se você bebeu muito café, ou se você teve uma refeição pesada um pouco antes do seu treino, sua RPE pode ser maior do que se você estava treinando com o estômago vazio ou ligeiramente cheio. Vale a pena repetir que, quanto mais intenso o exercício ou sessão de exercícios, menos intensos a frequência e o volume.

Dê uma olhada na Tabela 3.1. Nessa Tabela, existem quatro diferentes levantadores de kettlebell; cada um selecionou uma carga diferente para treinar. Os números ilustram a carga de trabalho para uma única série de exercícios. Observe que alterando as variáveis de carga, ritmo, repetições e duração, temos cargas de trabalho que estão todas na mesma faixa de volume total.

Observe também que, para os objetivos de saúde e condicionamento físico geral, é recomendado que os treinos com kettlebell durem de 30 minutos a 1 hora por, pelo menos, 4 dias de treinamento semanais. Isso pode parecer muito, mas considere que, inicialmente, você estará trabalhando em intensidades de leve a moderada. É importante para iniciantes desenvolverem gradualmente a frequência, a intensidade e a duração do treinamento com kettlebell, a fim de ficarem livres de lesões, para permitir a recuperação adequada entre os treinos e aumentar a confiança ao estabelecer e alcançar os objetivos acessíveis de condicionamento físico.

Tipo

O *tipo* refere-se ao tipo de exercício que você está fazendo (p. ex., correr, caminhar, levantar kettlebell). Nosso foco aqui é levantar kettlebells, que é uma forma de exercício que combina condicionamento cardiorrespiratório, treinamento de resistência e mobilidade ou amplitude de movimento. Como o treinamento com kettlebell combina múltiplas facetas do exercício, é um método eficiente em termos de tempo para o desenvolvimento de todas as valências de condicionamento físico. Embora os kettlebells enfatizem uma combinação dos objetivos de treino, também é possível usá-los de uma forma que se concentre em uma qualidade sobre as outras. Por exemplo, se o seu objetivo é aumentar a força máxima, você pode estruturar o seu programa para usar kettlebells mais pesados com menos repetições. Por outro lado, se você quer enfatizar a resistência cardiorrespiratória, você pode programar mais repetições com kettlebells leves para melhorar a parte aeróbia. Se o seu objetivo é definir músculos ou a hipertrofia (aumentar o tamanho de determinados músculos), como na musculação, os de peso moderado para repetições moderadas são uma maneira eficaz de conseguir isso. No entanto, para todas as valências de condicionamento físico, os programas utilizam uma combinação de equipamentos leves, moderados e pesados em esquemas de repetição que variam de alta para moderada, e dessa para a baixa.

Enfatizamos a eficácia dos kettlebells como uma ferramenta de condicionamento físico autônomo, e você pode certamente alcançar grande melhora nos seus objetivos de condicionamento físico se optar por usar apenas kettlebells em seus programas. Contudo, os kettlebells também podem ser combinados de maneira eficaz com outros métodos, incluindo barras, halteres, ioga, corrida e outras atividades preferidas.

TRABALHANDO O PRINCÍPIO FITT

Quando você se exercita a uma frequência, intensidade e tempo suficientes e seleciona um tipo apropriado de exercício que mantém o seu interesse e o motiva a continuar com o programa, seu condicionamento físico vai melhorar e você verá mudanças em sua aparência, peso corporal, percentual de gordura corporal, resistência cardiorrespiratória, força e resistência muscular e mobilidade. Essas melhorias fisiológicas que ocorrem como resultado da manutenção do programa são conhecidas como efeitos do treinamento.

Tabela 3.1 Comparação do volume de treinamento com kettlebell

	Carga	**Ritmo**	**Repetições**	**Duração**	**Volume total (kg)**
Levantador A	12 kg	24 rpm	96	4 min	1.152 kg
Levantador B	16 kg	18 rpm	72	4 min	1.152 kg
Levantador C	20 kg	20 rpm	60	3 min	1.200 kg
Levantador D	8 kg	25 rpm	150	6 min	1.200 kg

Seus músculos se adaptarão ao seu nível de condicionamento físico atual por meio dos princípios da sobrecarga, especificidade, reversibilidade e das diferenças individuais. Se você estressa adequadamente o seu sistema por meio de um programa progressivo de kettlebell, seu corpo se adaptará e melhorará a sua função. Se o estresse não é intenso ou frequente o suficiente para sobrecarregar adequadamente o corpo, então nenhuma adaptação irá ocorrer. Se o estresse for muito intenso ou excessivo no volume, resultará em lesões ou excesso de treinamento. Os melhores progressos no desempenho ocorrerão quando tensões ideais são introduzidas em seu programa de kettlebell.

Quando uma adaptação positiva ocorre, será tempo de mudar uma ou mais das variáveis FITT, para que você possa continuar a progredir para a próxima fase de seu treinamento. Por exemplo, se você estiver treinando 3 dias por semana por 30 minutos e seu progresso estagnou, você pode modificar o seu programa, ajustando uma ou mais dessas variáveis:

- Frequência – Adicione mais um dia de treinamento com kettlebell;
- Intensidade – Utilize um kettlebell que seja de 2 a 4 kg mais pesado;
- Tempo – Aumente o seu tempo de treino de 10 para 15 minutos;
- Tipo – Mude o seu foco de treinamento aeróbio de baixa intensidade para treinamento anaeróbio, fazendo múltiplas séries de alta intensidade com períodos curtos de repouso entre elas.

Um objetivo primordial para o praticante focado em progredir é evitar a formação de platôs de treinamento e, com sucesso, superar os platôs quando eles ocorrem. Um platô ocorre quando o seu corpo retorna à homeostase, que é o processo fisiológico que o corpo utiliza para manter o ambiente interno estável. Iniciantes podem treinar por 6 meses antes de ocorrer um platô, com ganhos de força radicais geralmente ocorrendo nos primeiros meses de treinamento. Logo, porém, esses ganhos começam a se estabilizar, ou seja, o platô. Nessa fase, você precisa ajustar as suas técnicas de treinamento, a fim de continuar progredindo. Você pode usar as seguintes técnicas para sair do platô.

Aumente a intensidade

Uma maneira de sair de um platô é fazer seus músculos trabalharem mais. Nesse ponto do treinamento você pode mudar o programa de peso baixo e altas repetições para peso alto e baixas repetições. Por exemplo, mudar de 3 séries de 20 repetições para 3 séries de 5 repetições com uma carga mais pesada.

Varie os exercícios

Se você tem feito principalmente levantamentos verticais, como o arranque e a pressão, mude para levantamentos horizontais, como as remadas suspensas e flexões com o kettlebell virado para cima. Mudar os exercícios e padrões motores acentua seus músculos de uma nova forma e permite que as áreas com excesso de trabalho descansem e se recuperem.

Mude a ordem dos exercícios

Às vezes, você supera um platô, modificando a ordem em que você executa os levantamentos. Quando o corpo cansa de modo inesperado, seus músculos se adaptarão de forma diferente.

Adicione ou subtraia exercícios

Com o tempo e com a experiência, você removerá alguns exercícios de seu programa e adicionará outros. Em geral, procure fazer mais com menos movimentos, selecionando exercícios compostos. Por exemplo, o arremesso e a pressão combinam com uma puxada vertical e uma pressão vertical em um único exercício.

Faça repouso adequado

Descanso e recuperação por meio do sono adequado são fundamentais para a saúde, bem como para o desempenho, tanto na academia como fora dela. Se você está cronicamente cansado é certo que acontecerão platôs de treinamento. É também provável que você se lesionará se estiver excessivamente cansado por falta de sono. Em certas fases durante o ano, você deve ter uma pausa de treinamento de uma ou duas semanas, a fim de dar ao corpo um descanso total e completo.

Analise sua nutrição

Você está recebendo proteína suficiente e as quantidades e tipos adequados de carboidratos e gordura? A sua digestão é boa, ou você muitas vezes fica inchado, tem excesso de gases, indigestão ou azia? Você está comendo alimentos de qualidade e se hidratando adequadamente durante todo o dia? Você precisa de suplementação porque está lhe faltando nutrientes vitais por meio da sua dieta? É importante avaliar a sua alimentação no que se refere à saúde e ao desempenho, e esse é um processo contínuo e individual.

Algumas palavras sobre uma teoria popular de treinamento chamada *confusão muscular*: esse conceito diz que, a fim de evitar ou sair dos platôs, você deve variar constantemente os exercícios, séries, repetições e peso. As táticas descritas anteriormente são maneiras de modificar um programa de série, e elas funcionam bem quando você está em um platô de treinamento, mas elas não são uma boa estratégia de treinamento geral. Muita variação o distrairá do objetivo maior de construir uma base sólida, que é construída a partir da progressiva sobrecarga das bases.

Finalmente, o aumento do volume de exercício (carga total) é o que resulta em aumento do condicionamento físico. Sempre registre suas cargas, repetições e séries para determinar o seu volume total. Quando você perceber que o seu volume tiver chegado ao máximo ou está diminuindo, você alcançou um platô, e uma das técnicas descritas anteriormente pode ajudá-lo a passar por esse ponto de estagnação, e também pode fornecer alguma nova motivação quebrando a monotonia de um programa rigoroso. De todos os fatores discutidos, descanso e nutrição devem ser priorizados. Além disso, um ou mais ajustes das variáveis FITT a cada 4 a 6 semanas permitirão a você continuar a fazer progressos a longo prazo.

Entender o que é o princípio FITT e como controlar as variáveis de frequência, intensidade, tipo e tempo permitem a você estruturar um progresso contínuo em um programa de exercício. O próximo passo é combinar esse conhecimento com uma avaliação realista do seu atual nível de condicionamento físico e estabelecer metas para criar um prático e motivador treinamento com kettlebell.

Capítulo 4

ESTABELECENDO METAS, AVALIANDO O CONDICIONAMENTO FÍSICO E TREINANDO COM SEGURANÇA

No Capítulo 5 você aprenderá como aquecer e no Capítulo 6 começará a aprender os exercícios básicos do treinamento com kettlebell. Acredito firmemente que se uma coisa tem valor, essa coisa vale a pena. Antes de você poder fazer algo bem, você precisa ter uma ideia clara sobre o que você quer realizar. Em outras palavras, você deve ter um plano e antes de ter esse plano, você deve ter um objetivo. Definir um objetivo é crucial para o sucesso de qualquer empenho que valha a pena, no qual você dedicará de tempo e esforço, e o treinamento com kettlebell não é diferente.

Este capítulo discute como estabelecer os objetivos e o processo para organizá-los, de modo que você tenha a melhor oportunidade de realizá-los. Além disso, ajuda a estabelecer objetivos realistas, já que é importante estar ciente de seu atual nível de condicionamento físico e qual será o objetivo. Para isso, é necessário fazer uma avaliação geral de seu atual nível, e esse capítulo fornece alguns exercícios de avaliação seguros que você pode fazer para verificar sua aptidão física para o treinamento com kettlebell, e permitir uma passagem segura pelos exercícios básicos que aprenderá. Por fim, o capítulo trata de uma discussão sobre as melhores práticas de treinamento com kettlebell, levando em conta qualidade sobre quantidade, e a criação de um ambiente de treinamento seguro. Antes de embarcar em seu programa de treinamento com kettlebell, é aconselhável fazer uma revisão com um médico que ateste a sua boa saúde.

ESTABELECER OBJETIVOS

O estabelecimento de objetivos é um componente-chave para o sucesso do treinamento com kettlebell. É uma maneira poderosa de motivar-se para agir e seguir em frente até a realização. Um navio nunca zarparia sem um destino definido; caso contrário, iria apenas vagar pelos oceanos indefinidamente. Os objetivos funcionam como a bússola do navio, eles definem um destino para todo o trabalho árduo e esforço, e ajudam a configurar o mapa certo ou o plano para o sucesso. Sem objetivos, não há plano e nenhum propósito para seu trabalho árduo. Você estaria apenas navegando no mar de exercícios com kettlebell sem qualquer chance real de chegar ao seu destino. Por que deixar as coisas ao acaso quando um pouco de tempo gasto para identificar e comprometer algumas metas tangíveis trará o seu resultado mais rápido e de forma confiável? Todos nós temos ideias sobre o que queremos fazer, ter, ou tornar-se. "Eu quero perder peso" ou "Eu quero ficar bem biquíni" são ideias sobre alguma coisa, mas elas não são metas. Não há nenhum comprometimento, nenhum plano, apenas pensamentos sobre o que pode ser atraente para você. Um objetivo é mais do que uma ideia. Um objetivo inicia como uma ideia e, em seguida, passa por etapas para levá-lo do mundo das ideias para o mundo dos resultados. Mirar em direção a um objetivo também fornece motivação para realmente atingir a meta.

Então, como definir suas metas? O acrônimo útil a considerar quando se estabelece metas é SMART*, que significa específico, mensurável, atingível, relevante e oportuno. Essas cinco palavras nos dizem sobre a natureza dos objetivos e como cria-los e, em seguida, percebê-los nos seus programas de treinamento com kettlebell. Existe alguma variação em como essas metas SMART podem ser estabelecidas. Não há um consenso sobre o que exatamente as cinco palavras-chave significam ou o que elas são em uma determinada circunstância. Por exemplo, o A em SMART também pode ser definido como "alcançável", ou o R pode também significar "realista".

Específico

Essa primeira palavra do acrônimo enfatiza a necessidade para um objetivo específico (do inglês, *specific*). O objetivo tem de ser claro e inequívoco, sem a indefinição de declarações evasivas. Os objetivos específicos oferecem mais clareza e são muito mais propensos a ser realizados do que objetivos gerais, porque a especificidade dá substância e precisão para sua visão. Metas claras também são mensuráveis (veja a próxima seção). Quando seu objetivo é claro e específico, com um tempo definido para alcançá-lo, você saberá o que é esperado e poderá usar o resultado específico como motivação. Quando uma meta é vaga, ou quando ela é expressa como uma declaração geral, como "perder peso", ela tem pouco valor motivacional. Para aumentar suas chances de sucesso, defina objetivos claros que tenham diretrizes específicas e mensuráveis. "Vou treinar com kettlebells três dias por semana, durante 30 minutos por sessão e perder 9 kg até o dia primeiro de junho" é um exemplo de um objetivo claro e específico. Ao estabelecer objetivos específicos, você tem de ser capaz de responder as seguintes questões:

- *Quem* está envolvido? Você está treinando sozinho ou com um parceiro? De alguma forma, o seu objetivo envolve outras pessoas?
- *Qual* é o seu objetivo, isto é, o que você quer atingir? Perder peso ou diminuir o tamanho das roupas são objetivos estéticos; correr rápido ou levantar cargas mais pesadas são objetivos orientados ao desempenho. Quais são as exigências e as limitações? O que você precisa deixar de fazer para priorizar a realização de seu objetivo? Os objetivos devem ser realistas e as escolhas têm que ser feitas. Ficar acordado até tarde festejando e acordar cedo para se exercitar estão em oposição. Esteja disposto e capaz de desistir de certos confortos ou maus hábitos se o objetivo é importante para você.
- *Onde* o objetivo será alcançado? Você treinará em casa ou na academia? Conhecer e sentir-se confortável no ambiente dá mais confiança.
- *Quando* você vai atingir seu objetivo? Não deixe as coisas ao acaso – tenha uma data-alvo em mente para atingir o objetivo atual.
- *Por que* você está fazendo isso? Quais são as razões ou benefícios de alcançar o seu objetivo? A motivação subjacente pode ser interna ou externa, mas ter um propósito claro para definir o objetivo é crucial.

Mensurável

A segunda palavra em SMART, mensurável, aponta a necessidade de se estabelecer critérios definidos para medir o progresso para cada objetivo que você definiu. Se o seu objetivo não pode ser medido, você não tem como saber se você está fazendo progressos em direção ao seu sucesso. Quando você mede o seu progresso, ele ajuda a permanecer no curso, a alcançar seus prazos, e a experimentar a emoção de realizações que motivam você a aguentar o esforço necessário para alcançar seu objetivo final. A meta mensurável responderá a perguntas como "Quanto tempo?", "Quantos?", e "Como vou saber quando alcancei – o que devo procurar?"

Por exemplo, no objetivo anteriormente indicado de "Vou treinar 3 dias por semana por 30 minutos por sessão e perder 9 kg até primeiro de junho", você responde quanto tempo (3 dias por semana), quantos quilos (9 kg) e como saberá quando conseguiu (no dia primeiro de junho). Você pode decidir pesar-se uma vez por semana e perder uma média de 1,8 kg por mês durante 5 meses. Todos esses processos podem ser claramente medidos.

---

*N. de R. T.: **SMART**, do inglês, *Specific*, *Measurable*, *Attainable*, *Relevante*, and *Timely*.

Atingível

A terceira palavra do acrônimo focaliza os objetivos que são *atingíveis*. Eles têm de ser atingidos. Uma meta atingível pode desafiá-lo a motivar-se para alcançar o objetivo. No entanto, o objetivo não deve ser extremo ou fora do alcance para seu nível atual. Uma meta que antes parecia longe demais começará a chegar mais perto. Com algum esforço dedicado e consistente, você pode realizá-lo. As metas não devem ser muito difíceis ou muito fáceis de serem alcançadas. Uma meta muito difícil torna improvável que você tenha sucesso. Ao mesmo tempo, um objetivo que é demasiado fácil ou não requer muito esforço não será significativo para você. Existe uma relação entre a dificuldade de um objetivo e o desempenho de uma tarefa. Os objetivos específicos e desafiadores levam a um melhor desempenho do que os objetivos pouco claros ou fáceis de conquistar. Ter um objetivo que é muito fácil não é motivador. Objetivos difíceis são mais motivadores do que objetivos fáceis, porque há um maior sentimento de realização quando você consegue alguma coisa que trabalhou duro para conquistar.

Ao listar suas metas, você constrói a autoestima e a confiança necessárias para alcançá-las. Depois de determinar quais metas são mais importantes, você começará a encontrar maneiras de se animar. Começará a ver-se digno de possuir essas metas e adquirirá as características pessoais de sucesso para permitir que você alcance-as. Uma meta que é atingível, muitas vezes o motiva a identificar possibilidades não reparadas anteriormente e a trazê-lo mais perto da realização para objetivos. Você será capaz de atingir quase todo o objetivo que definiu para si mesmo se planejar bem os seus passos e estabelecer um período de tempo que permita a execução de cada passo ao longo do caminho. Uma meta que é atingível responderá a pergunta: "Como o objetivo pode ser alcançado?"

Relevante

A quarta palavra do acrônimo afirma a necessidade de tornar seus objetivos *relevantes*. Objetivos relevantes focam em metas que você está disposto e é capaz de trabalhar. O objetivo pode ser nobre, contanto que você tenha uma forte crença de que seja possível alcançá-lo. Se você acredita que a meta pode ser alcançada, então ela é relevante para você. Talvez você tenha feito alguma coisa semelhante ao seu objetivo atual no passado, e se fez, pode ter certeza que seu objetivo atual é, também, relevante. Pergunte a si mesmo quais condições precisariam estar presentes para que você atinja o seu objetivo. Uma faceta importante da sua meta é o seu nível de desafio. Estamos todos motivados pela conquista. Você valorizará o seu objetivo de acordo com a significância do que espera realizar. Se você sabe que será bem recompensado pelos seus esforços, ficará tremendamente motivado para seguir o programa até que alcance a meta.

Para uma meta ser relevante, ela também deve ser realista. Se você realmente acredita que pode atingi-la, então, ela é realista para você. Por exemplo, se atualmente você leva 12 minutos para correr 1.600 metros, não é realista definir 5 minutos para correr essa distância como objetivo imediato. Mas uma meta de correr 1.600 metros em 10 minutos está certamente dentro do seu alcance, se você se empenhar durante os próximos meses. Uma vez que conseguir isso, você pode estabelecer uma nova meta realista de correr 1.600 metros em 8 minutos, e, depois em 7, e, em seguida, em 6 minutos. Se você pode correr 1.600 metros em 6 minutos, então, estabelecer um objetivo de 1.600 metros em 5 minutos pode ser realista. Tente sempre manter seus objetivos no contexto de onde você está agora. Uma meta relevante responderá a uma pergunta importante: "Esse objetivo parece valer a pena?"

Se o objetivo parece não valer a pena, você provavelmente não ficará com ele e não se empenhará o necessário para chegar lá. Mas se vale a pena, você vai mantê-lo a passos justos e alcançará à linha de chegada. Ao definir o seu objetivo, torne-o um desafio. Se for muito fácil e você não espera que o cumprimento da meta seja significativo, o seu esforço não será significativo também. Apenas tenha em mente que você tem de encontrar um equilíbrio em estabelecer uma meta que seja desafiadora, mas ainda realista. Se você definir uma meta que seja muito difícil de conseguir, você falhará, e falhar pode ser ainda mais desmotivador do que estabelecer uma meta que seja muito fácil. Os seres humanos têm uma necessidade inata para o sucesso e realização e são motivados por objetivos que são desafiadores, mas realistas. Certifique-se de que suas metas desafiadoras e realistas são atingíveis para você.

Oportuno

A quinta palavra do acrônimo, *oportuno*, enfatiza a necessidade de classificar o objetivo a ser realizado dentro de um prazo específico, definir uma data de conclusão. Um compromisso com prazo ajuda a focar sua energia na conclusão da meta até essa data. Esse aspecto dos objetivos SMART serve ao propósito de impedir o seu objetivo de ser invadido por dramas ocasionais que, por ventura, podem surgir na vida. Um objetivo oportuno impõe um senso de prioridade e urgência. Sem prazo vinculado ao objetivo, não há senso de urgência. Se você quiser perder 9 kg, quando você quer perdê-lo? "Algum dia" não é específico o suficiente, e essa abordagem ambígua não levará você à linha de chegada. Mas se você se compromete a atingir o objetivo dentro de um determinado tempo, como "até primeiro de junho", você programou o seu inconsciente para começar a trabalhar no objetivo. O comprometimento é um componente fundamental para o sucesso. Quanto mais difícil é a meta, mais comprometimento é necessário.

Objetivos oportunos também devem ser tangíveis, o que significa que você pode experimentá-los com um dos sentidos, como paladar, visão, tato, audição ou olfato. Uma meta tangível é específica e mensurável e, portanto, atingível. Um objetivo oportuno responde a essas perguntas: "Quando?", "O que eu posso fazer hoje?", e "O que eu posso fazer daqui a 6 semanas, 6 meses ou 1 ano a partir de agora?".

Definir objetivos específicos, mensuráveis, alcançáveis, relevantes e oportunos é o primeiro passo no seu caminho para um corpo mais forte, em forma e mais enérgico e servirá para orientar o progresso de seu treinamento com kettlebell. O objetivo do estabelecimento de metas é ser bem-sucedido e você precisa definir metas para serem bem-sucedidas. Defina metas claras e desafiadoras e comprometa-se a realizá-las.

AVALIANDO O CONDICIONAMENTO FÍSICO

O treinamento com kettlebell é dinâmico e requer um certo nível básico de preparação física. Você não precisa estar em forma ou ser atlético para começar o treinamento com kettlebell. Entretanto, você precisa ter algum controle sobre seu corpo para garantir que possa começar o treinamento de forma segura e livre de lesões. Por essa razão, antes de pegar o kettlebell para o seu primeiro treinamento, é recomendável fazer alguns testes simples para verificar sua prontidão. Os movimentos seguintes testam a sua estabilidade do *core* (seção medial*), a estabilidade do ombro e do quadril e mobilidade do tronco. Se você passar nesses testes, certamente tem o nível básico para começar o seu programa de treinamento com kettlebell com segurança.

---

*N. de R. T.: O *core* (em inglês, núcleo) é composto pelos seguintes músculos do tronco:
Na parte anterior: transverso do abdome.
Nas paredes laterais: oblíquos externo e interno.
Na parede posterior: eretores da coluna e multífidos.
Parte inferior: assoalho pélvico.
Parte superior: diafragma.

EXERCÍCIO DE AVALIAÇÃO 1: LEVANTAMENTO TERRA COM KETTLEBELL

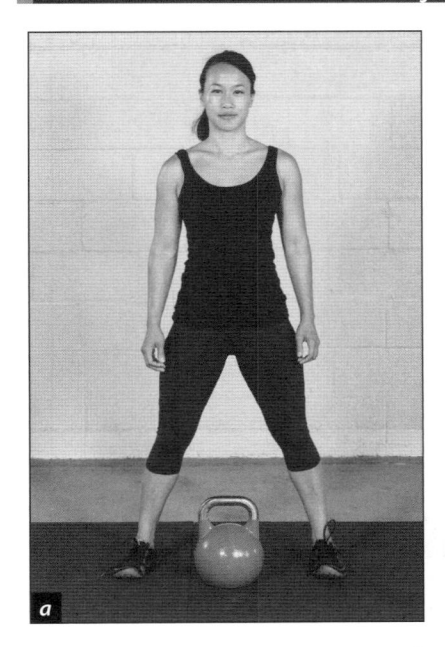

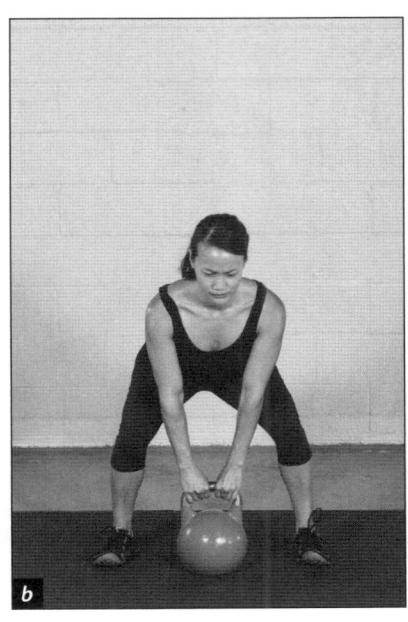

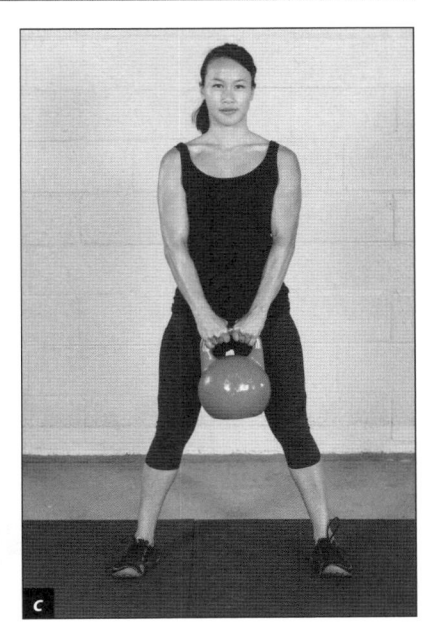

Figura 4.1 Levantamento terra com kettlebell.

Em pé com as pernas abertas seguindo a largura dos ombros, o kettlebell em frente de você no chão (Figura 4.1a). Mantenha seu peito ereto quando encaixar os quadris até que suas mãos possam alcançar a alça (Figura 4.1b). Segure o kettlebell com as duas mãos e estenda as pernas pressionando seus pés contra o chão até o seu corpo estar completamente ereto (Figura 4.1c). Repita ao colocar de volta o kettlebell tocando suavemente o chão. Faça 10 repetições controladas com um peso leve, e, então, repita com um peso maior. Por exemplo, as mulheres podem começar com kettlebells de 8 kg com 10 repetições, e depois passar para 12 kg com 10 repetições; e os homens podem começar com 16 kg com 10 repetições, e depois usar 24 kg com 10 repetições. Esses exercícios básicos ensinam você a manter o seu centro de gravidade alinhado verticalmente sobre a sua base de apoio. É importante ter o controle sobre o seu centro de massa porque o treinamento com kettlebell envolve movimentos dinâmicos. Uma base forte e estável manterá você seguro quando balançar o kettlebell. Observe que esse exercício de avaliação poder ser modificado se necessário, para tornar mais fácil a sua execução ao colocar exatamente o kettlebell em uma pequena caixa ou degrau para reduzir a amplitude de movimento.

EXERCÍCIO DE AVALIAÇÃO 2: AGACHAMENTO

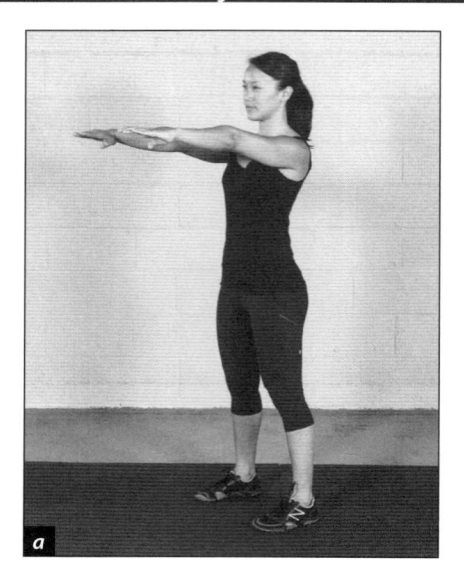

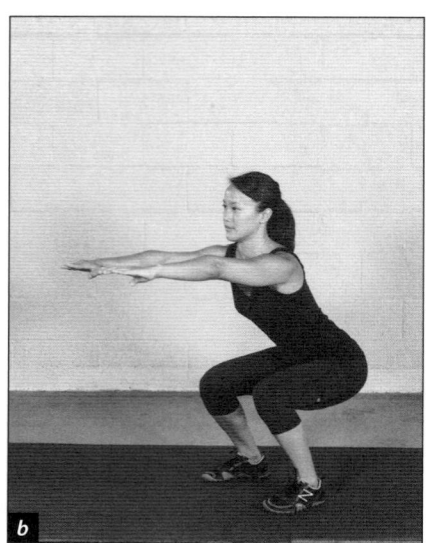

Figura 4.2 Agachamento.

Fique em pé com abertura de pernas alinhada a largura dos ombros ou levemente mais larga (Figura 4.2a). Cada pessoa tem que descobrir a posição mais apropriada dos pés para o seu corpo. Essa posição pode ser da largura dos ombros para você, mas pode ser uma vez e meia a largura dos ombros para outra pessoa. A distância entre os seus pés vai variar de acordo com a flexibilidade, altura, comprimento dos membros e força das pernas. Se você ainda não é flexível, provavelmente não se sentirá estável com uma posição dos pés estreita e sentirá mais conforto com a distância entre os pés maior do que a largura dos ombros. Encaixe os quadris e abaixe-se, como se estivesse sentando em uma cadeira e mantenha seu peito ereto e a curvatura lombar tanto quanto possível (Figura 4.2b). Pressione os calcanhares firmemente no chão; não deixe os calcanhares levantarem ou mude o peso para os dedos dos pés. No agachamento ideal, você deve tentar sentar até embaixo para completar a amplitude de movimento na posição flexionada (embaixo). Pode levar um tempo para você desenvolver esse nível de flexibilidade, mas não há problema; trabalhe no seu limite e objetive melhorá-lo com o tempo. Da posição inferior, erga-se pressionando seus calcanhares firmemente no chão. Repita isso por 10 vezes.

Os agachamentos são uma função e um exercício básicos para desenvolver a força e a resistência das pernas. Pernas fortes são um produto do treinamento com kettlebell, e você necessitará prestar atenção em suas pernas e pés porque eles são sua conexão com o chão e a base na qual força, potência e resistência serão desenvolvidas usando kettlebells. Esse exercício de avaliação pode ser modificado se necessário, para tornar mais fácil a sua execução ao agachar-se corretamente, utilizando uma cadeira ou uma caixa para reduzir a amplitude de movimento.

EXERCÍCIO DE AVALIAÇÃO 3: PRESSÃO VERTICAL UNILATERAL

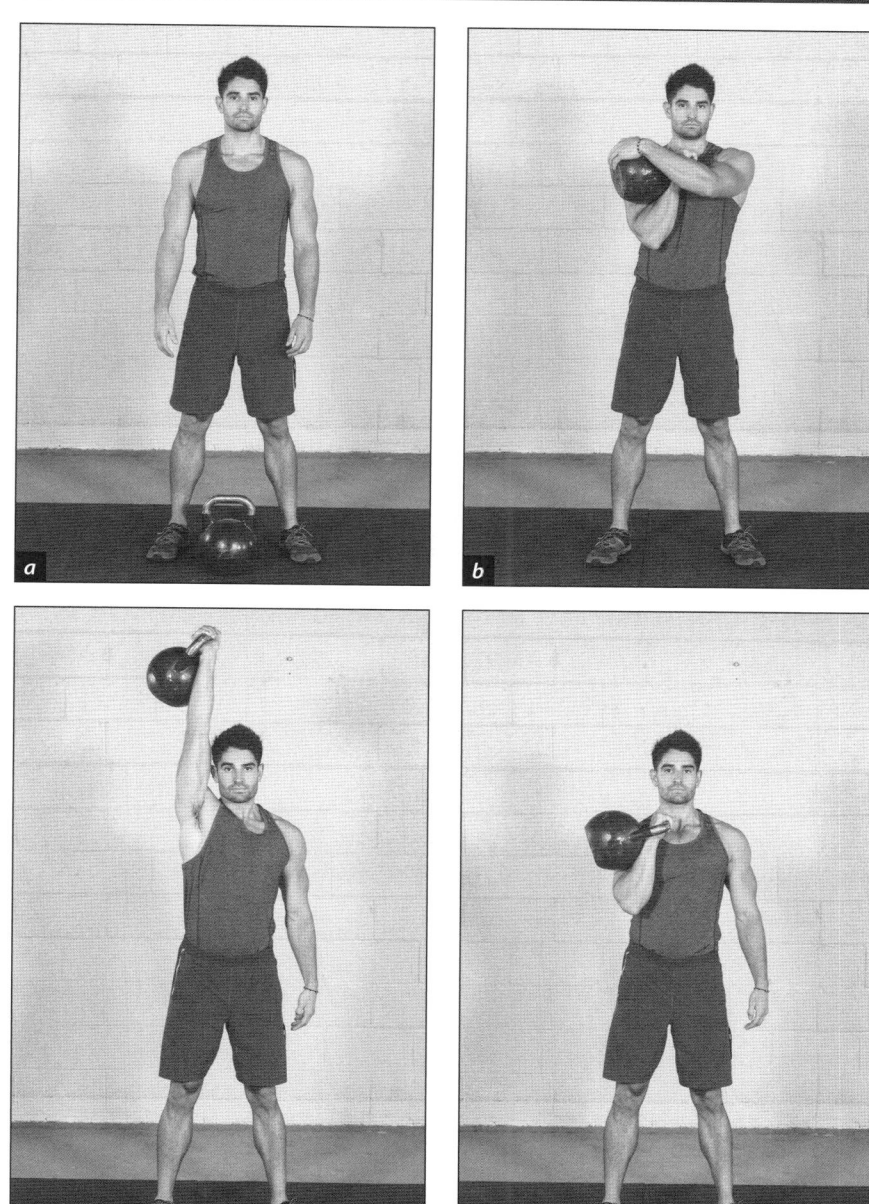

Figura 4.3 Pressão vertical unilateral.

A pressão vertical unilateral testa a sua estabilidade do *core*, a estabilidade e mobilidade da cintura escapular e da porção superior das costas. Fique em pé com as pernas afastadas seguindo a largura dos ombros (Figura 4.3a) e utilize as duas mãos para pegar o kettlebell e posicione-o na mão (Figura 4.3b). Mantenha suas pernas retas e o centro do corpo firme (encaixado, mas não tenso). Inspire fundo e quando você puxar o kettlebell diretamente para o seu ombro, expire. Execute a pressão vertical até o seu braço ficar reto, sem dobrar o cotovelo e o kettlebell estará diretamente sobre os seus pés ou base de apoio (Figura 4.3c). Inspire novamente enquanto o kettlebell é posicionado a cima de sua cabeça, e quando você expirar deixe o kettlebell cair para o seu peito de novo (Figura 4.3d). Faça 3 repetições com cada braço. Esse exercício de avaliação pode ser modificado se necessário, para tornar mais fácil a sua execução correta, escolhendo um kettlebell mais leve ou um haltere leve ou, ainda, uma anilha de peso.

EXERCÍCIO DE AVALIAÇÃO 4: PRANCHA ABDOMINAL

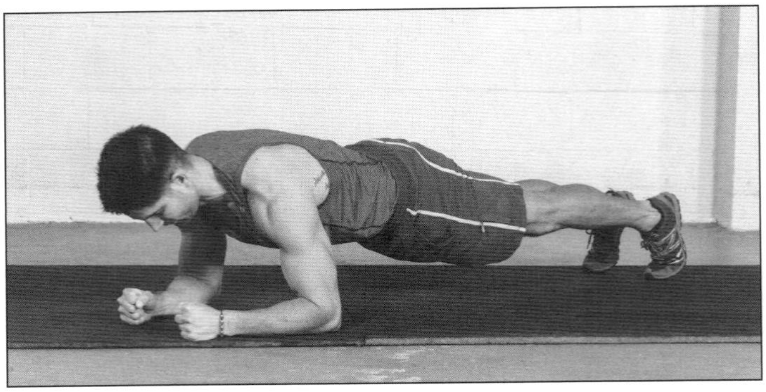

Figura 4.4 Prancha

A prancha abdominal é um exercício para testar a estabilidade dos seus quadris, ombros e parte central do corpo (*core*). Comece com o rosto voltado para o chão, feche ambas as mãos apertando-as, e dobre seus cotovelos de modo que forme um ângulo reto entre o antebraço e a parte superior do braço. Mantenha o seus músculos abdominais contraídos e os quadris encaixados à frente (alinhado com a coluna) e permaneça na ponta dos pés (Figura 4.4). Equilibre-se sobre os seus antebraços e dedos dos pés e não deixe que nada mais toque o chão. Mantenha essa posição por 30 a 60 segundos. Esse exercício de avaliação pode ser modificado se necessário, para tornar mais fácil a sua execução correta ao elevar a parte superior do corpo, apoiando os antebraços em um banco, para diminuir a dificuldade.

Esses quatro exercícios de avaliação darão a você uma base para estimar sua prontidão para o treinamento com kettlebell. Embora não seja uma exigência passar por essas avaliações, elas darão a confiança de que você tem força e controle adequados para encarar os mais vigorosos treinamentos que estão pela frente. Se você conseguir passar as quatro avaliações, sua aptidão física básica é suficiente e pode começar com segurança o seu treinamento com kettlebell, tendo em mente um progresso gradual e um início conservador. Por outro lado, se você falhar ao executar qualquer um dos testes de avaliação, deve reservar 2 semanas para praticar os quatro exercícios para desenvolver mais a força e a confiança.

TREINAMENTO COM SEGURANÇA

Para ter bons resultados, você precisa estabelecer os objetivos SMART, como aprendemos anteriormente neste capítulo, e atingi-los. Você também necessita ter a abordagem apropriada para treinar, de modo que possa encontrar melhores resultados comparado aos resultados alcançados no desconhecimento dessas orientações. As orientações seguintes para treinamento são modelos importantes para sua jornada com kettlebells e para um excelente condicionamento físico.

Lembre-se qualidade sobre quantidade

Cada movimento deverá ter sua total atenção. Um programa pode pedir um certo número de repetições; entretanto, a qualidade das repetições é o mais importante. Se a série é de 10 repetições e sua técnica começa a falhar na repetição 6, você deve parar, dar uma respirada, e terminar as outras 4 repetições de forma precisa. A maneira como você pratica é a maneira que você executará o exercício. Exija excelência e você se tornará excelente!

Monitore seu esforço

Você terá dias bons e outros não tão bons. As vezes, você se sentirá com energia e outras vezes, cansado. A mesma sessão, executada em diferentes dias, pode ser sentida de forma muito diferente e produzir um efeito de treinamento distinto em seu corpo. Existem muitos fatores que influenciam no treino e como você o sente. Lembra-se da RPE (Escala de Percepção Subjetiva de Esforço) discutido no Capítulo 3? A RPE é uma maneira subjetiva de medir sua intensidade. Você precisa recuperar-se entre as sessões, e a RPE é um modo conveniente e eficaz para monitorar a intensidade de seu treino e períodos de recuperação para focar nas repetições de qualidade.

Ouça seu corpo e preste atenção nos sinais e na conversa interior que ele tem com você. Não se ignore! Alguns dias são melhores do que outros. Você deve se desafiar, mas não exagere. De novo, use a RPE como uma maneira de monitorar sua intensidade e se esforce, mas não se esforce demais e nem tão depressa. Não fique com medo de ocasionalmente folgar um dia se seu corpo está dizendo que você precisa de repouso extra. Além disso, durma bastante entre seus treinos com kettlebell, de modo que você se recupere plenamente da última sessão e esteja pronto para começar a próxima.

Não deixe de se aquecer e relaxar

Reserve um tempo para se preparar com um aquecimento antes de exercícios vigorosos. Um bom aquecimento leva de 5 a 10 minutos. Também leve um tempo para alongar e relaxar após a sessão de exercícios vigorosos. Permita-se de 5 a 10 minutos depois de seu treinamento com kettlebell para descomprimir, alongar e reduzir a excitação do seu sistema nervoso. O resfriamento é uma parte tão importante para o seu progresso a longo prazo quanto à própria sessão de exercícios. O aquecimento e o resfriamento serão explicados no próximo capítulo.

Reserve um tempo para você

Quando se exercitar com kettlebells, progrida conservadoramente e não se apresse! Contenha-se em progredir muito rápido e em fazer um grande volume de exercícios muito rapidamente com a carga. Desenvolver habilidades e condicionamento físico com kettlebells leva tempo e exige prática. Mas sem pressa; é valioso fazer bem e ficar livre de lesões. Você pode sempre fazer mais da próxima vez, mas se você fizer muito, mas muito rápido, é mais provável que pague um preço alto e não se recupere tão rapidamente. Se você está inseguro, seja conservador. A principal causa de lesões é a escolha de um kettlebell muito pesado ou fazer treinamento de baixa qualidade (enfatizando quantidade sobre qualidade).

> **PREVENÇÃO DE LESÕES**
>
> Há um ditado associado ao esporte, levantamento de peso e ginástica que envolve uma mentalidade viril do vencer a qualquer custo que diz: "Sem dor, sem ganho!". Muitos jovens atletas têm crescido ouvindo isso de seus treinadores, amigos e colegas. Mas isso será realmente um bom conselho? É necessário ter dor para ver e sentir os benefícios conquistados? Na verdade, "Sem dor, sem ganho!" é um mau conselho, e cautela, sim, é uma boa receita para evitar lesões, exaustão e maus resultados no treinamento. Esforçar-se no treinamento é importante para ir além do seu atual nível de força e condicionamento físico, mas você precisa ser inteligente em como e quanto você pode exagerar. Não ignore os sinais de alerta de seu corpo. Se você está se sentindo no limite, fraco ou extremamente fatigado (RPE acima de 8), o mais inteligente é parar, descansar e, talvez, recomeçar um tempo depois. "Viva para batalhar um outro dia" é, provavelmente, o melhor mantra a seguir quando acontece o sucesso a longo prazo em seu programa de treinamento com kettlebell.

Seja cuidadoso para não exagerar. Quando você ficar mais experiente, você será capaz de esforçar-se além do normal, em seu treinamento, mas você tem que ser paciente. Pare com pequenos exageros. Vá um pouco mais além aos poucos, mas não vale a pena puxar tanto muito rápido. Deixe alguma reserva no tanque, por assim dizer.

Também, pense a longo prazo. Seu progresso deve ser contínuo ao longo do tempo, para que você não tente realizar todos os seus objetivos de condicionamento físico em um dia, ou uma semana, ou um mês. Lembre-se de que Roma não foi construída em um dia, e esteja disposto a investir em seu progresso a longo prazo ao ser consistente com melhorias graduais de semana à semana e mês a mês.

Depois de avaliar seu atual nível de prontidão e de assegurar que você tem um ambiente de treinamento seguro para trabalhar, você pode desenvolver os objetivos SMART. Esses objetivos lhe darão foco e concentração para alcançar o aumento da força e da prontidão por meio de um bem preparado programa de treinamento com kettlebell.

Capítulo 5

AQUECIMENTO E RESFRIAMENTO

Iniciar um novo programa de exercícios é motivador e emocionante. Com a sua decisão de começar o treinamento com kettlebell feita, a orientação do objetivo inspira você a começar o treinamento e a executar os exercícios. Antes de fazer isso, considere que um treino não deve apenas incluir a sessão de exercícios, mas também o aquecimento antes para preparar o seu corpo para o exercício vigoroso, e o resfriamento depois para permitir que o corpo se acalme e relaxe antes continuar o seu dia.

Um treino com kettlebell bem projetado é composto de três fases:

1. Fase de preparação ou aquecimento
2. Fase principal ou treino
3. Fase final ou resfriamento

A fase principal é o que as pessoas geralmente se referem quando dizem que estão se exercitando ou treinando (você encontrará as técnicas de kettlebell para a fase principal nos Capítulos 6, 7 e 8). A fase principal envolve adquirir habilidades (aprendizagem), dominar os exercícios de kettlebell e praticar e progredir nesses exercícios. Essa parte do treino faz você respirar profundamente e realmente funciona. Entretanto, um erro comum é fazer somente a fase principal e nada mais. Um treino bem preparado e bem estruturado também contém uma fase de preparação, o aquecimento, e uma fase final, o resfriamento. O aquecimento prepara gradualmente os seus músculos e o coração para sair da inatividade para uma atividade moderada ou intensa e prepara a sua mente para o treino duro que vem pela frente. O resfriamento faz o processo inverso, gradualmente reduz sua frequência cardíaca e prepara seus músculos até a próxima sessão de treinamento. O treinamento duro na fase principal, por si só, não fornece um treinamento completo com kettlebell. Aquecer antes e resfriar após cada sessão de treinamento ajuda a evitar lesões e a reduzir a dor muscular.

FASE DE PREPARAÇÃO: AQUECIMENTO

Antes de entrar na fase principal de seu treinamento com kettlebell, é importante preparar a mente e o corpo para o trabalho árduo que vem a seguir. O aquecimento preparatório envolve a execução de exercícios para se preparar para os levantamentos como kettlebell que vem a seguir, na fase principal do treino. Estar preparado mental e fisicamente antes da fase principal pode fazer a diferença entre um treino bem-sucedido ou, não. Você não será capaz de treinar em condições ideais até que esteja aquecido, e um aquecimento adequado fornece inúmeros benefícios fisiológicos e psicológicos (ver Tabela 5.1).

Existe um componente de segurança a ser observado em todo programa de treinamento com kettlebells. Um aquecimento adequado pode evitar o desgaste em seu corpo ao longo de anos de treinamento físico com kettlebells ou qualquer outra atividade vigorosa. Se você acabou de iniciar o levantamento de kettlebell e não tem tempo para aquecer, os vasos sanguíneos que irrigam o coração e os músculos não têm tempo suficiente para dilatar adequadamente. Isso pode resultar em um súbito aumento da pressão dos vasos sanguíneos, podendo ser ruim para pessoas saudáveis assim como para alguém que já tenha pressão arterial alta em repouso. Além disso, como o fluxo sanguíneo é restrito, ocorre um supri-

Tabela 5.1 Benefícios fisiológicos e psicológicos do aquecimento

Benefícios fisiológicos	• Aumenta o fluxo sanguíneo nos músculos utilizados • Aumenta a frequência cardíaca e a circulação • Aumenta a temperatura muscular e aumenta a temperatura do *core* corporal, tornando os músculos mais flexíveis • Aumenta o fluxo de oxigênio e nutrientes para os músculos, com um aumento associado ao desempenho cardiorrespiratório impedindo você de ficar sem ar no início da atividade • Prepara os caminhos do nervo até o músculo para o exercício • Diminui a rigidez muscular, preparando os músculos para alongar, o que pode ajudar a evitar lesões como rupturas musculares e estiramentos • Aumenta a produção de líquido sinovial, que reduz o atrito entre as articulações • Ativa uma amplitude completa e livre de movimentos nos músculos e articulações • Aumenta a adrenalina • Melhora o resfriamento eficiente (suor) por ativar os mecanismos de dissipação de calor no corpo e pode ajudar a evitar o superaquecimento durante a fase principal • Melhora a coordenação e o tempo de reação
Benefícios psicológicos	• Aumenta a excitação • Proporciona maior foco de sua atenção para a tarefa • Dá tempo para desanuviar a mente • Dá tempo para rever seus objetivos e habilidades • Cria a mentalidade correta para uma sessão de treinamento bem-sucedida • Envolve o corpo e a mente e os prepara para a aprendizagem

mento insuficiente de oxigênio para os músculos que necessitam dele, incluindo o coração. Dor no peito, dano ao coração ou dor muscular podem ser resultado. Além disso, iniciar um exercício intenso sem um aquecimento preparatório pode causar arritmia (ritmos cardíacos anormais), fadiga precoce, distensão muscular (músculos frios são mais propensos a lesões do que músculos que foram aquecidos) e lesão articular (o líquido sinovial que lubrifica as articulações circula mais livremente quando a temperatura do corpo é ligeiramente aumentada).

Não é incomum para muitas pessoas, mesmo aquelas com muita experiência, reduzir a importância ou ignorar completamente a fase de preparação e não incluir nenhum aquecimento em seu programa ou, na melhor das hipóteses, fazer apenas algumas séries de levantamento com um peso leve, porque estão com pressa para chegar à parte principal do treino. Essas pessoas vêm o aquecimento e o resfriamento com menos importância ou como uma perda preciosa de tempo. Se você acha que o aquecimento e o resfriamento são um desperdício de tempo, pense novamente. Aquecer antes do treino com kettlebell e resfriar depois são mais importantes do que você pode imaginar. Na verdade, são primordiais para garantir que o seu treinamento com kettlebell seja seguro e eficaz.

O grau e a duração do aquecimento e do resfriamento dependem de alguns fatores, incluindo a idade, o nível de condicionamento físico e experiência de treinamento, as lesões e a história de saúde, o tempo, o tipo e a intensidade da fase principal que vem a seguir. É também mais provável que irá variar de uma sessão para a outra. De modo geral, uma fase de preparação minuciosa consiste em 5 a 30 minutos de movimento de baixa intensidade.

Quanto mais velho e mais fora de forma estiver o praticante do exercício, mais longo deve ser o aquecimento. Além disso, quanto mais intenso o exercício, mais longo deve ser o aquecimento. Uma rápida fase principal de 20 ou 30 minutos pode exigir apenas um aquecimento de 5 minutos, mas um treinamento de um atleta de alto nível de 2 horas pode precisar de um aquecimento extensivo, levando até 30 minutos para ser concluído. Em qualquer caso, o aquecimento deve ser intenso o suficiente para aumentar a temperatura corporal, mas não intenso o suficiente para fadigar. Utilize a percepção para saber como você está se sentindo, além de parecer prudente e técnico.

Cada pessoa terá seu próprio método de aquecimento. Por exemplo, demorará mais tempo para aquecer em dias mais frios ou em climas mais frios. Certifique-se de que o aquecimento continua a ser relevante para sua idade, experiência e capacidades e para a intensidade e a duração do treino com kettlebell que você fará na parte principal do treinamento. Com mais experiência, você desenvolverá a intuição para o aquecimento adequado para uma determinada sessão de treinamento e você poderá fazê-lo do seu jeito. Desenvolver o aquecimento perfeito é um processo individualizado que resulta da prática, e da experiência. Descubra o que funciona melhor para você, tentando vários movimentos, combinações e durações para determinar a quantidade certa de preparação para ter corpo e mente prontos para a fase principal que está por vir.

Tenha certeza de que você não aqueceu muito tempo antes. Os benefícios do aquecimento serão perdidos após cerca de 30 minutos, por isso não demore muito para passar da fase de preparação para a fase principal.

Um aquecimento bem feito é composto por até quatro fases distintas, cada uma preparatória para a próxima fase. Você pode incluir cada fase em seu aquecimento ou selecionar apenas uma ou duas fases apropriadas para o treino que virá. Entender as várias fases dá uma grande liberdade e adaptabilidade ao criar aquecimentos. As quatro fases de um aquecimento são as seguintes:

1. Aquecimento geral
2. Aquecimento de mobilidade dinâmica
3. Aquecimento específico para o esporte
4. Aquecimento com alongamento estático

Observe que se você tiver pouco tempo como, por exemplo, apenas 30 minutos para treinar, e não pode comprometer 10 ou 15 minutos para aquecer, você deve fazer uma parte de algum aquecimento específico antes de iniciar qualquer treino com kettlebell.

Aquecimento geral

A abordagem total para o aquecimento geral é focar em aquecer os grandes grupos musculares do corpo, como o quadríceps, as panturrilhas, os isquiotibiais, os flexores do quadril, os ombros e assim por diante. O aquecimento geral é dividido em duas partes: atividade aeróbia (aumento da pulsação) e exercícios de mobilidade articular (rotações).

Atividade aeróbia

A atividade aeróbia para aumentar o pulso pode consistir de qualquer número de movimentos aeróbios que ativem a circulação de sangue e de oxigênio para abastecer os músculos com mais energia. A atividade aeróbia mais comum é uma corrida fácil de 5 a 10 minutos. Em lugar de correr, você pode escolher qualquer uma dessas atividades aeróbias leves:

- Caminhada rápida
- Marcha no lugar
- Saltar para a frente e para trás
- Deslocamento lateral
- Exercícios de agilidade de baixa intensidade como saltos com duas pernas em todas as direções, a escada de agilidade e velocidade e exercícios com cones
- Agachamento só com o peso do corpo ou outros exercícios calistênicos simples
- Treino de sombra do boxe, que são golpes relaxados de socos fáceis enquanto saltita e arrasta os pés como um lutador de boxe
- Pular corda
- Outros movimentos aeróbios cíclicos de leve intensidade

Na maioria dos casos, os movimentos escolhidos devem usar somente o corpo. Por exemplo, correr sobre o chão é preferível a correr em uma esteira ergométrica, pois em uma esteira você necessita levantar o seu pé e deixar a esteira passar, ao passo que na corrida sobre o chão você tem que se impulsionar para a frente. Outro exemplo, andar de bicicleta exige um certo grau de equilíbrio e estabilidade do *core* maior do que uma bicicleta ergométrica. Dominar seu próprio peso corporal em movimentos básicos é o uso atlético do seu corpo, requerido em todos os esportes e outras atividades, incluindo o levantamento de kettlebell. Em alguns casos, por conveniência ou em lugares de climas ruins, você pode utilizar uma máquina aeróbia como a esteira, a bicicleta ergométrica ou o elíptico. Entretanto, quando possível, os movimentos naturais são preferidos em relação às máquinas. O foco em aumentar a pulsação é simplesmente aumentar a temperatura do seu *core*, gradualmente aumentar sua frequência cardíaca e aumentar o seu rendimento cardiovascular (aumento do bombeamento do sangue). O fluxo sanguíneo aumentado nos músculos melhora o desempenho e a flexibilidade e reduz a probabilidade de lesões.

Exercícios de mobilidade articular

Após elevar levemente a pulsação, você passará diretamente para as rotações de mobilidade articular, que ajudarão as suas articulações a ficarem mais soltas e lubrificadas, modo que se moverão suavemente e com relativa facilidade. As rotações articulares lubrificam toda a articulação com líquido sinovial e permitem que suas articulações funcionem mais facilmente quando acionadas para levantar os kettlebells.

Faça rotações articulares movendo suavemente as articulações em movimentos circulares nos dois sentidos, horário e anti-horário. Trabalhe de cima para baixo ou vice-versa, ou você pode começar pelo centro do seu corpo (cintura, quadris e coluna lombar), e, então, mova as extremidades. Para a maioria dos exercícios de mobilidade articular faça de 10 a 20 repetições ou tantas quanto forem necessárias para as articulações ficarem alongadas e aquecidas. Certifique-se de mobilizar todas as principais estruturas articulares de seu corpo, que incluem:

Dedos e nós dos dedos	Cervical
Punhos	Quadris
Cotovelos	Coluna vertebral
Ombros e cintura escapular	Costelas
Tronco	Joelhos
Tornozelos	Dedos dos pés

A seguir estão alguns exercícios de mobilidade articular que recomendo e que, conjuntamente, representam as principais articulações do corpo. Essa lista de exercícios é, de modo algum, exaustiva e somente apresenta o estudo da mobilidade articular e os movimentos representativos que são relativamente simples. O estudo da mobilidade é tão ilimitado quanto à vida, e o treinamento de movimento como um estudo tem uma cultura rica em diferentes formas de arte como a dança, a ioga, as artes marciais e muitos outros sistemas baseados no movimento.

FLEXÃO E EXTENSÃO DOS DEDOS

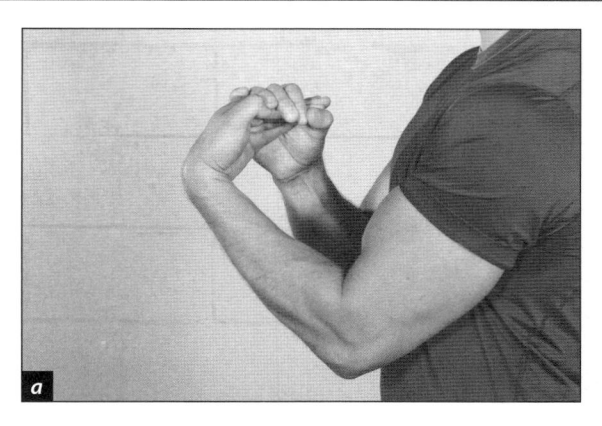

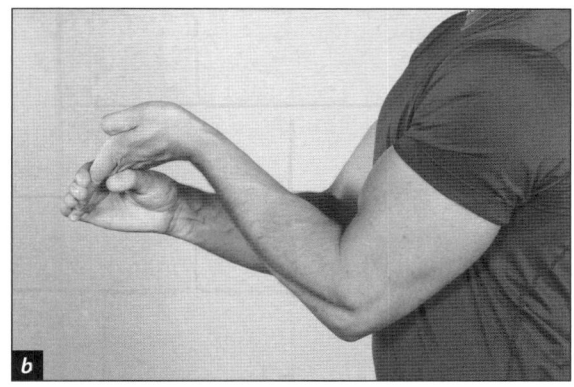

Figura 5.1 Flexão (a) e extensão (b) dos dedos.

Com a palma da mão virada para você, use a mão oposta para puxar seus dedos na sua direção (Figura 5.1a) e faça o mesmo com dorso da mão voltado para você (Figura 5.1b). Mantenha cada posição por 1 segundo. Troque as mãos e repita.

ROLAMENTOS DE PUNHOS ENTRELAÇADOS

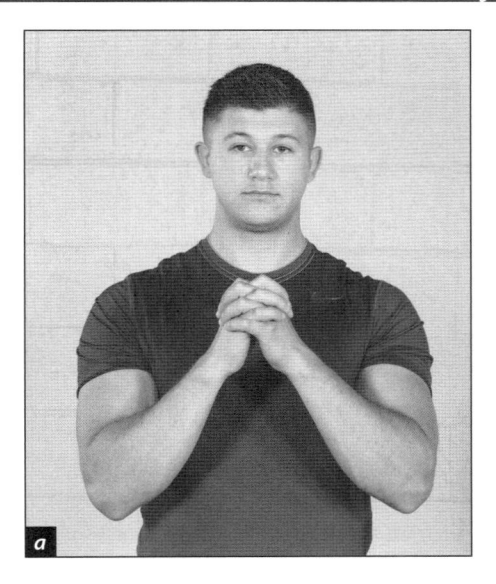

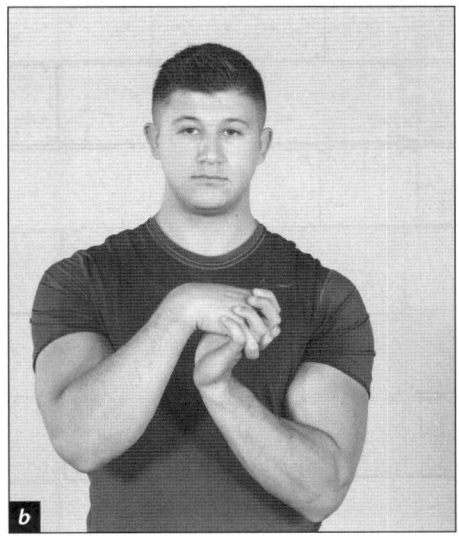

Figura 5.2 Rolamentos de punhos entrelaçados.

Entrelace seus dedos com as palmas das mãos voltadas uma para a outra (Figura 5.2a). Circule seus punhos no sentido horário de 10 a 20 segundos (Figura 5.2b) e, então, repita o movimento no sentido anti-horário.

CIRCUNDUÇÃO DE COTOVELOS

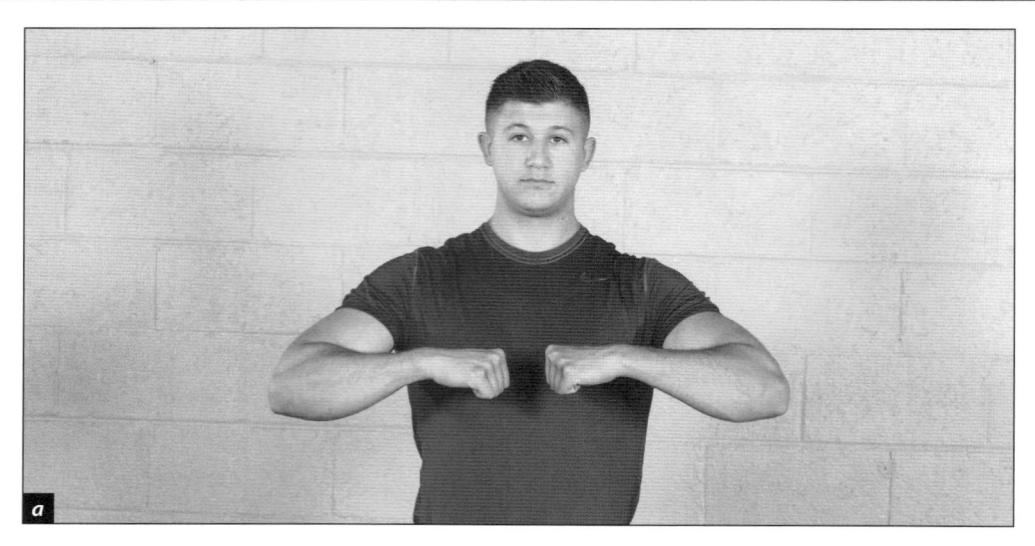

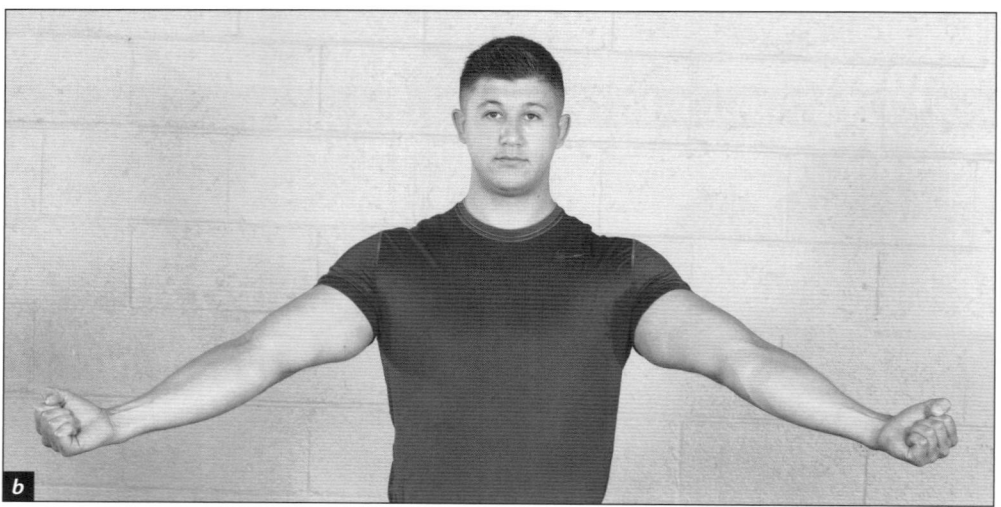

Figura 5.3 Circundução de cotovelos.

Feche os punhos das duas mãos relaxadamente, sem apertá-las (Figura 5.3a). Faça uma rotação de seus braços na articulação dos cotovelos de modo que o braço direito gire no sentido horário e o braço esquerdo no sentido anti-horário, de 20 a 30 segundos (Figura 5.3b). Depois, inverta os sentidos.

EXTENSÃO E FLEXÃO DE ANTEBRAÇO

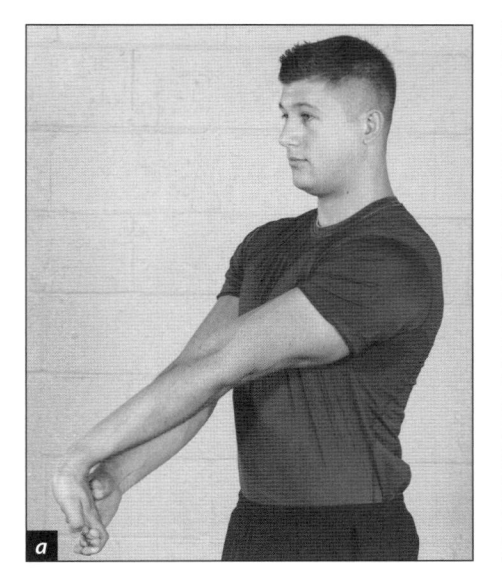

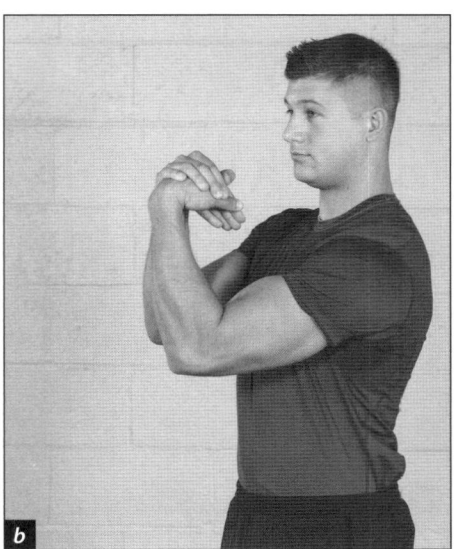

Figura 5.4 Extensão (a) e flexão (b) de antebraço.

Com a palma da mão para cima, estenda o seu cotovelo para a frente, reto, e aponte seus dedos em direção ao chão, de modo que a palma da mão fique voltada para a frente. Usando a mão oposta, puxe os dedos na sua direção enquanto empurra a palma da mão para longe de você por 2 segundos (Figura 5.4a). Você sentirá alongar na porção superior do antebraço. Em seguida, segure o dorso da mão e empurre a palma em sua direção por 2 segundos (Figura 5.4b). Você sentirá alongar a porção posterior do antebraço. Repita o exercício com a outra mão.

ROLAMENTOS DE OMBROS

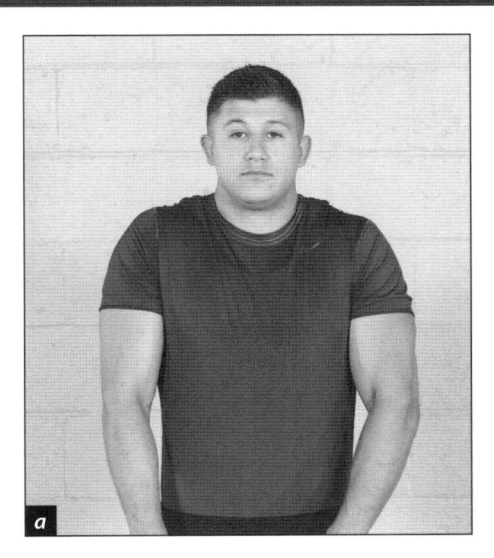

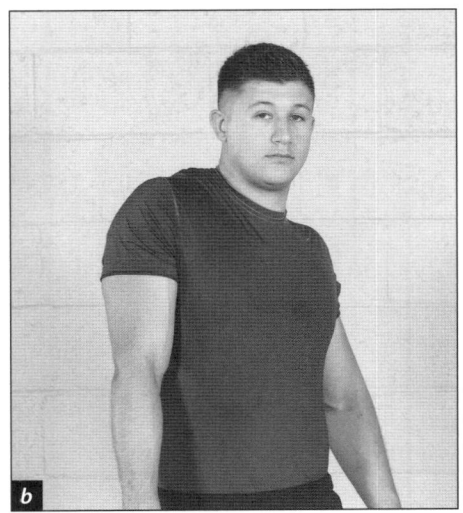

Figura 5.5 Rolamento de ombros: para a frente com ambos os ombros (a) e para a frente com um ombro (b).

Faça grandes circunduções enquanto encolhe seus ombros, como se você estivesse tentando arranhar os lóbulos de suas orelhas com a parte superior do ombro. Mova os dois ombros ao mesmo tempo para a frente (Figura 5.5a) e depois para trás. Em seguida, alterne, movimentando um ombro de cada vez para a frente (Figura 5.5b) e para trás.

FLEXÃO/EXTENSÃO CERVICAL

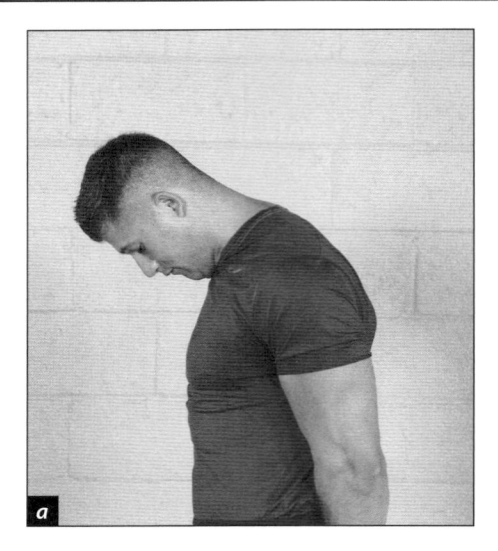

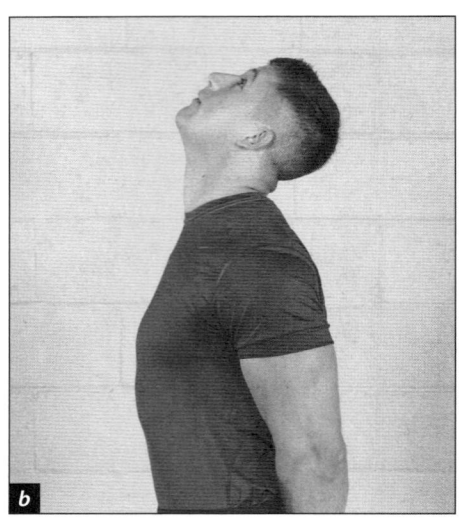

Figura 5.6 Flexão cervical (a) e extensão cervical (b).

Olhe para a frente e encoste o seu queixo no peito por 2 segundos (Figura 5.6a). Depois, levante seu queixo em direção ao teto e olhe para cima por 2 segundos (Figura 5.6b). Repita esse sobe e desce e, gradualmente, aumente a amplitude de movimento quando seu pescoço relaxar.

ROTAÇÃO CERVICAL

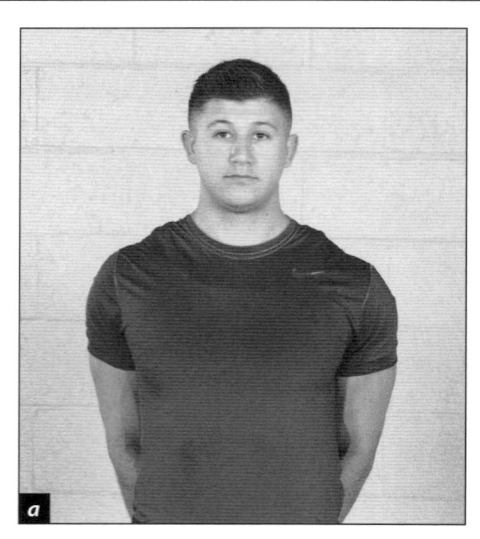

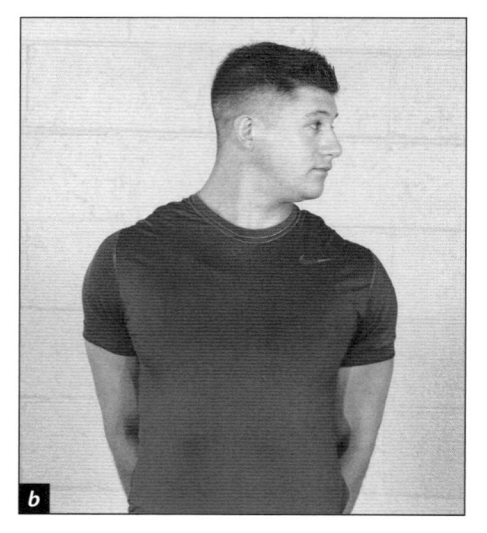

Figura 5.7 Rotação cervical.

Olhe para a frente (Figura 5.7a). Vire a cabeça para a esquerda e mantenha o olhar para o mesmo lado, enquanto mantém os ombros imóveis ao virar somente a cabeça (Figura 5.7b). Depois, vire a cabeça para a direita. Repita esse movimento de um lado para o outro e, gradualmente, aumente a amplitude movimento, mantendo a posição final por 2 segundos de cada lado.

CIRCUNDUÇÃO DE CABEÇA

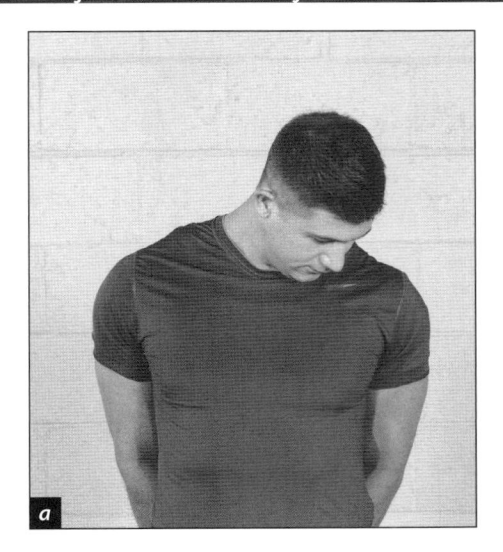

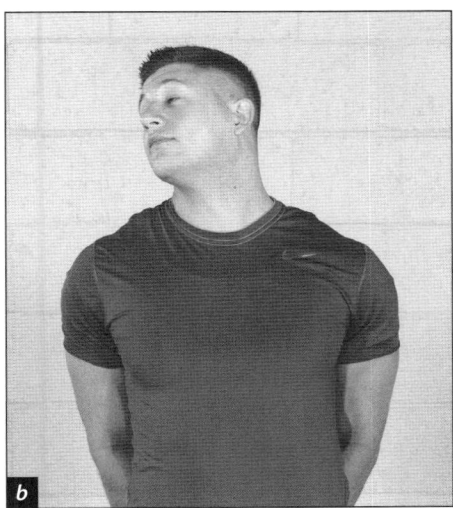

Figura 5.8 Circundução de cabeça.

Deixe a cabeça ficar pesada e relaxada (Figura 5.8a) e mova-a em um grande círculo no sentido horário (Figura 5.8b.). Depois, repita o movimento no sentido anti-horário. Para controlar o movimento, leve de 2 a 3 segundos por rotação.

CIRCUNDUÇÃO DE QUADRIS

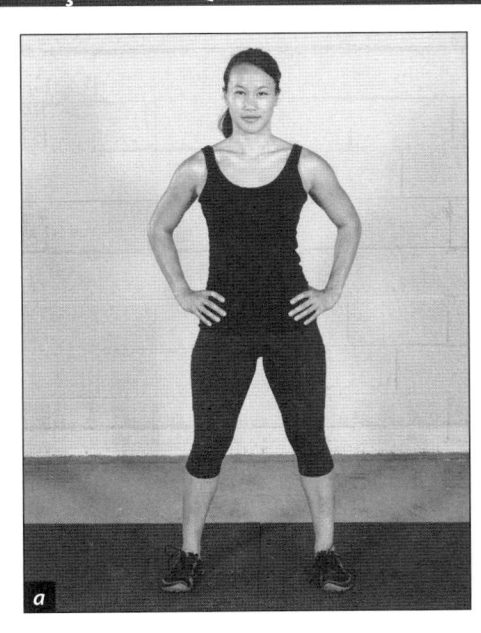

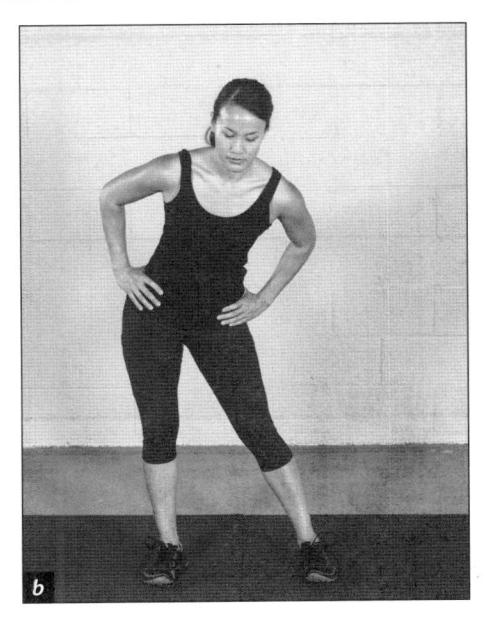

Figura 5.9 Circundução de quadris.

Coloque as mãos nos quadris (Figura 5.9a) e faça um grande movimento circular no sentido horário como se você estivesse usando um bambolê (Figura 5.9b). Repita esse círculo de 10 a 15 vezes e, então, faça o movimento no sentido anti-horário. Mantenha uma cadência estável por cerca de 2 segundos por rotação.

ROTAÇÃO DO TRONCO

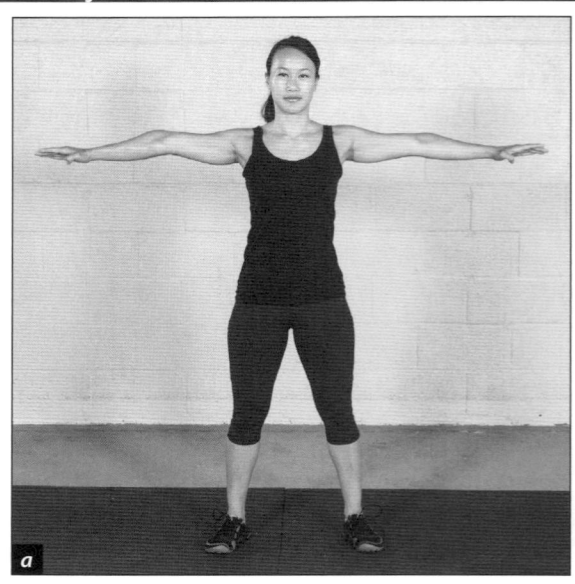

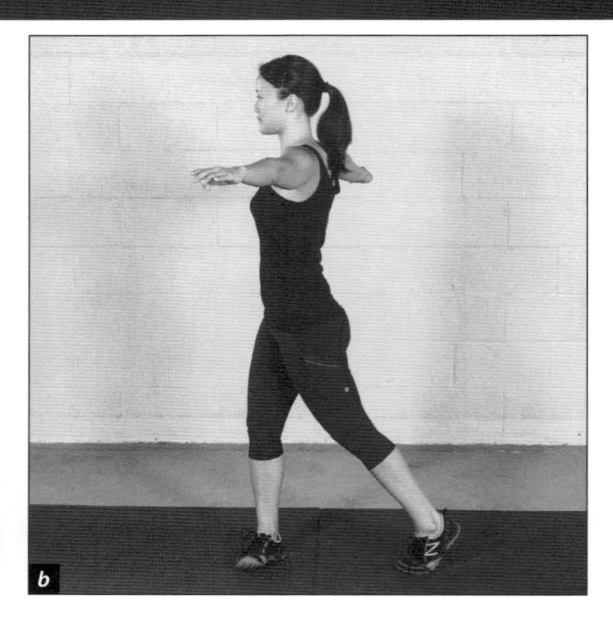

Figura 5.10 Rotação de tronco.

Fique em pé com os braços esticados para os lados e relaxe (Figura 5.10a). Rotacione o seu tronco para um lado; quando mudar o seu peso para o lado no qual está girando o tronco, ao mesmo tempo, eleve o pé oposto enquanto você faz o pivô (Figura 5.10b). Repita a rotação para trás e para a frente de um lado para o outro. Gradualmente aumente a amplitude de movimento, quando você ficar mais aquecido.

FLEXÃO LATERAL DE QUADRIL

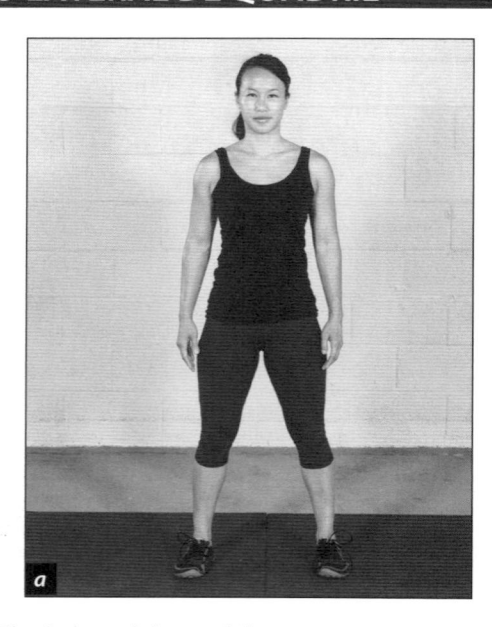

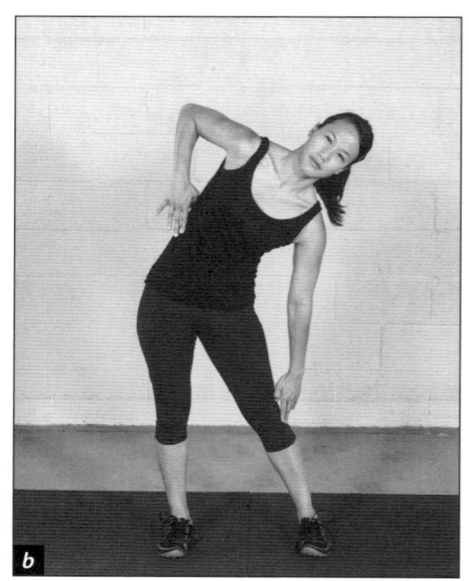

Figura 5.11 Flexão lateral de quadril.

Fique em pé e deixe suas mãos relaxadas ao lado do corpo (Figura 5.11a). Incline o corpo para um lado e deixe a mão deslizar para baixo seguindo a lateral do corpo (Figura 5.11b). Para ajudar a manter o alinhamento, levante o cotovelo oposto quando você se inclinar. Não se incline para a frente; tente ficar o mais vertical possível para que o alongamento seja realmente na lateral. Em seguida, incline para a outra direção, repetindo para trás e para a frente. Use uma cadência de 2 segundos para cada lado.

FLEXÃO/EXTENSÃO DE QUADRIL

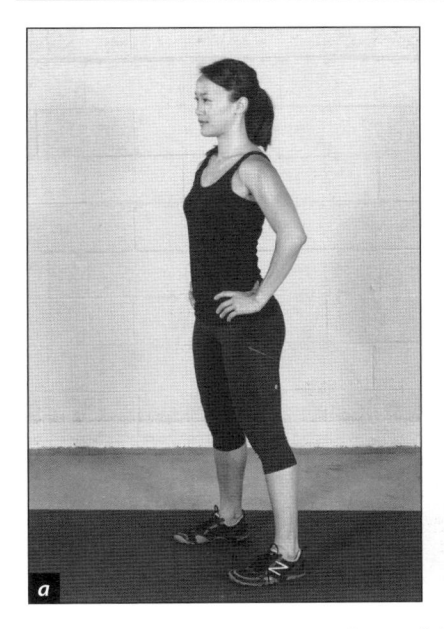

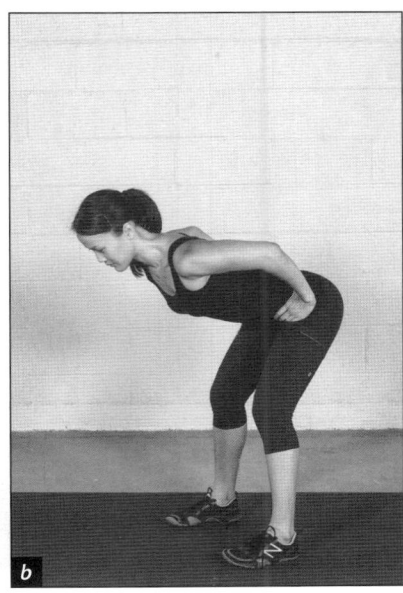

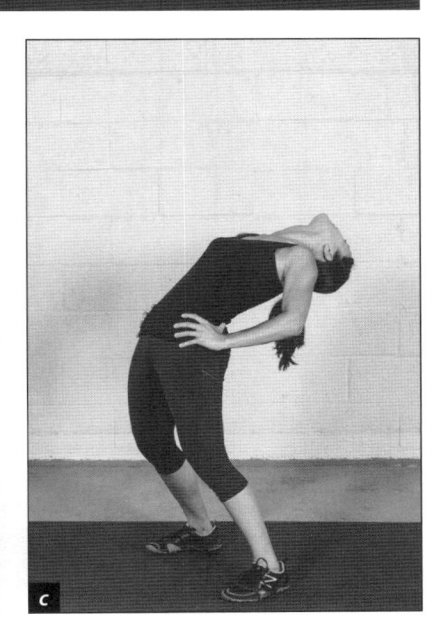

Figura 5.12 Flexão/extensão de quadril.

Coloque as mãos sobre os quadris e mantenha as pernas retas (Figura 5.12a). Dobre para a frente na linha da cintura (flexione) como se olhasse para o chão (Figura 5.12b). Levante-se e olhe para cima como se fizesse uma leve inclinação para trás (Figura 5.12c). Repetir continuamente por 2 segundos em cada direção.

CIRCUNDUÇÃO DA CINTURA FAZENDO A FIGURA DO OITO

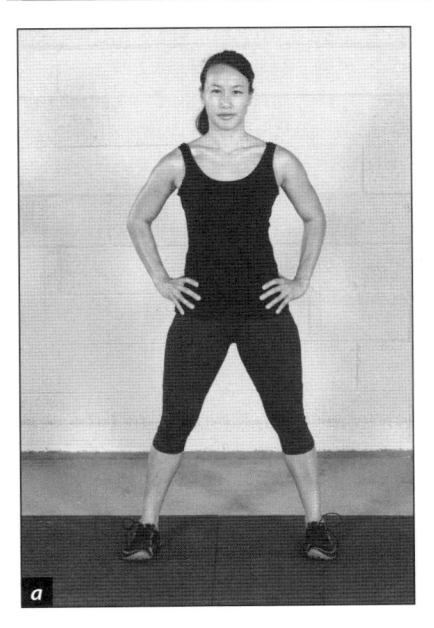

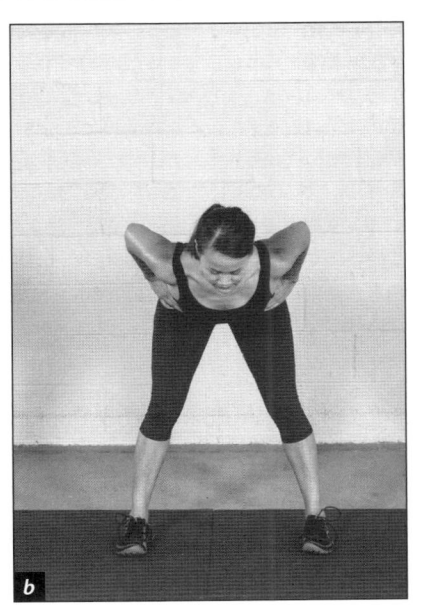

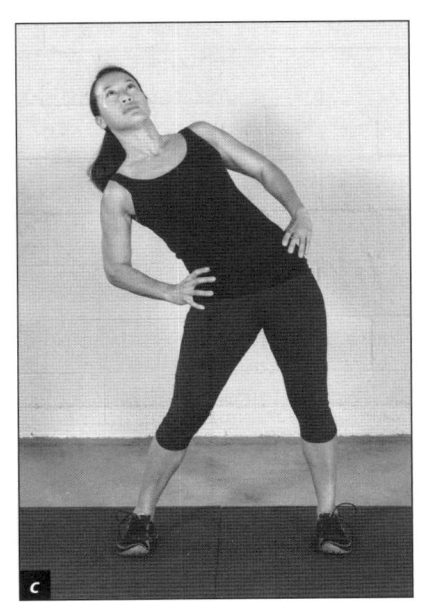

Figura 5.13 Circundução da cintura fazendo a figura de oito.

Coloque as mãos nos quadris (Figura 5.13a). Dobre para a frente na linha da cintura enquanto expirar (ver Figura 5.13b) e quando você inalar, circunde o tronco para cima (Figura 5.13c) e para trás em uma suave inclinação posterior. Expire e dobre para a frente novamente e, em seguida, inspire e circunde para cima e para trás na direção oposta. Repita em cada sentido continuamente, 2 segundos em cada direção.

ROLAMENTOS DA COLUNA

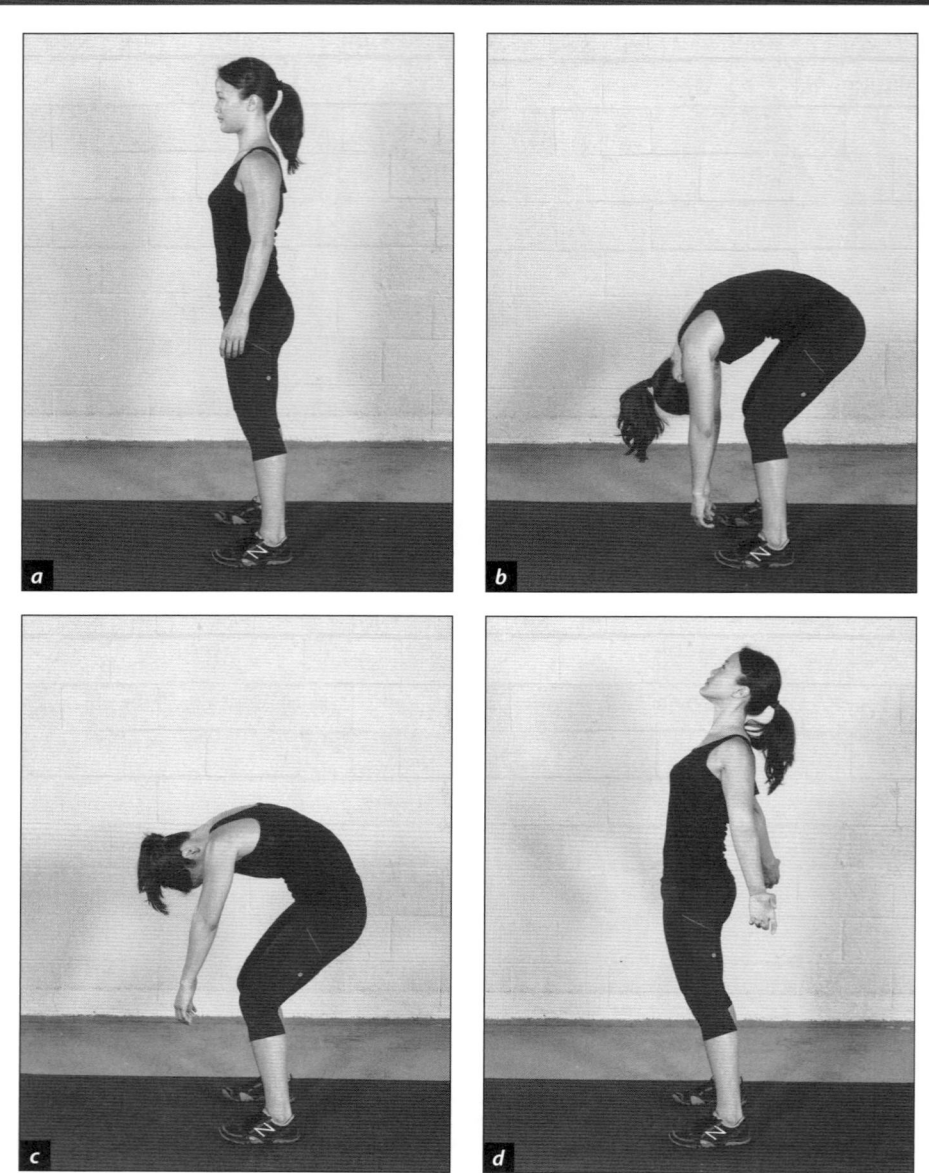

Figura 5.14 Rolamentos da coluna.

Fique em pé e relaxe completamente (Figura 5.14a). Exale quando você dobrar para a frente na linha da cintura, deixando a parte superior do seu corpo em direção ao chão (Figura 5.14b). Inspire e, lentamente, desenrole a coluna para a posição vertical, movendo uma vértebra de cada vez a partir lombar até a cervical (Figura 5.14, c e d).

INCLINAÇÃO LATERAL DO TRONCO

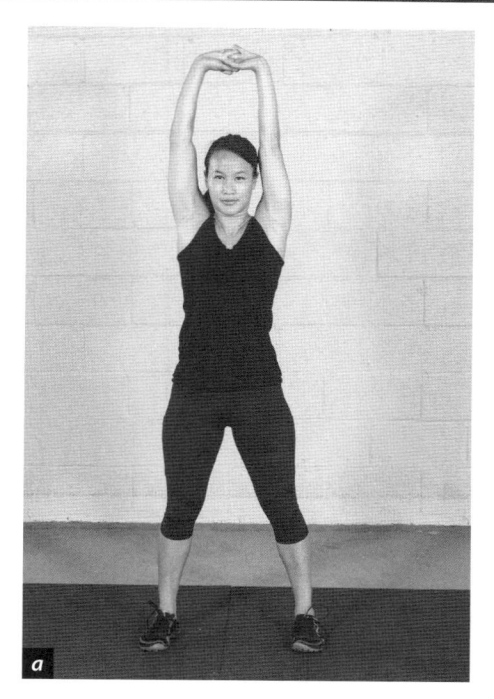

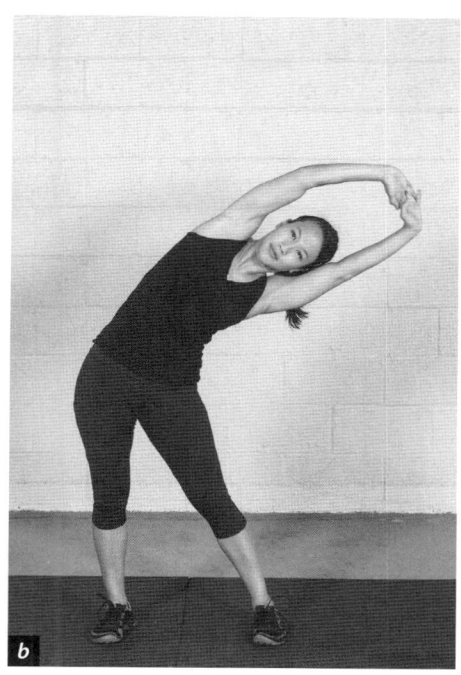

Figura 5.15   Inclinação lateral do tronco.

Entrelace os dedos e levante os braços acima da cabeça com as palmas voltadas para cima (Figura 5.15a). Inspire nessa posição e, depois, expire quando você se inclinar para o lado, alongando o lado oposto de seu tronco (Figura 5.15b). Inspire, volte a posição inicial e expire quando alongar a musculatura das costelas no outro lado. Repita continuamente, levando 3 segundos para alongar para o lado e voltar para a parte de cima.

CIRCUNDUÇÃO DOS JOELHOS

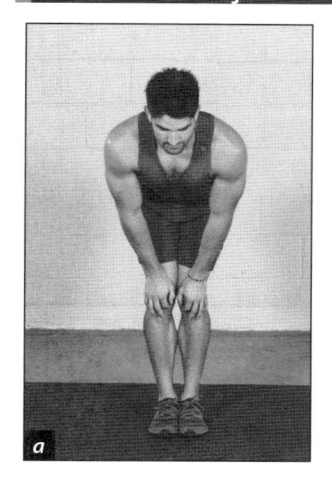

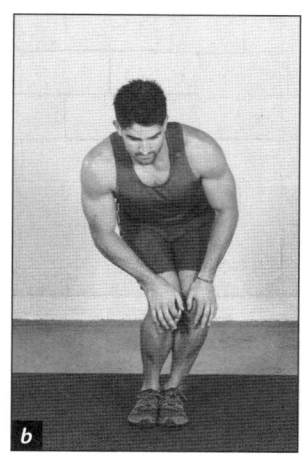

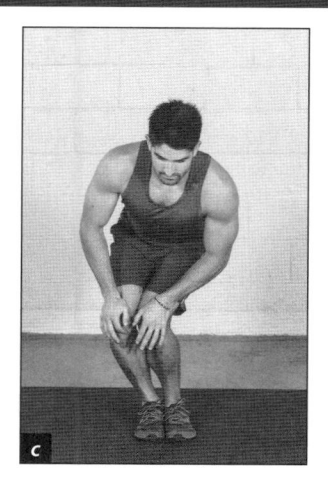

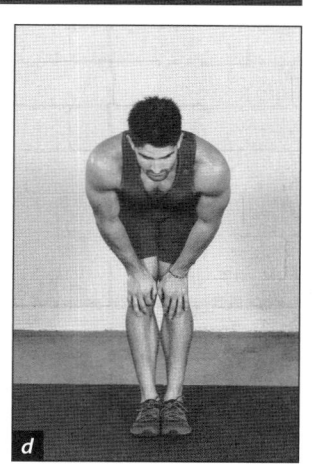

Figura 5.16   Circundução dos joelhos.

Com os pés juntos, coloque as mãos sobre as patelas (Figura 5.16a). Suavemente dobre os joelhos em um agachamento parcial com os calcanhares totalmente apoiados no chão e circunde os joelhos no sentido horário até que as pernas estejam estendidas de novo (Figura 5.16, b-d). Repita no sentido anti-horário.

TRANSFERÊNCIA DE PESO DA PARTE ANTERIOR PARA A POSTERIOR DO PÉ

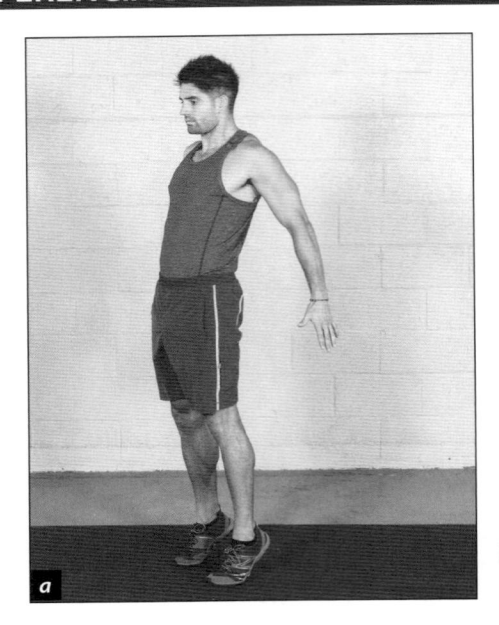

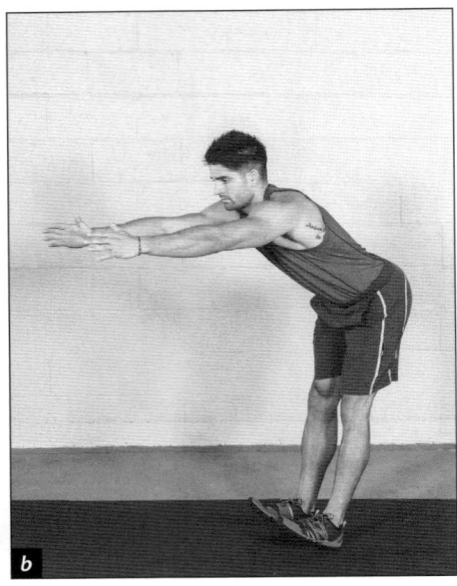

Figura 5.17 Transferência de peso da parte anterior para a parte posterior do pé.

Erga-se sobre os dedos do pé tão alto quanto você puder (Figura 5.17a) e, em seguida, levante os dedos dos pés quando você rolar para trás sobre os calcanhares (Figura 5.17b). Repita esse movimento dedos do pé-calcanhar para trás e para a frente. Use as mãos para contrabalançar os movimentos dos membros inferiores para que você mantenha o equilíbrio.

Exercícios de mobilidade dinâmicos

Você está se aquecendo para um treino que envolverá muitas atividades dinâmicas, por isso faz sentido realizar alguns exercícios dinâmicos para aumentar a sua flexibilidade. Durante o aquecimento, você pode fazer alongamento dinâmico com uma quantidade mínima de alongamento estático. Isso preparará o seu corpo para os levantamentos de kettlebell dinâmicos e explosivos durante fase principal do treinamento. A mobilidade dinâmica é realizada por movimentos de execução em todas as direções, enquanto aumenta suavemente a amplitude de movimento e a velocidade. Faça tantas séries quanto forem necessárias para alcançar a sua máxima amplitude de movimento em qualquer direção determinada, mas não trabalhe os músculos até o ponto de fadiga. Lembre-se, isso é apenas um aquecimento, o treino real vem depois. Uma palavra de cautela: esse tipo de alongamento dinâmico pode causar lesões se exagerado ou executado inadequadamente, então, você tem de ser meticuloso ao desempenhá-lo. As séries desses movimentos devem variar de 10 a 15 repetições, e de 1 a 3 séries de cada movimento deverá ser suficiente.

CIRCUNDUÇÃO DE OMBROS

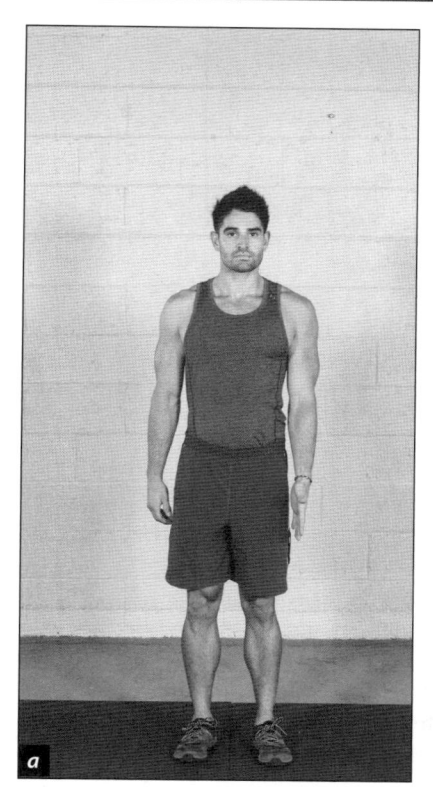

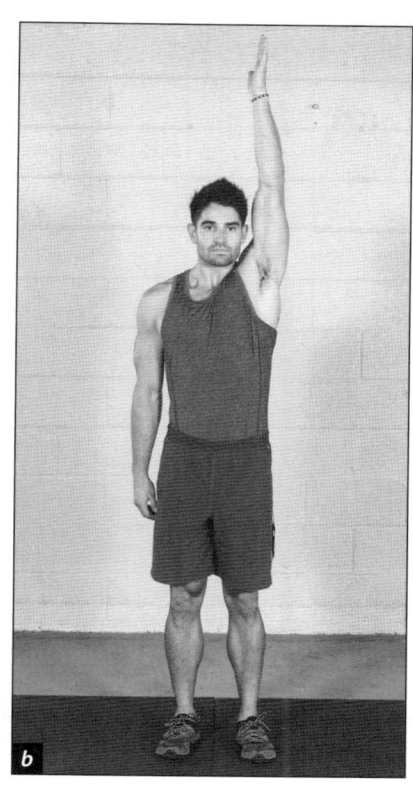

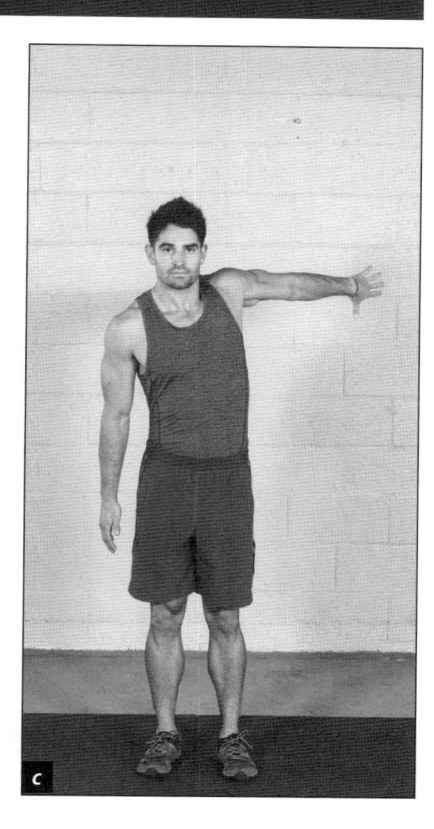

Figura 5.18 Circundução de ombros.

Fique em pé com o cotovelo reto (Figura 5.18a) e circunde o ombro com os dedos apontando para o céu (Figura 5.18b). Seu bíceps deve roçar a sua orelha a cada passagem. Você ainda pode não ter a flexibilidade para que seu bíceps encoste na orelha, mas trabalhe para conseguir isso ao longo do tempo. Continue a circundar o ombro para baixo (Figura 5.18c) e deixe a palma de sua mão roçar sua coxa. Continue esse movimento giratório, indo cada vez mais rápido e, em seguida, mova o braço na direção oposta. Repita o movimento em ambas as direções com o outro braço. Você também pode executar esse exercício ao mover simultaneamente ambos os braços, repetindo em ambas as direções.

ABDUÇÃO/ADUÇÃO DE OMBROS

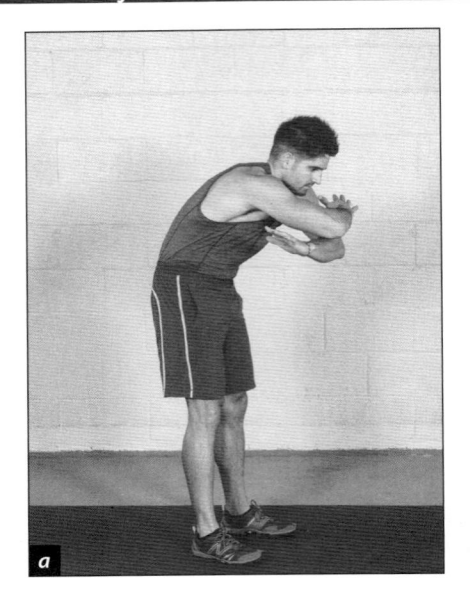

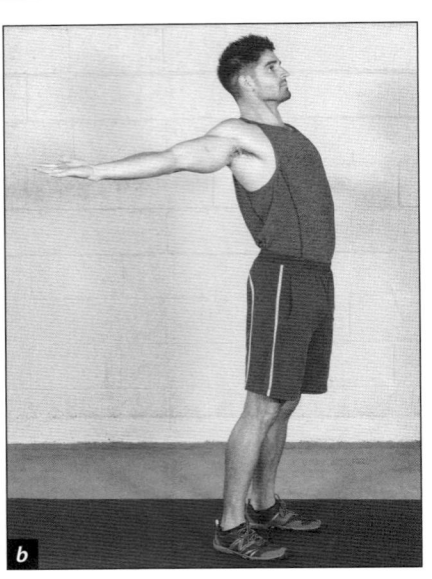

Figura 5.19 Expansão do peito e arco das costas.

Em pé, expire enquanto encolhe o seu peito e cruza um braço sobre o outro com as palmas das mãos para baixo (Figura 5.19a). Inspire e separe as mãos com as palmas para cima quando expandir o peito para a frente (Figura 5.19b). Você pode executar esse exercício aos separar os braços diagonalmente, um alto e outro baixo, e repetir nas direções opostas.

EXTENSÃO/FLEXÃO DE OMBROS

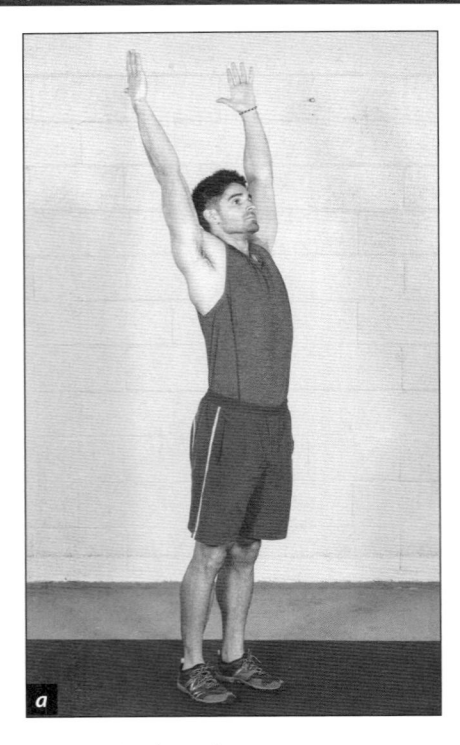

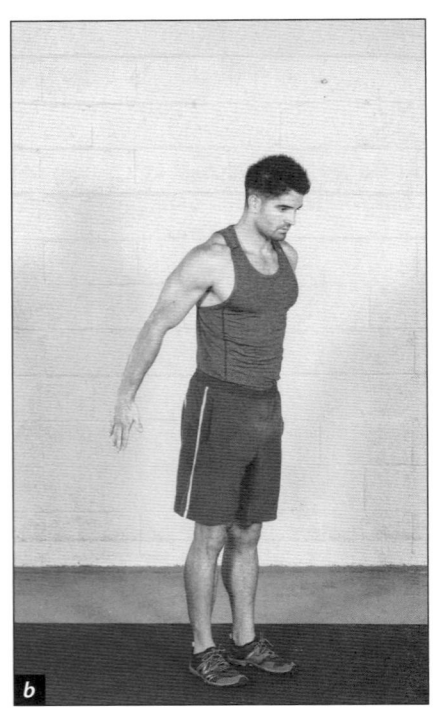

Figura 5.20 Flexão/extensão de ombros.

Em pé, inspire quando balançar os dois braços acima da cabeça e abra o peito (Figura 5.20a). Expire e balance os dois braços para baixo, voltando a posição inicial (Figura 5.20b).

APLAUSO DINÂMICO

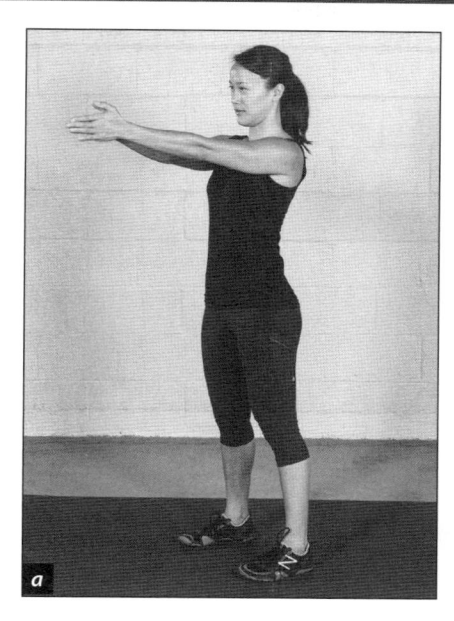

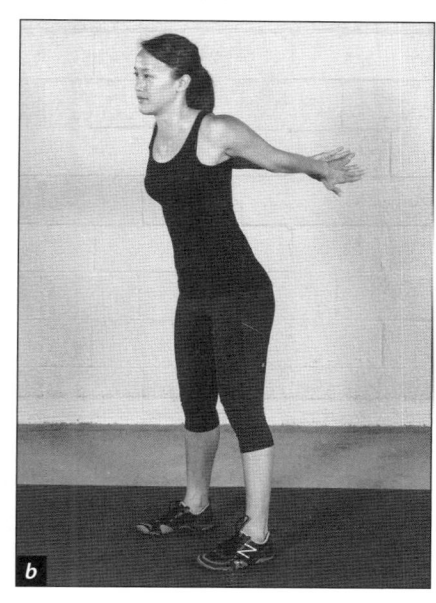

Figura 5.21 Aplauso dinâmico.

Bata palmas para a frente com os braços estendidos (Figura 5.21a). Leve os dois braços para atrás e bata palmas, mantendo os braços estendidos (Figura 5.21b). Tente manter as mãos altas e não as deixe cair muito quando movê-las atrás. Você sentirá o alongamento dinâmico no peito, ombros e músculos superiores das costas.

FLEXÃO E EXTENSÃO DOS JOELHOS*

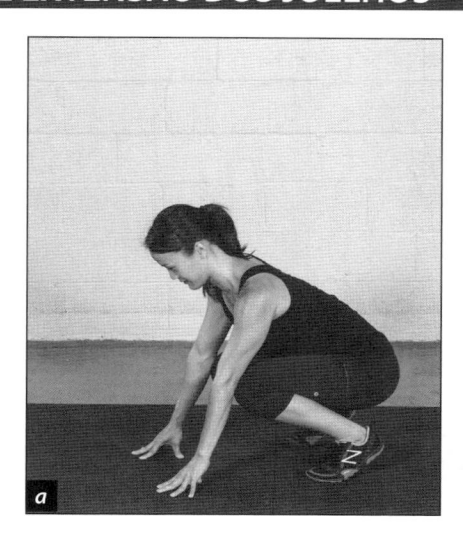

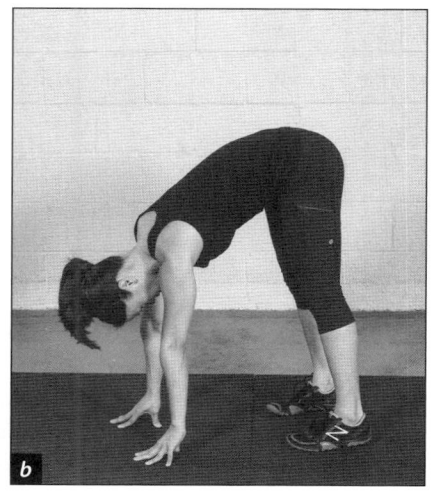

Figura 5.22 Flexão e extensão dos joelhos.

Com os pés juntos, incline-se frente e coloque os dedos ou as palmas das mãos no chão. Agache-se sobre as pontas dos pés, mantendo as mãos no chão (Figura 5.22a) e empurre os seus joelhos de volta até ficarem estendidos (Figura 5.22b). Repita essa flexão e extensão dos joelhos e, gradualmente, aumente a velocidade quando você estiver mais aquecido. Você deve sentir esse alongamento na parte posterior das pernas.

---

*N. de R. T.: Flexão e extensão dos joelhos também conhecido como *Bootstrappers*.

BALANÇO DE PERNA

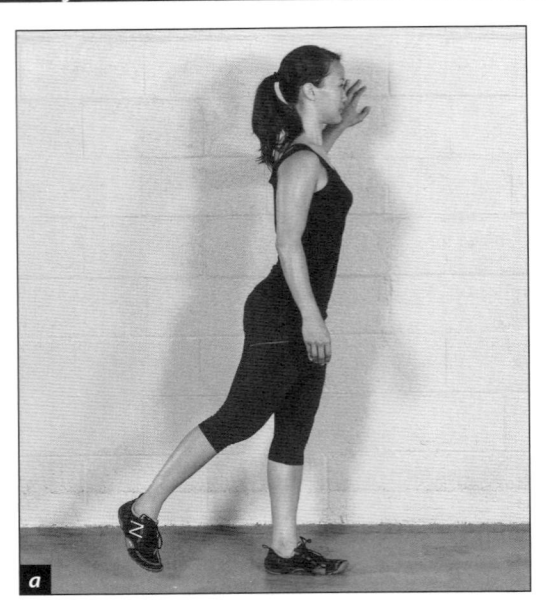

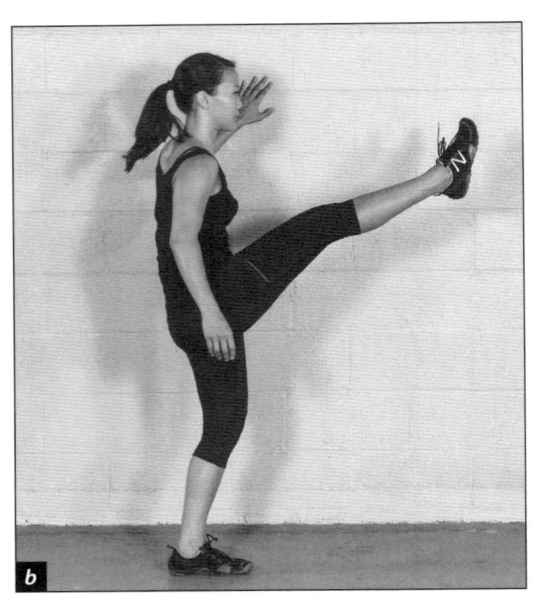

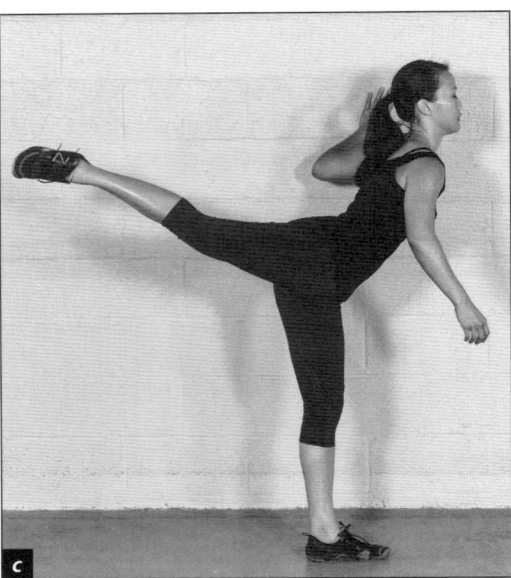

Figura 5.23 Balanço de perna.

Balance-se suavemente segurando-se na parede, em uma cadeira firme ou em uma barra de alongamento, e ponha todo o seu peso sobre a perna mais próxima da parede ou do apoio que você está usando (Figura 5.23a). Com a outra perna, empurre seus dedos do pé em direção a você (dorso-flexão do pé) e mantenha seu tronco o mais ereto possível, balançando a perna para a frente e para trás (Figura 5.23b e c), aumentando suavemente a cada repetição até que, finalmente, você esteja aquecido o suficiente para alcançar a altura máxima nas duas direções.

Aquecimento específico para o esporte

O aquecimento específico para o esporte envolve exercícios e movimentos rotineiros que imitam as principais atividades que virão, mas são executados em baixa intensidade. Então, esse aquecimento pode iniciar com uma versão de baixa intensidade dos levantamentos de kettlebell a serem executados na fase principal e podem ser vistos como a transição entre o aquecimento e a fase principal. Por exemplo, se a fase principal do seu treino requer uma pressão vertical de 16 kg, você pode fazer uma série com pressão vertical de poucas repetições com 8, 10 e 12 kg como parte de seu aquecimento específico para o esporte.

Você pode preferir iniciar seu aquecimento específico para o esporte com exercícios gerais com kettlebell como a passagem ao redor do corpo e o *halo*, depois progrida para séries leves de pouca repetição de levantamentos centrais como o *swing*, o *clean* ou a pressão vertical. Progrida de kettlebells leves para mais pesados na sessão principal de treinamento.

Aquecimento de alongamento estático

O alongamento não é um aquecimento por si só. Entretanto, é parte do aquecimento. Para seguir em sua atividade aeróbia, rotações articulares, exercícios de mobilidade dinâmica e específicos do esporte, você deve dedicar algum tempo ao alongamento estático lento, relaxado e suave na parte final de sua fase de preparação. Essa é a porção mais individualizada de seu treino, porque escolherá alongamentos que satisfaçam as suas necessidades. Os alongamentos estáticos podem ser usados para alongar músculos específicos com problema. Isso é pessoal e pode ser imposto por lesões passadas ou atuais e também por técnicas particulares a serem desempenhadas na parte principal da sessão de treinamento. Por exemplo, se sua sessão terá muito movimentos de pressão, você pode precisar despender tempo extra fazendo alongamentos estáticos para a cintura escapular, o peito e os músculos das costas. Ou se estiver com o pescoço dolorido um dia, você pode querer gastar alguns minutos fazendo alguns poucos e leves alongamentos no pescoço antes de entrar na parte principal do treinamento.

O alongamento estático aumenta a amplitude de movimento nas articulações que serão utilizadas na fase principal do treino com kettlebell. Você deve executar esses alongamentos estáticos de aquecimento somente no final, quando seus músculos estiverem completamente aquecidos e, portanto, mais elásticos, reduzindo a probabilidade de lesões. Qualquer alongamento estático durante o aquecimento deve ser feito somente de 5 a 10 segundos por alongamento. Lembre-se que os músculos alongados quando estão frios podem levar à distensão. Os alongamentos não devem ser forçados ou feitos rapidamente de modo que possam alongar as articulações, músculos e tendões além de seus comprimentos normais. Os alongamentos estáticos durante o aquecimento devem ser curtos e de intensidade leve. A maioria dos alongamentos estáticos deve ser feita ao final de seu treinamento, como parte do resfriamento. Para obter benefícios visíveis no alongamento faça-o, no mínimo, 3 vezes por semana por, no mínimo, 10 minutos, preferencialmente no final de seu treinamento com kettlebell ou outro exercício intenso. A seguir, estão alguns alongamentos estáticos mais comuns que você pode utilizar.

ALONGAMENTO DOS PEITORAIS E DA PARTE ANTERIOR DOS OMBROS

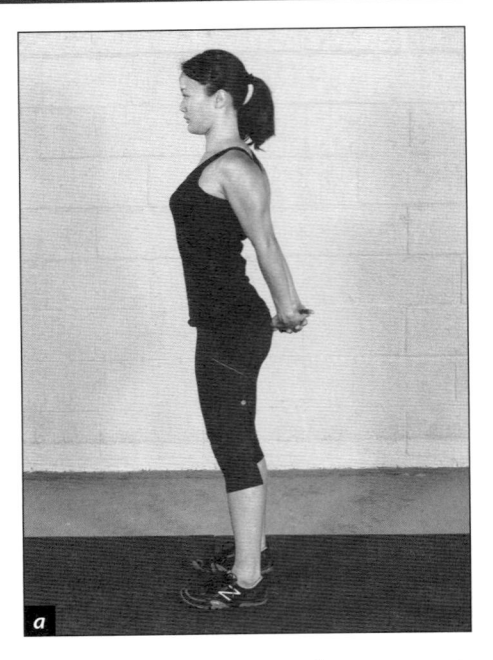

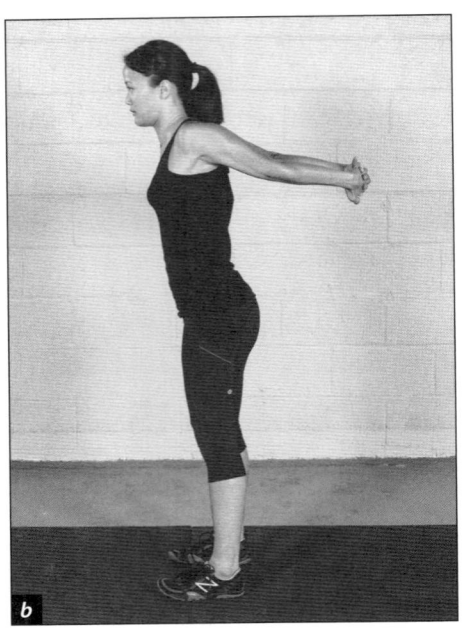

Figura 5.24 Alongamento dos peitorais e da parte anterior dos ombros.

Em pé na vertical, entrelace os dedos às costas (Figura 5.24a). Levante as mãos até que você atinja o máximo alcance e mantenha essa posição por poucos segundos (Figura 5.24b). Relaxe os braços para baixo novamente e faça de 3 a 5 repetições.

ALONGAMENTO DA PARTE POSTERIOR DOS OMBROS

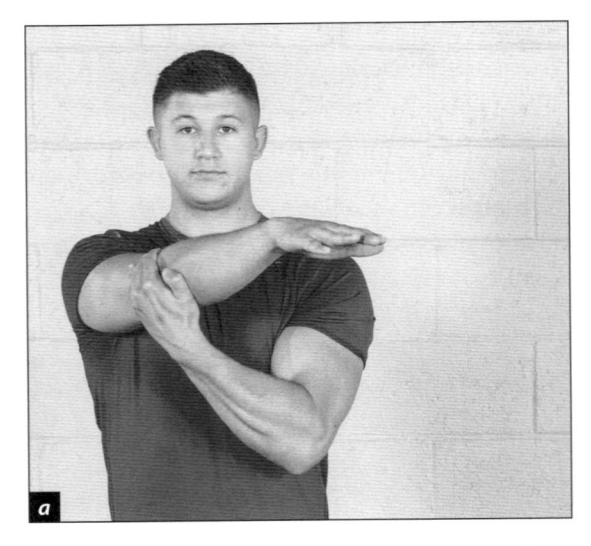

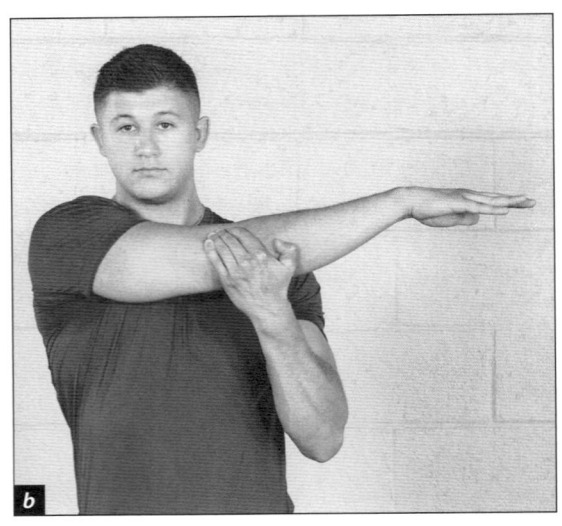

Figura 5.25 Alongamento da parte posterior dos ombros.

Com o cotovelo estendido e a palma da mão para baixo, cruze o braço pela frente do peito para o lado oposto do seu corpo (Figura 5.25a). Com a outra mão, segure o tríceps ou cotovelo, e sem girar o tronco, puxe firmemente o tríceps ou cotovelo até sentir o alongamento na parte posterior do ombro (Figura 5.25b). Mantenha essa posição de 10 a 20 segundos e, então, repita com o outro braço.

ALONGAMENTO DE TRÍCEPS

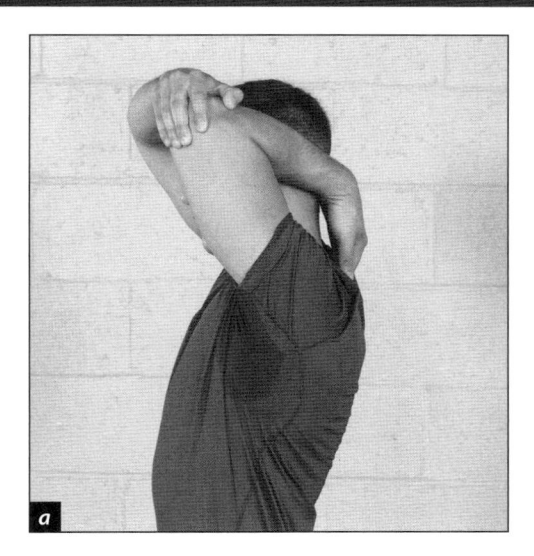

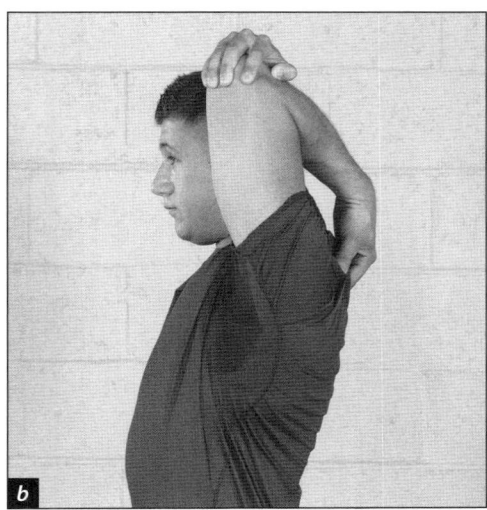

Figura 5.26 Alongamento de tríceps.

Leve um braço acima da cabeça e flexione o cotovelo de modo que a mão e o punho fiquem atrás das costas, o cotovelo aponte para cima e os dedos apontem para o chão. Atrás da cabeça, alcance o cotovelo com a mão oposta e empurre-o (Figura 5.26 *a* e *b*). Mantenha o peito erguido e empurre a cabeça contra o braço. Mantenha essa posição de 10 a 20 segundos e, depois, repita com o outro braço.

ALONGAMENTO DE FLEXÃO CERVICAL

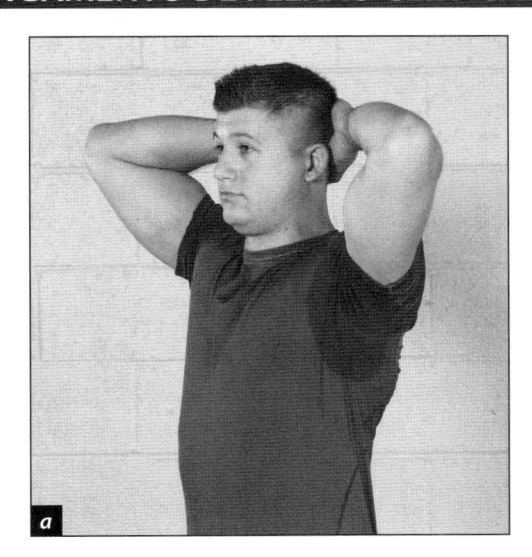

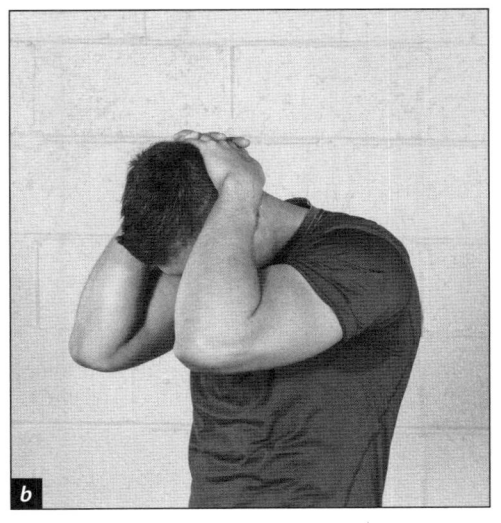

Figura 5.27 Alongamento de flexão cervical.

Entrelace os dedos e coloque as mãos atrás da cabeça (Figura 5.27a). Sem flexionar o tronco, empurre a cabeça para baixo e pressione o queixo contra o peito (Figura 5.27b). Sinta o alongamento na parte posterior do pescoço e mantenha a posição entre 5 e 10 respirações.

ALONGAMENTO DE FLEXÃO LATERAL CERVICAL

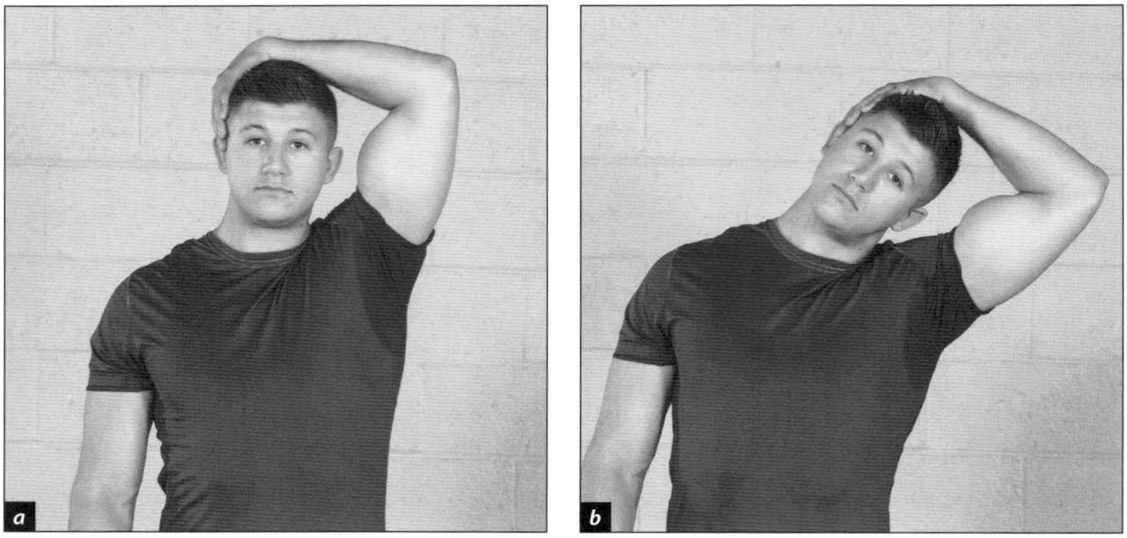

Figura 5.28 Alongamento de flexão lateral cervical.

Olhe para a frente e com a mão levantada alcance a parte de cima, no lado oposto, da cabeça (Figura 5.28a). Suavemente, puxe a cabeça para o lado e traga a orelha, o mais perto possível, à parte superior do ombro (Figura 5.28b). Certifique-se de alongar mais o lado do pescoço que você está puxando do que pressionar o lado que está aproximando do ombro. Mantenha por 10 segundos e, depois, repita no outro lado.

ALONGAMENTO DO GLÚTEO EM PÉ

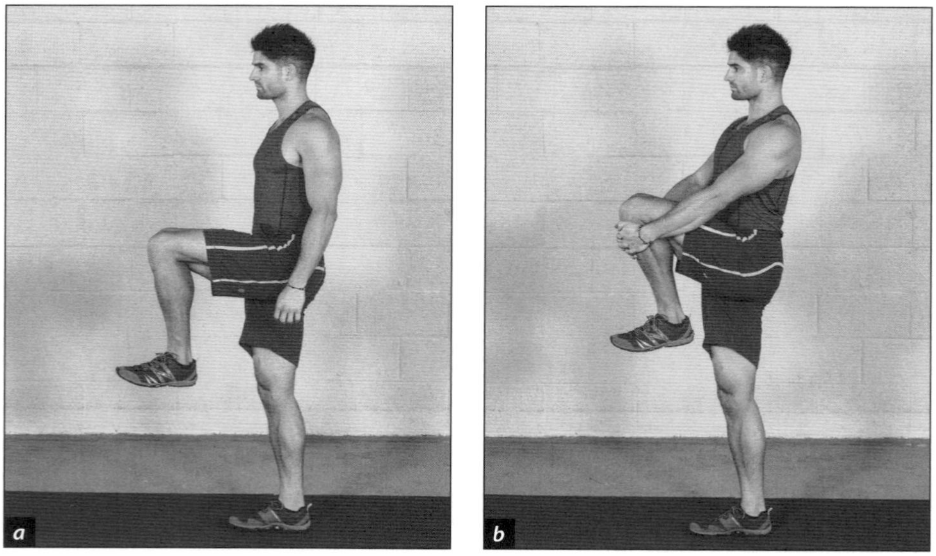

Figura 5.29 Alongamento do glúteo em pé.

Permaneça em pé, na posição vertical, e levante um joelho tão alto quanto você puder sem inclinar para trás (Figura 5.29a). Mantenha a perna de apoio reta e, com os dedos entrelaçados, coloque as palmas das mãos na canela, um pouco abaixo do joelho, e puxe-o na direção do seu corpo (Figura 5.29b). Mantenha os músculos abdominais contraídos de tal modo que você fique na vertical e não incline para trás. Mantenha essa posição, com firme pressão, por 5 respirações e, depois, repita com a outra perna.

ALONGAMENTO EM PÉ DO QUADRÍCEPS

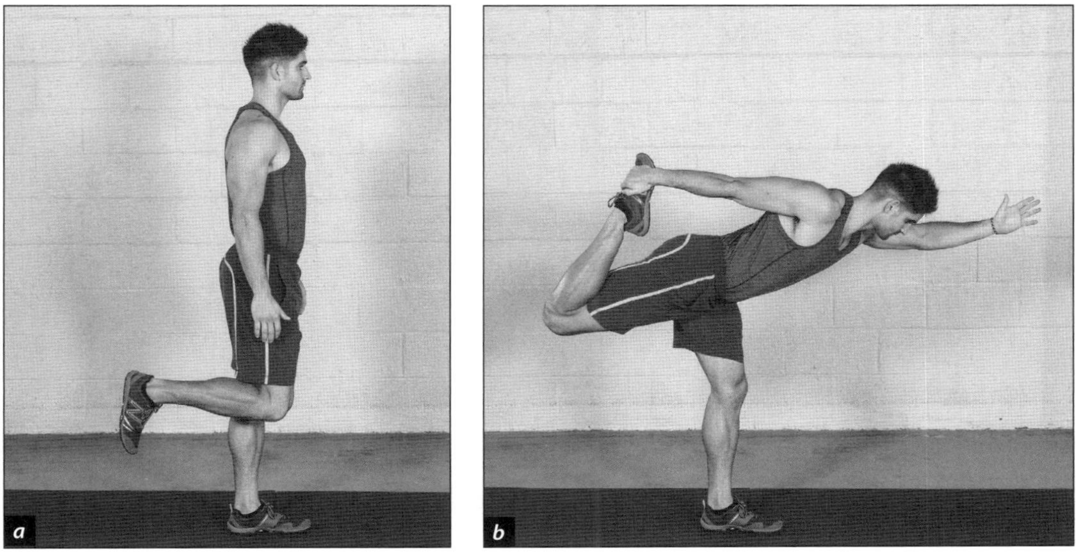

Figura 5.30 Alongamento em pé do quadríceps.

Fique em pé e flexione a perna direita para trás (Figura 5.30a). Atrás do corpo, agarre o pé ou o tornozelo com a mão direita e estenda o outro braço frente da cabeça. Alongue o quadríceps ao puxar o pé com firmeza e flexione para a frente ligeiramente na cintura (Figura 5.30b). Mantenha o joelho alongado apontando para o chão e toque ou se aproxime da outra perna. O joelho da perna de apoio permanece reto. Mantenha a posição por 10 a 15 segundos e repita com a outra perna.

ALONGAMENTO EM PÉ DOS ISQUIOTIBIAIS

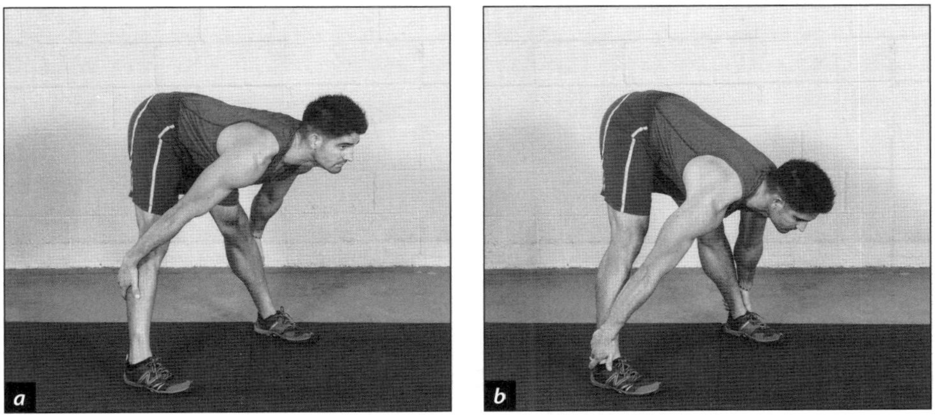

Figura 5.31 Alongamento em pé dos isquiotibiais: agarre as panturrilhas se você é menos flexível (a) e agarre os tornozelos se você é mais flexível(b).

Com as suas pernas afastadas na largura dos quadris flexione a cintura para a frente, mantendo sua coluna alongada e não arredondada. Para manter a coluna estendida, projete seu queixo para a frente enquanto você empurra as nádegas para trás. Mantenha a maior distância possível entre o queixo e a parte de trás. Mantenha também os joelhos retos e flexione o tronco mais para a frente e mais para baixo que você puder. Se você é menos flexível, agarre a parte de trás das pernas na altura das panturrilhas (Figura 5.31a). Se você é mais flexível, agarre a parte de trás dos tornozelos (Figura 5.31b). Mantenha essa posição de 5 a 10 respirações, puxando firmemente com os braços e sentindo o alongamento na parte de trás das pernas.

ALONGAMENTO DAS PANTURRILHAS

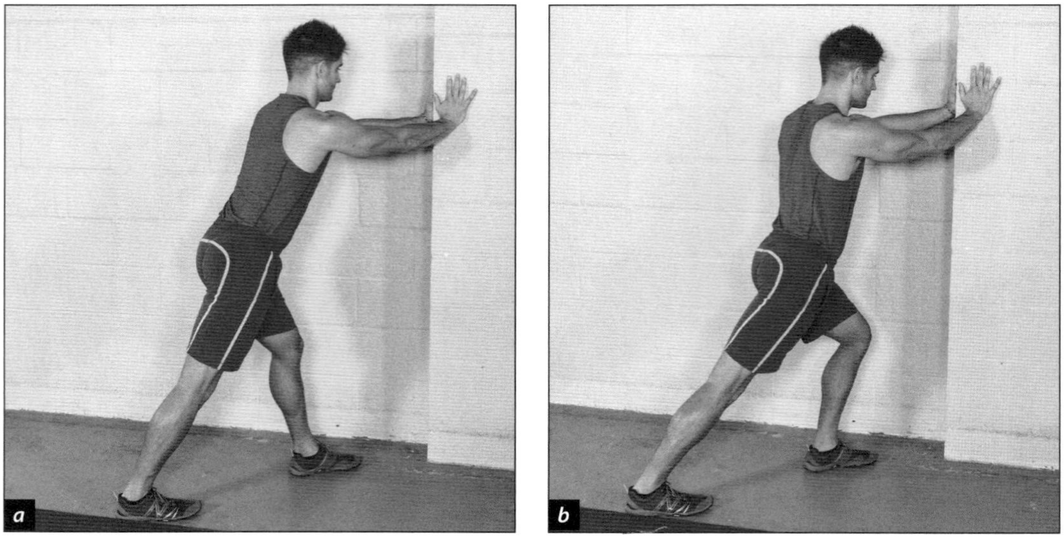

Figura 5.32 Alongamento das panturrilhas.

Coloque suas mãos contra uma parede com um pé à frente e o outro atrás, com os dedos de ambos os pés apontando para a frente (Figura 5.32a). Transfira o peso para a perna da frente, flexionando o joelho da perna da frente até o joelho da perna de trás ficar estendido (Figura 5.32b). Sinta o alongamento na parte posterior da sua perna traseira. Alongue mais intensamente pressionando o calcanhar da perna de trás firmemente no chão e transferindo mais peso para a perna da frente. Você terá que jogar com a distância entre seus pés, até encontrar a distância que dará a você o melhor alongamento. Mantenha a posição por 15 a 20 segundos e repita com a outra perna.

FLEXÃO DO QUADRIL

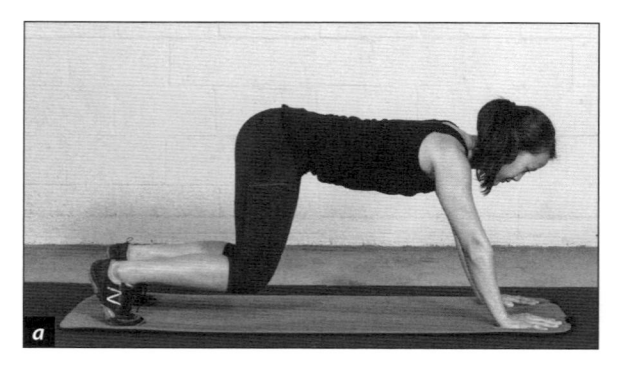

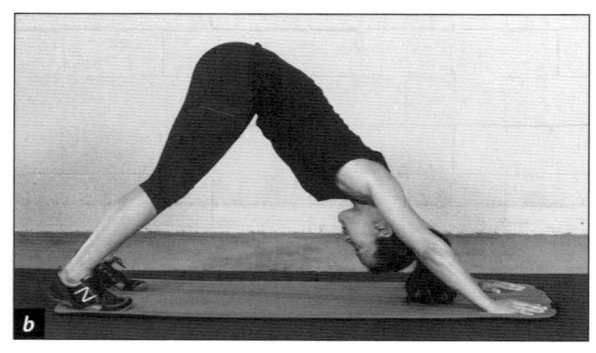

Figura 5.33 Flexão do quadril.

Coloque as mãos e os pés no chão mantendo os joelhos retos e os quadris levantados para cima e para trás (Figura 5.33a). Utilize uma firme pressão de suas palmas das mãos para continuar empurrando os quadris o mais para trás possível e deixe cair a cabeça, de modo que você olhe para baixo e entre os seus pés (Figura 5.33b). Se os joelhos estão flexionados, apoie-se na ponta dos pés e pressione os joelhos para trás até que suas pernas fiquem retas. Ao longo do tempo, quando você se tornar mais flexível nessa posição, deixe os seus calcanhares totalmente no chão enquanto mantém suas pernas estendidas. Mantenha essa posição de 5 a 10 ciclos de respiração.

EXTENSÃO DA COLUNA

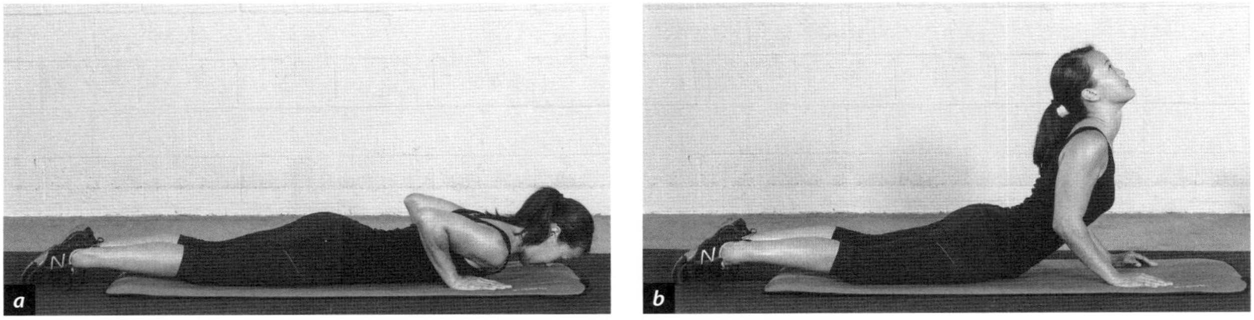

Figura 5.34 Extensão da coluna.

Deite-se de barriga para baixo e as mãos espalmadas no chão, com a distância entre elas um pouco maior do que a largura dos ombros, e os pés juntos (Figura 5.34a). Tente empurrar os pés para longe, empurrando a parte inferior da coluna o mais longe possível de você. Inspire e olhe para cima e, enquanto pressiona o chão com as palmas das mãos, levante o tronco, mantendo seus quadris pressionados contra o chão (Figura 5.34b). Seu peito é levantado e os ombros são pressionados para baixo, mas *não* encolhidos. Mantenha essa posição por cinco ciclos de respiração (um ciclo é uma inspiração e uma expiração). Você sentirá o alongamento ao longo dos dois lados da sua coluna. Você também pode executar este exercício com uma torção: na parte alta do alongamento, torça o tronco para um lado e mantenha essa posição por três ciclos de respiração e, depois, torça o tronco para a outra direção. Repita para a direita e para a esquerda mais duas ou três vezes.

ALONGAMENTO DE GLÚTEO DEITADO

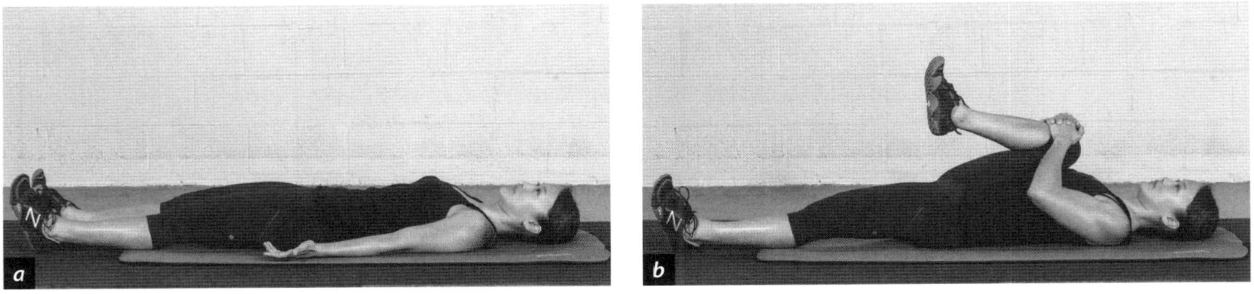

Figura 5.35 Alongamento de glúteo deitado.

Deite-se de costas com as pernas estendidas (Figura 5.35a). Flexione uma perna e com os dedos entrelaçados pegue um pouco abaixo do seu joelho e puxe-o firmemente para o seu peito (Figura 5.35b). Mantenha essa posição de 5 a 10 segundos e, em seguida, estenda a perna de volta para o chão, repetindo o alongamento com a outra perna. Você deve sentir esse alongamento em seus quadris, mas, principalmente, na parte inferior de suas costas. Repita o exercício com as duas pernas mais três ou quatro vezes.

ALONGAMENTO LOMBAR EM QUATRO APOIOS

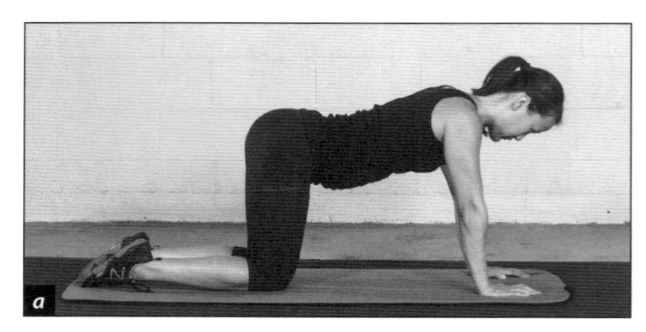

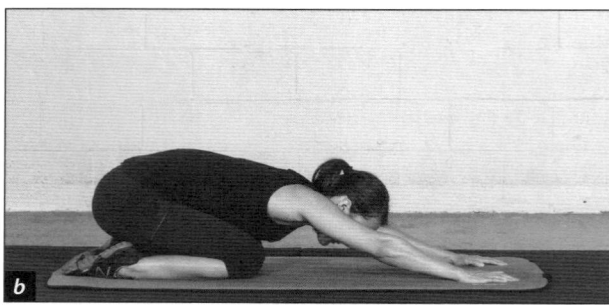

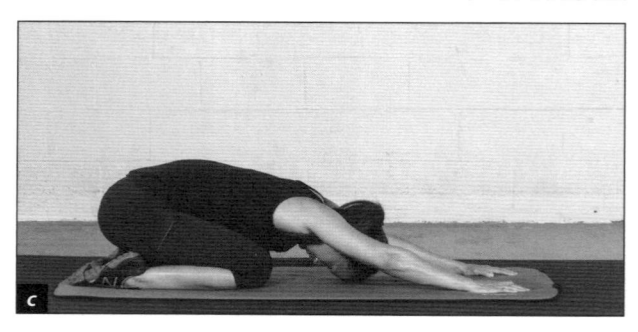

Figura 5.36 Alongamento lombar em quatro apoios.

Comece com 4 apoios sobre as mãos e os joelhos (Figura 5.36a). Pressione as mãos e os dedos firmemente no chão e use a força das mãos para empurrar os quadris para trás, o mais longe que você puder, enquanto deixa cair os quadris por cima dos tornozelos (Figura 5.36b). Apoie a cabeça no chão e tente alongar a coluna o máximo que você puder (Figura 5.36c). Mantenha essa posição de 10 ciclos de respiração.

Lembre-se que o aquecimento deve causar sudorese leve, mas não deve deixar você cansado, porque a fadiga, provavelmente, diminuirá o desempenho. Após o término do aquecimento, você deve suar levemente e ter um aumento da frequência cardíaca e da temperatura do *core*. Agora que você está pronto para passar à fase principal de sua sessão de treinamento, que é abordada nos Capítulos 6, 7 e 8. Adicionalmente, amostras de exercícios são encontradas nos Capítulos 9 e 10.

FASE FINAL: RESFRIAMENTO

Assim como é importante aquecer para o seu treinamento com kettlebell, você também precisará de tempo para que o corpo e a mente retornem ao seu estado normal fazendo um leve resfriamento, a fase final de uma sessão completa de treinamento com kettlebell. O resfriamento faz o seguinte:

- Permite que a frequência cardíaca e a temperatura corporal diminuam gradualmente, e que o sangue e o oxigênio circulem para os músculos, restaurando-os para o estado em que estavam antes do exercício.
- Reduz o risco de acúmulo sanguíneo por meio da manutenção da ação muscular e frequência cardíaca para bombear o sangue de volta para o coração.
- Reduz o risco de dor muscular e os produtos residuais dos músculos, como o ácido láctico, que podem se acumular durante a atividade vigorosa.
- Retorna gradualmente a respiração para os níveis de repouso.
- Ajuda a evitar desmaios ou tonturas resultantes do acúmulo de sangue em grandes músculos das pernas quando a atividade vigorosa cessa de repente.
- Ajuda a descomprimir as articulações após o treinamento de peso com kettlebell tê-las comprimido.
- Alonga e prepara os músculos para a próxima sessão de exercício, seja no próximo dia ou depois.
- Transfere o excesso de calor dos músculos para o ambiente em condições relativamente frias e retorna o corpo a um estado normal de funcionamento.
- Reduz a excitação do sistema nervoso causado pelo aumento da adrenalina do treinamento.

O resfriamento é, muitas vezes, negligenciado, apesar de seu papel vital em um programa de treinamento eficaz. Ele é especialmente importante após exercícios de alta intensidade como o treinamento com kettlebell. O resfriamento deve acontecer imediatamente após a parte principal, como um componente do processo de recuperação, enquanto você ainda está aquecido. Durante o exercício, o seu coração e as suas pernas funcionam como bombas cooperativas, trabalhando para manter o seu sangue fluindo de forma eficiente entre as partes superior e inferior do corpo. Quando você contrai os músculos das suas pernas, as veias das pernas são comprimidas e o sangue é empurrado para o coração. Quando você para de se exercitar, o coração continua a bater em uma frequência muito mais rápida do que a normal. Se você parar de repente, os músculos não serão capazes de bombear o sangue de volta à velocidade necessária, a qual pode ocasionar que o sangue se acumule nas veias. Ao seu cérebro será negado o oxigênio necessário e você pode desmaiar. Portanto, o movimento rítmico contínuo nas pernas logo após o exercício é fundamental para que o sangue não se acumule. Além disso, sem um resfriamento, materiais residuais metabólicos, como o ácido láctico, não serão removidos, resultando em rigidez pós-exercício e dor. Movimentos de baixa intensidade com as pernas permitem uma redução gradual e segura na frequência cardíaca e na pressão arterial, até que atinjam os níveis de repouso normais.

O resfriamento adequado consiste em 5 a 15 minutos de movimentos de baixa intensidade. Pessoas mais velhas e mal condicionadas podem necessitar de um tempo maior de resfriamento. Espere até que a sua frequência cardíaca baixe para 120 bpm ou menos antes de sentar ou deitar. Além disso, observe que devido à temperatura do corpo permanecer elevada por algum tempo após o exercício, após o resfriamento é um momento adequado e eficaz para aumentar a flexibilidade por meio da realização de alongamento estático sustentado.

Um resfriamento meticuloso consiste em três partes e tem o objetivo inverso do aquecimento, desta vez movendo-se de mais para menos movimentos dinâmicos. Aqui estão as três partes do resfriamento:

1. Atividade específica ao esporte
2. Alongamento dinâmico
3. Alongamento estático

Atividade específica do esporte

A atividade específica do esporte no resfriamento gradual reduz a frequência cardíaca e o fluxo sanguíneo bem como remove subprodutos metabólicos. Faça pelo menos 5 minutos de atividade específica do esporte após a parte principal do treinamento ter terminado. Um atleta de kettlebell de alto nível normalmente correrá de 20 a 30 minutos ou mais, a uma intensidade de fácil à moderada após o levantamento de kettlebell. Isso pode parecer muito, mas com mais experiência e mais bem condicionado, o seu volume de treinamento com kettlebell aumenta. Em relação ao treinamento com kettlebell, que é de alta intensidade, correr é de baixa intensidade e, portanto, serve como um bom resfriamento após a fase principal do treinamento. Entretanto, se você gosta de correr, deve correr em dias em que não faz levantamento de kettlebell e adicionar a corrida como parte do seu resfriamento somente quando você estiver acostumado à intensidade e a energia resultantes do treinamento com kettlebell. Não tente fazer muito em pouco tempo! Em vez de correr, você pode fazer qualquer movimento de baixa intensidade ou mesmo algumas séries de levantamentos leves que você estava treinando na fase principal.

Alongamento dinâmico e estático

A flexibilidade é um componente geralmente mal compreendido do treinamento com kettlebell. Não é essencial para um levantador de kettlebell ser capaz de fazer espacatos, mas é importante ter uma completa amplitude de movimento em todas as articulações e principais grupos musculares utilizados nos exercícios com kettlebell. Portanto, o alongamento é uma parte importante do resfriamento depois de um treino . É realizado durante a fase final do seu resfriamento, quando seus músculos estão aquecidos e preparados para alongar e há um risco menor de lesões. O alongamento ajudará a relaxar os seus músculos e melhorará a flexibilidade, que é a amplitude de movimento sobre suas articulações. O alongamento também alivia a tensão e a dor em músculos cansados e ajuda a se sentir mais recuperado do treinamento com kettlebell extenuante.

Faça os alongamentos mais completos no seu resfriamento do que os alongamentos feitos no aquecimento, mantendo cada posição por um período mais longo e movimentos mais intensos. Alongue todos os principais grupos musculares que foram usados durante o exercício, especialmente os isquiotibiais, quadríceps, extensores do tronco (coluna), panturrilhas, ombros e antebraços, que são os grupos musculares que fazem a maioria do trabalho no treinamento com kettlebell.

> **ERROS COMUNS A SEREM EVITADOS QUANDO ALONGAR**
>
> O alongamento consistente é uma parte importante de um programa de treinamento com kettlebell bem elaborado e percorrerá um longo caminho para melhorar a flexibilidade e a facilidade de movimentos. No entanto, uma técnica inadequada ou hábitos nocivos podem gerar lesões. Esteja atento a armadilhas comuns que devem ser evitadas durante o alongamento.
>
> **Aquecimento inadequado ou insuficiente**
>
> Alongamos de maneira mais eficaz quando o corpo está aquecido. O aumento da temperatura corporal melhora a circulação e o movimento de fluidos. Alongar quando se está frio ou enrijecido é menos produtivo e mais propenso a causar desconforto ou lesão.
>
> **Descanso insuficiente entre os treinos**
>
> Alongar quando estiver cansado ou com sono geralmente não é uma boa ideia. Seu foco é menos nítido e é mais provável que você não tenha a concentração necessária para garantir um bom posicionamento e mecânica.
>
> **Excesso de alongamento**
>
> Enquanto alongar, você sentirá alguma tensão em seus músculos, mas se você sentir uma dor aguda, pode significar que lesionou o tecido, o que pode causar dor e sofrimento. Se você alongar corretamente, não se sentirá dolorido no outro dia. Se você sentir dor, pode ser uma indicação de que alongou em excesso e que precisa aliviar seus músculos reduzindo a intensidade dos alongamentos que executa. A maneira mais fácil de alongar em excesso é alongar os músculos frios, sem um aquecimento adequado.

Quando feito corretamente, o alongamento pode fazer mais do que apenas aumentar a flexibilidade. Os benefícios do alongamento incluem o seguinte:

- Melhora o condicionamento físico.
- Garante completa amplitude de movimento.
- Aperfeiçoa a aprendizagem, a prática e o desempenho de movimentos habilidosos.
- Melhora o relaxamento físico e mental e promove o desenvolvimento da consciência corporal.
- Reduz o risco de lesões articulares, musculares e nos tendões e reduz a dor e a tensão muscular.
- Aumenta a flexibilidade devido à estimulação de agentes químicos do corpo que lubrificam os tecidos conectivos.

Existem dois tipos principais de alongamento, o dinâmico e o estático, que serão abordados nesta sessão. Inicie com alguns alongamentos dinâmicos leves até sua frequência cardíaca baixar para a frequência normal, e, então, vá para o alongamento estático.

Alongamento dinâmico

A flexibilidade dinâmica é a capacidade de atingir uma grande amplitude de movimento em uma articulação com movimento associado e consiste em movimentos simples que requerem grandes amplitudes. Reveja os *Exercícios de Mobilidade Dinâmicos* da sessão anterior neste capítulo e escolha de dois a quatro exercícios dinâmicos que trabalhem as áreas de seu corpo que ficam contraídas depois do treino principal. A diferença entre os exercícios de mobilidade dinâmicos feitos durante o aquecimento e o alongamento dinâmico feito durante o resfriamento é a intensidade. Você estará mais calmo durante o aquecimento e mais vigoroso durante o resfriamento desde que você esteja completamente aquecido.

Alongamento estático

O alongamento estático melhora sua flexibilidade geral e é uma ótima ferramenta para promover o relaxamento, melhorar o tempo de recuperação e aumentar o fluxo sanguíneo. Um resfriamento que inclui alongamentos estáticos irá prevenir os efeitos negativos de uma parada abrupta na atividade enquanto promove a melhora do tempo de recuperação, relaxamento, redução do estresse e flexibilidade. O alongamento estático envolve alongar até o comprimento dos músculos alcançar a posição mais tolerável possível sem sentir dor e mantê-la de 10 segundos até 3 minutos. Você pode manter os alongamentos por mais tempo em qualquer área que estiver muito enrijecida ou contraída. Depois de um pequeno repouso (quando o músculo relaxa), alongue um pouco mais. Não deve haver dor, nem movimentos bruscos durante o alongamento. Os alongamentos estáticos leves são úteis durante o aquecimento, mas deveriam ser utilizados principalmente no resfriamento, enquanto os músculos estão aquecidos e mais aptos a se alongarem, pois alongar um músculo frio pode aumentar o risco de lesões de estiramentos e distensões. Execute alguns ou todos os alongamentos estáticos que você executou durante o aquecimento, somente intensificando cada alongamento e mantendo cada posição por mais tempo, tentando aumentar sua amplitude de movimento.

A seguir estão algumas orientações para o alongamento estático:

- Alongue nas duas direções (se você alongar para a esquerda, alongue também para a direita).
- Alongue vagarosa e suavemente, a fim de evitar movimentos rápidos e abruptos.
- Alongue até um ponto em que você sinta uma leve tensão nos músculos, mas sem dor.
- Quando repetir o alongamento, você deve ser capaz de alongar um pouco mais sem dor. Não tente aumentar a flexibilidade muito rapidamente ao forçar um alongamento.
- Mantenha cada alongamento de 10 a 30 segundos (ou mais).
- Respire lentamente e não segure a respiração (veja o quadro *Respiração enquanto Alonga*, neste capítulo, para mais informações sobre respiração).
- Alongue-se todos os dias, se possível.

O seu corpo leva aproximadamente 3 minutos para perceber que não necessita manter bombeando todo o sangue para os músculos que precisa durante o exercício. Um resfriamento deve durar, no mínimo, 3 minutos e, preferencialmente, de 5 a 15 minutos. Se você ainda estiver dolorido no dia seguinte após seu treino com kettlebell, um aquecimento leve ou um resfriamento é uma boa maneira de diminuir qualquer rigidez ou dor prolongada nos músculos, e pode

> ### RESPIRAÇÃO ENQUANTO ALONGA
>
> Em um dado momento, respirar é a atividade mais simples e ainda a mais importante para a manutenção da saúde que podemos realizar sobre o controle da consciência. Assim como o treinamento permite ao corpo mover-se mais rápido ou lentamente, a respiração pode ser modificada tanto em profundidade quanto em frequência para se atingir determinados objetivos. Na verdade, existem sistemas inteiros de estudo de respiração como a técnica chinesa *qigong* (que literalmente significa a "habilidade de respirar") e várias práticas da ioga. Todas essas formas de treinamento de respiração são combinadas com movimento. Alongar não é diferente e você não deve nunca segurar a respiração enquanto levanta kettlebells; uma respiração adequada é igualmente importante para o alongamento seguro e eficaz. Os mais significantes benefícios de respirar corretamente enquanto alonga são o aumento de oxigênio fornecido para o sangue e o aumento da fluidez do movimento, que ocorre enquanto os músculos alongam no momento da expiração.
>
> Respire devagar e relaxadamente quando você alonga, expirando quando o músculo estiver alongando. Inspire vagarosamente pelo nariz, expandindo o abdome (não o peito); segure a respiração por um momento; expire pelo nariz ou pela boca. Não force a respiração; deixe-a ser suave e tranquila.

ser executado por você mesmo em dias sem treinamento. Outras opções úteis para um resfriamento podem incluir ioga, meditação, *qigong**, massagem, sauna a vapor ou seca ou caminhada descontraída. Qualquer uma dessas opções pode ser adequada, de modo a relaxar o corpo depois do treinamento duro e ajudar você a se recuperar melhor enquanto o corpo volta ao estado de repouso.

As fases de preparação e final de seu treino consistem em um aquecimento e um resfriamento e são componentes básicos de uma bem estruturada rotina com kettlebell. As duas fases têm importantes papéis em preparar você para a fase principal da sessão de treinamento e aperfeiçoar o processo de recuperação após os exercícios com kettlebell, e uma sessão de treinamento não é completa sem essas fases. O aquecimento e o resfriamento ideais vão variar muito de dia para dia, e com mais familiaridade você será capaz de criar sua própria rotina baseada em sua experiência e em fatores como o clima, o quanto você se sente solto ou contraído e o quão intenso será o seu treino principal. Quanto mais entender a abordagem geral, você poderá substituir qualquer quantidade de movimentos por movimentos similares.

---

*N. de R. T.: *Qiqong* (ou *Chi kung*) é um termo de origem chinesa que se refere ao trabalho ou exercício de cultivo da energia.

Capítulo 6
EXERCÍCIOS BÁSICOS

Você aprendeu sobre os benefícios do treinamento com kettlebell, escolheu os equipamento certos para as suas necessidades de treinamento, aprendeu os conceitos básicos da fisiologia do exercício, estabeleceu alguns objetivos SMART, e aprendeu como se aquecer e se preparar para o seu treinamento com kettlebell e, também, como esfriar depois. Agora é hora de pegar o seu kettlebell e começar! Este capítulo explica os exercícios básicos usando um único kettlebell, aponta os princípios fundamentais de formação, alerta sobre os erros comuns e indica como evitá-los e fornece os exercícios corretivos para ajudá-lo na aprendizagem dos exercícios. Antes de começar para valer com os exercícios com kettlebell, precisamos abordar algumas informações importantes sobre a técnica de levantamento e a técnica de respiração, que são necessárias para definir as condições adequadas para um treinamento produtivo.

TÉCNICA DE LEVANTAMENTO DE KETTLEBELL

O corpo trabalhando junto, como uma unidade cooperativa, é o objetivo fundamental para todos os movimentos atléticos, e o levantamento de kettlebell é um movimento atlético. A técnica adequada inicia com o seu primeiro contato com o kettlebell: a pegada.

Segurando o kettlebell

A característica fundamental do desenho do kettlebell é a alça e a sua relação com o peso. O desenho da ferramenta determina as técnicas de como segurá-la. A maioria dos exercícios com kettlebell envolvem ou a pegada em gancho ou a pegada de inserção da mão e, portanto, é importante aprender a técnica correta nessas duas posições, no início de sua formação com kettlebell. Pegadas ineficientes causam a diminuição da circulação para antebraços, punhos, mãos e dedos, levando à fadiga prematura. Você pode não atingir seus limiares anaeróbios e aeróbios se colocar o kettlebell no chão antes de atingir o esforço máximo.

Para pegar corretamente o kettlebell, com sua palma da mão para cima, insira o dedo médio pela alça do kettlebell (Figura 6.1a). Isso gera uma distribuição uniforme de peso entre todos os dedos. A partir disso, faça uma pegada em gancho, colocando o dedo indicador sob o polegar (Figura 6.1b). Isso descreve a pegada ideal e a melhor combinação de estabilidade e mobilidade. Em alguns casos, você pode não ser capaz de segurar o kettlebell dessa forma porque a mão e os dedos não conseguem fazer uma volta completa – seus dedos são muito curtos ou a alça é muito grossa. Se este for o caso, utilize uma pegada alternativa, com os dedos segurando a alça e o polegar colocado do lado de fora da alça para segurá-la (Figura 6.2).

Você deve estar atento às pegadas incorretas mais comuns e possíveis de evitar:

- Apertar a alça ao apertar a palma da mão, como mostrado na Figura 6.3a. Aqui a mão não está totalmente inserida na alça e há muita tensão e pressão da mão. Observe os músculos do antebraço já aumentados com esse aperto.

Figura 6.1 Pegada adequada do kettlebell.

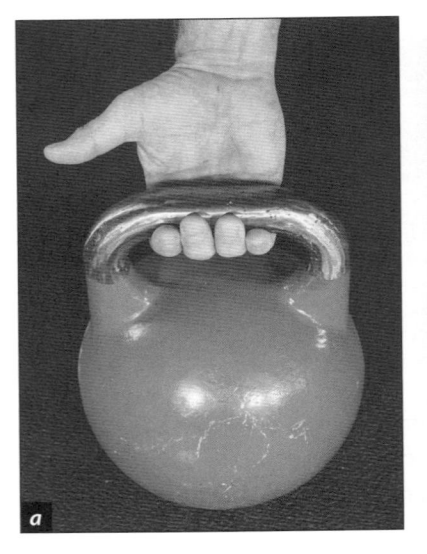

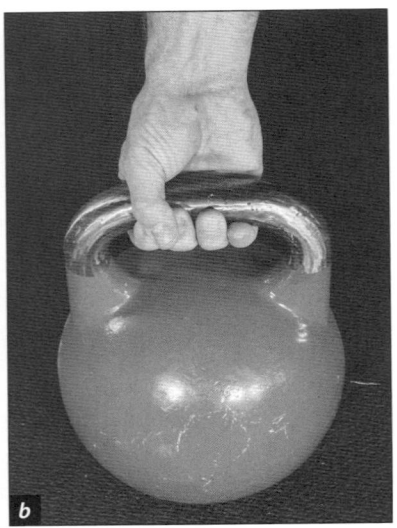

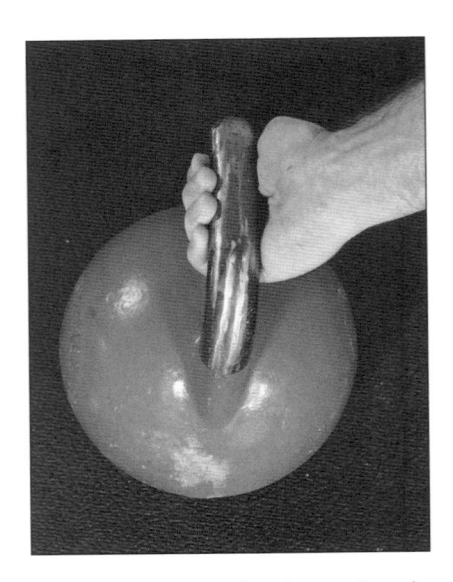

Figura 6.2 Pegada alternativa do kettlebell onde o polegar fica por fora da alça.

- Segurar muito solto e não segurar a alça com o polegar, como mostrado na Figura 6.3b. O kettlebell se movimentará muito com esta pegada e pode escapar da sua mão durante o treinamento.

- Segurar apenas com as pontas dos dedos, como mostrado na Figura 6.3c. Em um esforço para diminuir a pele seca e dolorosa nas dobras dos dedos, o levantador pode deixar o kettlebell deslizar para as pontas dos dedos. A alça não fica segura com essa pegada, e isso deve ser evitado.

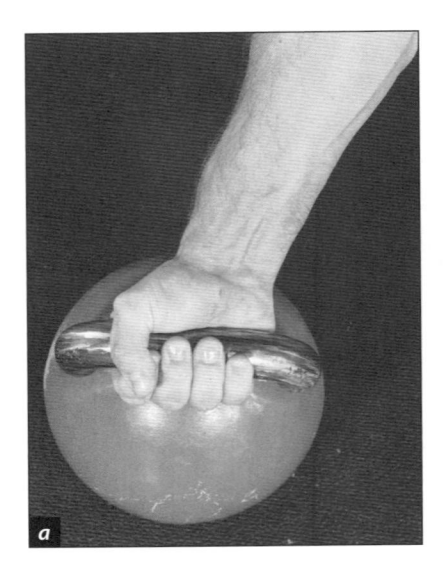

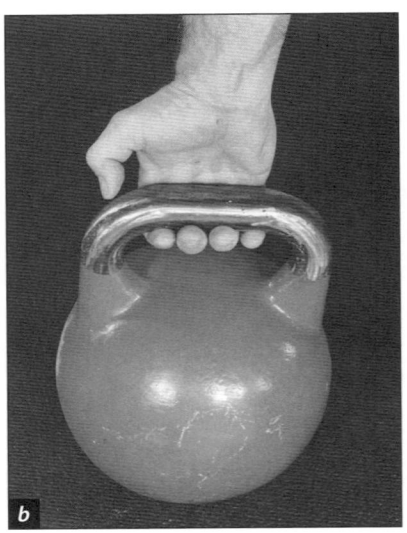

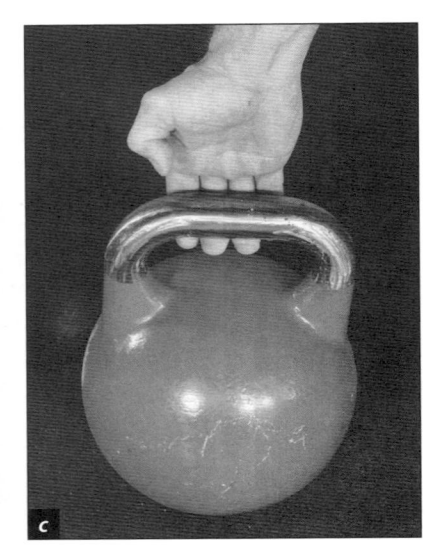

Figura 6.3 Pegadas incorretas de kettlebell: apertar a palma da mão (a), segurar muito solto (b) e segurar somente com a ponta dos dedos (c).

Aplicar giz no kettlebell

No Capítulo 2, aprendemos sobre a importância do uso de giz para evitar que o suor fique em suas mãos ao levantar kettlebells. Aqui, você aprenderá como aplicar giz corretamente na alça do equipamento. Idealmente, você quer ser capaz de segurar o kettlebell o maior tempo possível durante as suas séries de exercícios, e, geralmente, o giz ajuda a prevenir o deslizamento. Você terá que experimentar o giz e determinar se ele dá melhores resultados. Se suas mãos respondem positivamente ao giz, ele cria uma pegada melhorada. Para algumas pessoas, o giz pode ressecar demais as mãos e causar bolhas. Sua reação ao giz também mudará dependendo do clima.

A seguir estão os passos para aplicar corretamente giz no kettlebell:

1. Lixe a alça do kettlebell usando uma lixa fina (Figura 6.4a). Isso cria uma superfície ligeiramente áspera necessária para o giz grudar.
2. Umedeça levemente o kettlebell com água de um frasco borrifador (Figura 6.4b).
3. Espalhe o giz na alça (Figura 6.4c). Se feito corretamente, esses passos farão com que o giz se ligue à alça.

Observe que, se o giz se transforma em uma pasta, foi utilizado muita água. Se o giz não se ligar à alça e desgrudar, a alça pode ser muito lisa ou o giz muito fino.

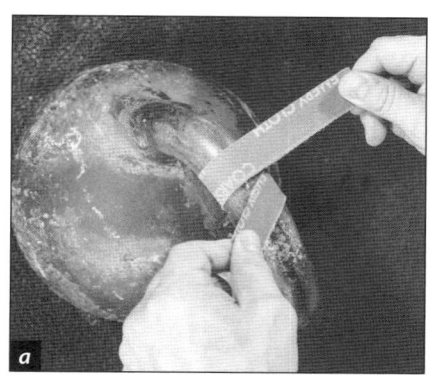

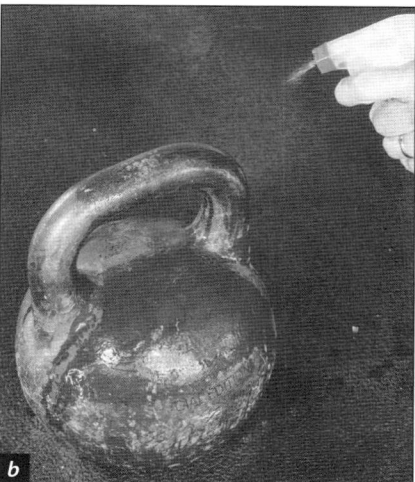

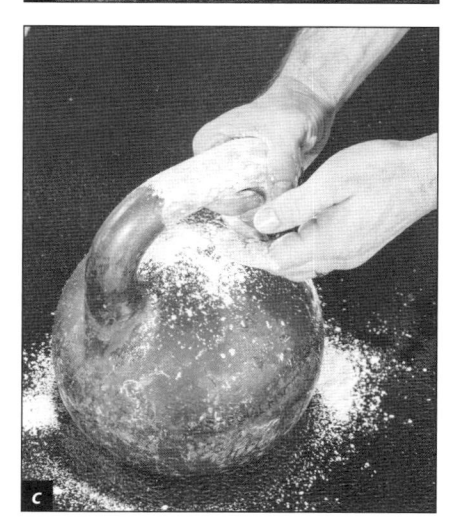

Figura 6.4 Aplicar giz à alça de um kettlebell: lixar (a), umedecer (b) e espalhar (c).

Técnica de respiração

Você usará duas técnicas comuns de respiração no treinamento com kettlebell: a respiração paradoxal e a respiração anatômica. O uso de uma em detrimento da outra é determinado pelo seu esforço. Em geral, séries breves e de alta intensidade com uma carga pesada usam a técnica de respiração paradoxal. Séries mais longas, com uma carga geralmente mais leve, usam a técnica de respiração anatômica.

Respiração paradoxal

Esse método de respiração é semelhante ao que você pode ter aprendido em aula de ginástica. Com esse tipo de respiração, você inspira em compressão e expira em extensão. Por exemplo, para um agachamento, você inspira quando desce e depois expira quando se levantar. Essa forma de respiração é ideal para cargas pesadas e para as pessoas fora de forma, devido à pressão torácica e a estabilidade da coluna vertebral que ela proporciona.

Respiração anatômica

Esse método de respiração também é chamado de *respiração combinada* porque é congruente com os movimento naturais do corpo. Com esse tipo de respiração, você expira em compressão e inspira em extensão. Por exemplo, em um agachamento você expira quando desce e inspira quando sobe. Essa forma de respiração é ideal para a resistência e para a capacidade de trabalho, pois ajuda a controlar melhor a frequência cardíaca. É utilizada por levantadores de kettlebell esportivo para alcançar resultados de nível mundial.

Para os próximos exercícios, vamos nos concentrar na técnica de respiração anatômica. Esses movimentos são todos rítmicos, e combinar sua respiração com o movimento do corpo o capacitará a manter uma taxa de respiração estável e, portanto, a frequência cardíaca quando você aumentar gradualmente a duração das séries.

EXERCÍCIOS BÁSICOS COM KETTLEBELL

Agora, os exercícios básicos com kettlebell serão apresentados um a um. Esses exercícios são as habilidades e técnicas-chave em torno das quais você vai elaborar o seu programa, como será visto mais tarde no livro.

Siga uma progressão do leve para o pesado quando aprender os levantamentos de kettlebell e durante os treinos. Lembre-se, a técnica adequada sempre supera a carga em termos de importância, segurança e resultados. Assim, evite o erro comum de utilizar muito peso em muito pouco tempo. Além disso, você deve seguir uma progressão, indo do neurologicamente simples para o neurologicamente complexo. Assim, para um iniciante, comece com os exercícios da seção *Movimentos Introdutórios com Kettlebell*. A partir disso, passe para os levantamentos clássicos e, em seguida, as variações mais avançadas. O não cumprimento dessa progressão lógica pode resultar em uma aprendizagem inadequada e lesões.

Além disso, embora a tensão máxima seja aplicável para levantar kettlebells muito pesados e, certamente, as barras, não é aplicável para desenvolver a capacidade de trabalho e resistência (o principal objetivo do treinamento com kettlebell). Assim, é importante concentrar seu alinhamento, postura e concentração para alcançar o relaxamento máximo em todos os exercícios. Isso manterá a frequência cardíaca baixa e um fluxo constante de oxigênio e de nutrientes para os músculos. Esse tipo de ambiente descontraído, rítmico, de treinamento e de resistência submáxima permite um volume maior de treinamento e, portanto, leva a uma melhora do condicionamento físico. Esteja atento para suavizar cada repetição de cada exercício de tal forma que pareça fácil para alguém que esteja só assistindo (mesmo que certamente não seja!).

Movimentos Introdutórios com Kettlebell

Antes de realizar um *swing*, arremessar ou fazer uma pressão vertical com o seu kettlebell, você quer se sentir confortável manuseando-o e movendo-o de uma mão para outra, a fim de desenvolver a confiança e o controle. Os seguintes movimentos são uma introdução segura e simples da ferramenta, bem como um aquecimento útil e de baixa intensidade, antes dos exercícios mais vigorosos. A ideia é se sentir confortável manuseando o seu kettlebell, incluindo pegá-lo, colocá-lo para baixo, movendo-lo ao redor do corpo e de uma mão para outra, todas as habilidades que você utilizará nos exercícios a seguir.

PASSAGEM AO REDOR DO CORPO

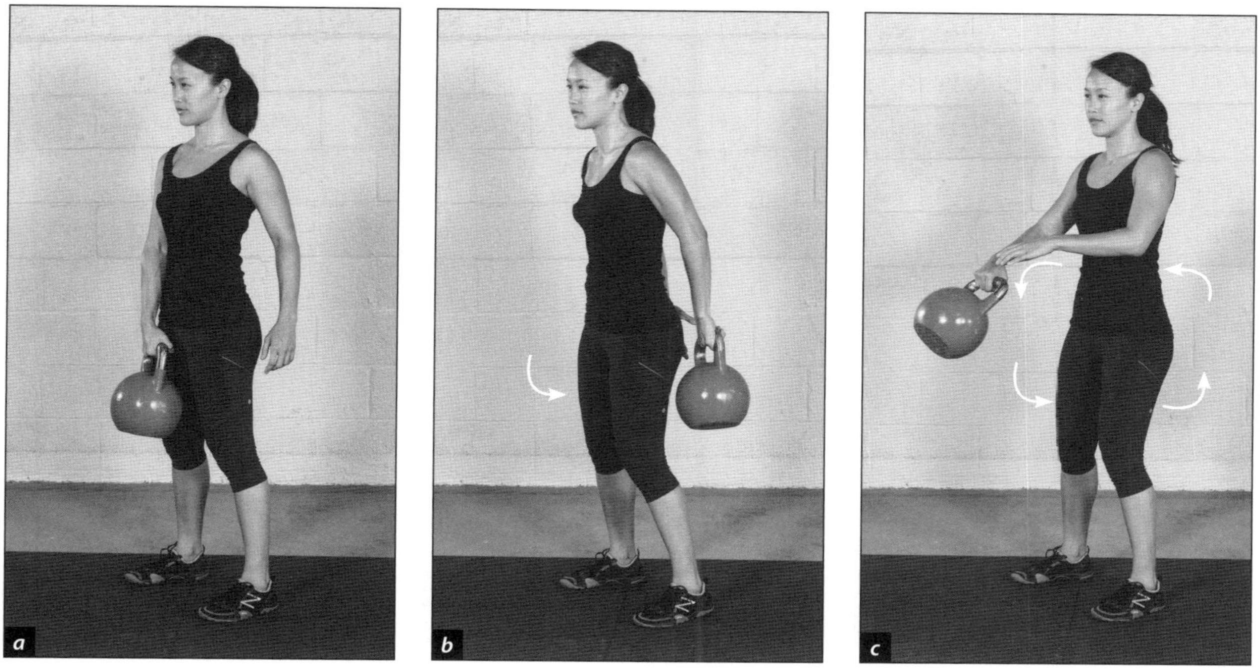

Figura 6.5 Passagem ao redor do corpo.

A passagem ao redor do corpo serve como um excelente aquecimento, especialmente para os braços, o *core* e a pegada. Para executar esse exercício, mantenha uma boa postura e alinhamento quando passar o kettlebell ao redor do corpo, enquanto os quadris permanecem voltados para a frente durante todo o exercício (Figura 6.5). Respire normalmente. Varie o ritmo do movimento e alterne as direções várias vezes.

Princípios-chave

- Mantenha os olhos para a frente para manter uma boa postura e desenvolver a consciência cinestésica.
- Verifique se o kettlebell está perto do corpo, mas não tão perto a ponto de bater em você e causar ferimentos.

Erro comum	Correção do erro
Permitir que o impulso do kettlebell gire os quadris quando passá-lo de uma mão para outra	Manter os músculos abdominais firmes. Verifique a sua forma em um espelho e observe o movimento. Certifique-se de que não haja rotação de quadris e que, ao começar o exercício, estejam voltados para a frente.
Soltar o kettlebell em um piso frágil quando passá-lo em torno do corpo	Coloque um tapete grosso de borracha embaixo de você se não quiser danificar o assoalho. Além disso, lembre-se de que pés rápidos são pés felizes, e seu instinto sabe disso. Em caso de uma queda, mova-se rapidamente e deixe o kettlebell cair no tapete.

HALO

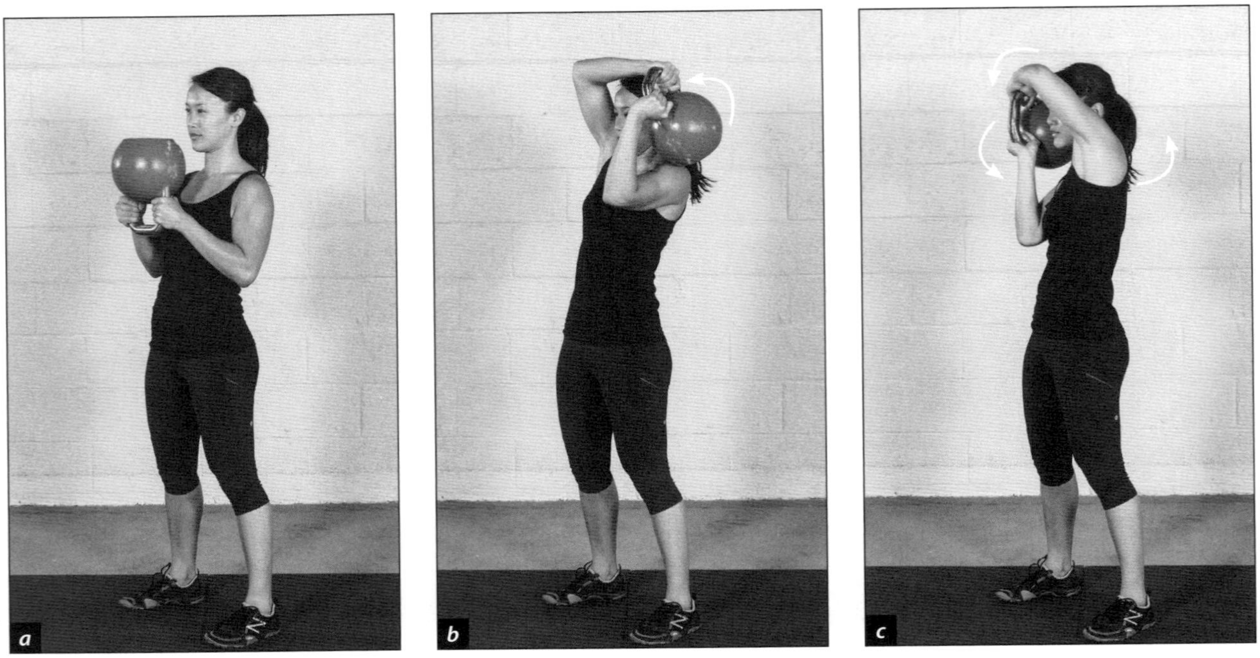

Figura 6.6 Halo.

O *halo* é um exercício fenomenal para mobilidade do ombro e da escápula. Muitas pessoas adoram a maneira que ele define os ombros e incorporam-no em seus aquecimentos, e o utilizam também, para a reabilitação e fins de pré-reabilitação. Para executar esse exercício, segure um kettlebell leve pelas partes laterais da alça na frente de seu rosto com as duas mãos (Figura 6.6a). Circule-o ao redor da parte superior da cabeça e continue o círculo em toda a volta (Figura 6.6, *b* e *c*). O kettlebell vai mais embaixo quando passa atrás de você e levanta novamente quando passa de volta na frente. Respire normalmente durante o exercício. Trabalhe em ambos os sentidos.

Princípios-chave

- Como o nome sugere, faça o percurso do kettlebell ao redor da parte superior de sua testa, comparável a um *halo*.
- Relaxe os cotovelos e permita que se articulem livremente.
- Verifique se o kettlebell está perto da cabeça, mas tome cuidado para evitar o contato acidental com as extremidades superiores.

Erro comum	Correção do erro
Deixar a cabeça cair e olhar para baixo, flexionando o pescoço	Escolha um ponto da parede na frente de você e mantenha os olhos focados nesse ponto durante todo o exercício.
Usar uma carga muito pesada	Tenha em mente que esse exercício é para melhorar a mobilidade, não a força. Escolha uma carga leve e aumente as repetições. Nunca exagere nesse exercício.

PASSAGEM POR ENTRE AS PERNAS FAZENDO A FIGURA DO OITO

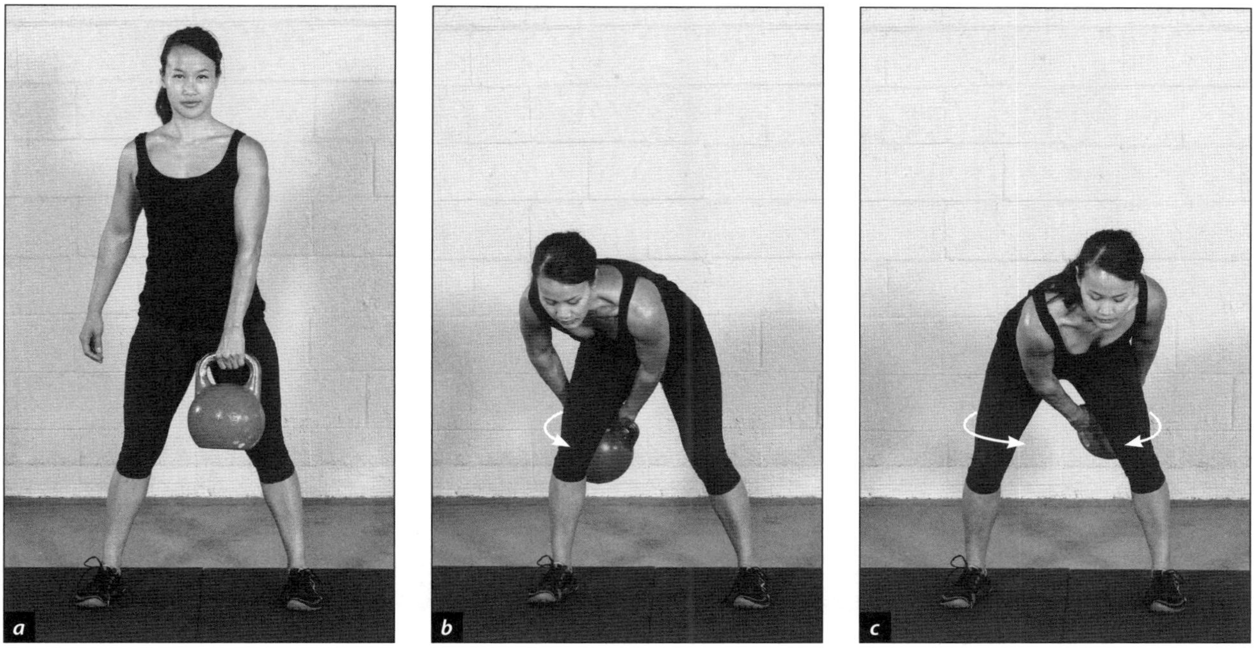

Figura 6.7 Passagem por entre as pernas fazendo a figura do oito.

Esse é um aquecimento leve e um surpreendentemente bom movimento para condicionar as pernas e *core*. Por envolver elementos de coordenação e consciência corporal, se torna desafiante e atrativo. Para executar esse exercício, pegue o kettlebell e mantenha-o na frente de você, segurando-o com ambas as mãos, com os pés afastados na largura dos ombros e uma ligeira flexão de joelhos (Figura 6.7a). Passe o kettlebell da mão esquerda para a direita por entre as pernas, da frente para trás (Figura 6.7b). Continue a dinâmica para circundar em volta do seu corpo de trás para a frente e passar para a outra mão (Figura 6.7c). Expire quando trocar as mãos. Isso criará automaticamente uma inspiração nos outros pontos de movimento. Continue esse modelo contínuo em forma de oito. Mude de direção e passe de trás para a frente.

Princípios-chave

- Quando você passar o kettlebell entre as pernas mantenha uma posição neutra da coluna e o quadril.
- Mantenha o kettlebell perto do corpo, tomando cuidado para não se bater com ele.

Erro comum	Correção do erro
Bater o kettlebell em suas pernas	Escolha um peso leve que você possa facilmente controlar. Também, assegure-se que seus pés estejam afastados seguindo a largura dos ombros e observe o caminho do kettlebell para guiá-lo suavemente de uma mão para outra.
Deixar o kettlebell escorregar de sua mão.	Utiliza bastante giz em suas mãos e na alça do equipamento para prevenir os deslizes.

AGACHAMENTO SOBRE A CAIXA

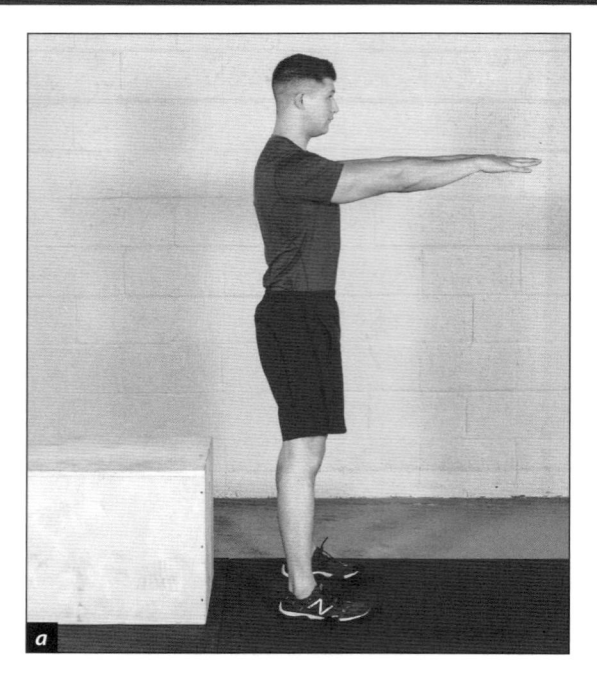

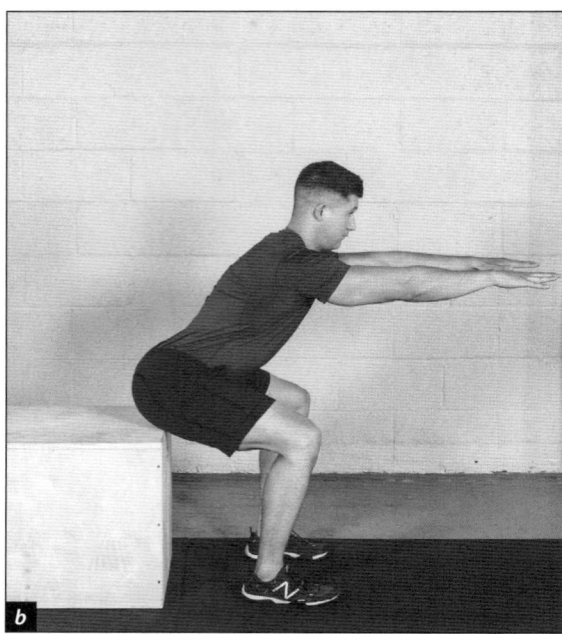

Figura 6.8 Agachamento sobre a caixa.

O agachamento sobre a caixa ajuda você a se familiarizar com a mecânica adequada do agachamento, ao mesmo tempo que fornece um grau de segurança e apoio estrutural na posição inferior. Essa versão do agachamento sobre a caixa é usada para ensinar a ação correta dos quadris no agachamento e a encaixar e contrair os quadris, mantendo a tensão neles. Para executar esse exercício, fique em pé com uma caixa ou cadeira resistente às suas costas, com os pés afastados na largura dos ombros ou um pouco mais (Figura 6.8a). Abaixe-se para encostar as nádegas e a parte superior dos seus isquiotibiais no topo da caixa, sem realmente sentar-se nela, mantendo o seu peso sobre os calcanhares e o controle total do seu corpo (Figura 6.8b). Inspire quando descer e expire quando se levantar. Quando feito corretamente, você utilizará adequadamente os seus quadris e fará do agachamento um movimento menos dependente do joelho.

Princípios-chave

- Não "desabe" sobre a caixa, ela é apenas um ponto de referência a ser alcançado.
- Utilize a técnica de respiração paradoxal (inspire quando desce e expire quando sobe). Quando você se sentir confortável com o movimento e sentir a estabilidade vertebral melhorar, pode mudar para a respiração anatômica (expire enquanto você desce e inspire enquanto se levanta).
- Mantenha a coluna neutra (ligeiramente arqueada na parte inferior das costas) juntamente com os quadris flexionados é a chave para o desempenho e prevenção de lesões.

Erro comum	Correção do erro
Ficar muito longe ou muito perto da caixa	Teste essa distância antes de iniciar o exercício. Você deve ser capaz de encostar suas nádegas na caixa com facilidade, mas a parte de trás dos seus joelhos não deve tocar a caixa.
Permitir que os joelhos apontem para dentro na posição mais inferior do agachamento, chamado colapso valgo.	Isso ocorre com frequência e deve ser evitado, pois pode levar ao rompimento do ligamento cruzado anterior (LCA). Normalmente, não é um problema no joelho, mas sim, causado pela falta de ativação dos quadris. Para ajudar a evitar, empurre os joelhos para os lados, quando abaixar para o agachamento, ou pegue uma banda elástica de 51 cm, que seja leve e fácil para esticar, e coloque-a pelo lado de fora dos joelhos. Isso treinará você para evitar o colapso dos joelhos.

LEVANTAMENTO TERRA

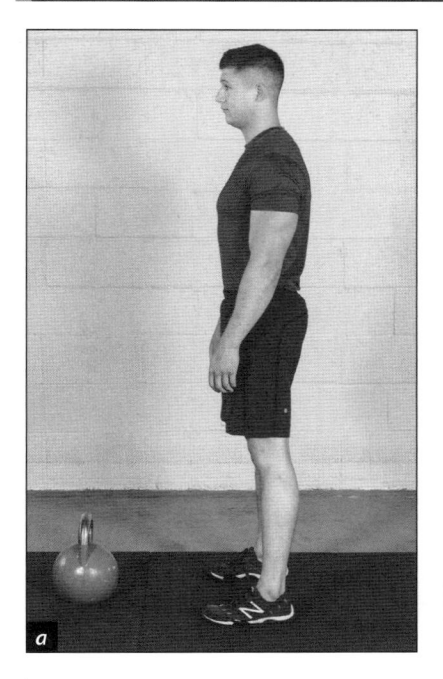

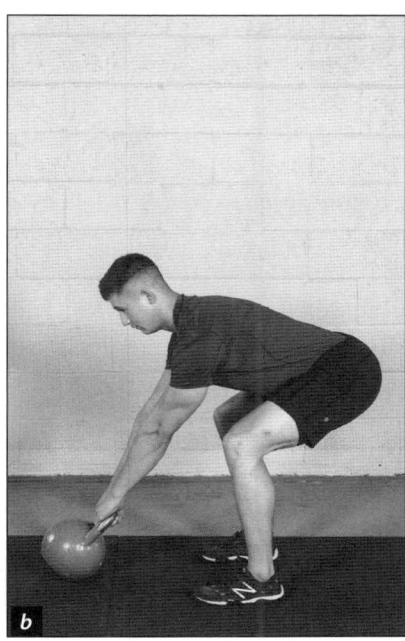

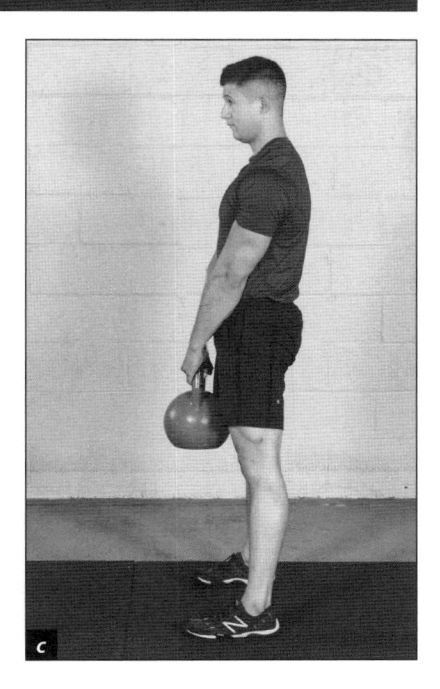

Figura 6.9 Levantamento terra.

O levantamento terra do kettlebell visa, principalmente, a cadeia posterior (parte inferior de costas, glúteos e isquiotibiais). É um excelente aliado para o agachamento sobre a caixa e, além disso, ajuda a ensinar a mecânica adequada da flexão de quadris, criando uma base importante para os exercícios clássicos de kettlebell (p. ex., o *swing*, o arremesso e o arranque). Com o kettlebell no chão bem à sua frente, fique em pé, com os seus pés afastados na largura dos ombros (Figura 6.9a). Mantenha o peito erguido, quando fizer o movimento de sentar sobre os quadris até que suas mãos possam alcançar a alça (Figura 6.9b). Pegue a alça com as duas mãos e levante-se, pressionando os pés no chão até que seu corpo fique totalmente na vertical (Figura 6.9c). Repita o movimento como se sentasse sobre os quadris para pousar o kettlebell levemente no chão. Faça 10 repetições controladas com um peso leve e, em seguida, repita com um peso mais difícil (p. ex., as mulheres começam com 8 kg para 10 repetições e, em seguida, usam 12 kg para 10 repetições; os homens começam com 16 kg para 10 repetições, e depois usam 24 kg para 10 repetições). Esse exercício básico ensina a manter o centro de gravidade alinhado verticalmente sobre sua base de apoio. É importante ter controle sobre o seu centro de massa, porque o treinamento com kettlebell envolve tais movimentos dinâmicos. Uma base forte e estável irá mantê-lo seguro ao balançar o kettlebell.

Princípios-chave
- Flexionar os quadris em vez de flexionar a coluna.
- Manter a coluna neutra e levemente arqueada na parte inferior das costas.
- As pernas podem ser dobradas ou em linha reta, dependendo do efeito do treinamento desejado. Pernas retas recrutarão mais os isquiotibiais e as pernas dobradas recrutarão mais os quadríceps.

Erro comum	Correção do erro
Iniciar o movimento com a região lombar ou perder o encaixe da curvatura lombar	Coloque uma pequena caixa atrás de você com o kettlebell no chão, a sua frente. Toque levemente seus glúteos na caixa, de modo a garantir que os quadris façam o movimento.
Girar os ombros e a parte superior das costas	Olhe para a frente, mantenha as escápulas juntas e mantenha o peito erguido.

Levantamentos de kettlebell clássicos

Uma vez que você se familiarizou com um aquecimento adequado e aos movimentos introdutórios com kettlebell, é hora de aprender os levantamentos clássicos de kettlebell. Os levantamentos clássicos são aqueles exercícios fundamentais que introduzem os padrões e princípios mecânicos usados em todos os outros exercícios com kettlebell. Deve ser dada atenção especial à suave e acurada prática desses exercícios, porque a correta execução dos levantamentos clássicos de kettlebell definirá a base para desenvolver o condicionamento físico com segurança e eficácia.

Uma abordagem sensata para aprender esses movimentos antes de colocá-los em um programa é praticá-los várias vezes com um kettlebell leve. Pense nisso como uma prática e não como treinamento ou desempenho. Apenas sinta-o e tente ficar confortável. Uma vez que você tenha uma boa ideia de como realizar os exercícios, você pode começar a desafiar-se mais, e quando você tiver um forte entendimento de um determinado exercício, você pode incluí-lo em um programa de treinamento.

SWING

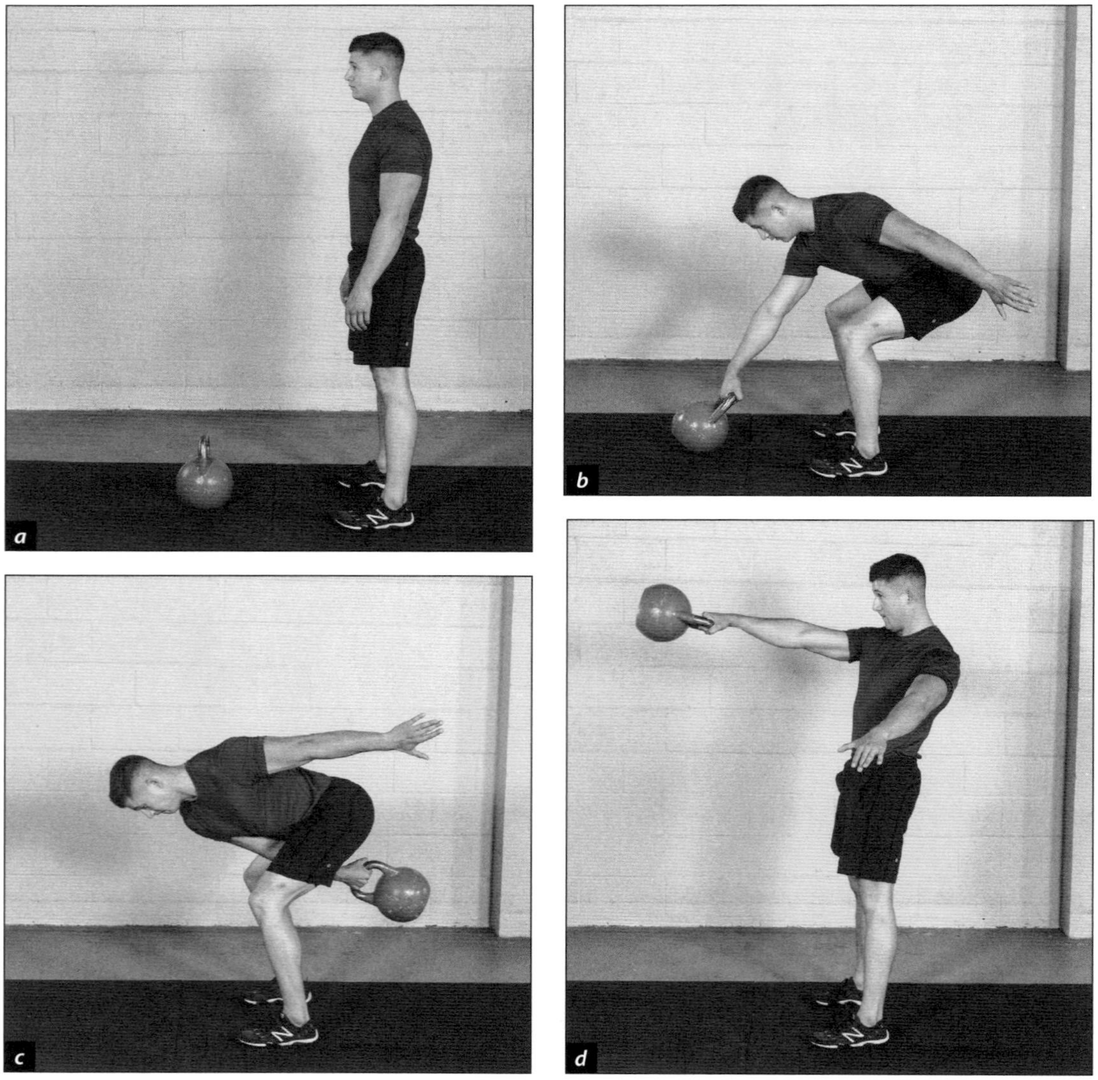

Figura 6.10 *Swing.*

O *swing* simples é o movimento fundamental de todos os levantamentos clássicos. Nesse exercício, você encontrará muitos dos princípios universais e aspectos únicos do treinamento com kettlebell, como a inércia, a resistência de pegada em pêndulo e a respiração anatômica. O *swing* precisa ser dominado antes de passar para os outros exercícios de levantamento clássicos (p. ex., o arremesso e o arranque). Ele não pode ser subestimado: todos os outros levantamentos de kettlebell têm como base o *swing*.

Para executar esse exercício, fique com os pés afastados na largura dos quadris e com um kettlebell a sua frente no chão (Figura 6.10a). Encaixe os quadris (lembre-se do agachamento sobre a caixa) e, com uma mão, pegue a alça com os dedos (Figura 6.10b). O posicionamento do polegar para o balanço pode variar de acordo com os objetivos individuais e do treinamento. Existem três opções:

1. O polegar para a frente, que permite uma cadência mais rápida devido ao movimento minimizado (cria balanço para baixo, mais raso) e parece ser mais confortável para aqueles com rigidez no ombro porque não há rotação durante essa posição.
2. O polegar para trás, que proporciona melhor resistência de pegada ao distribuir um pouco a tensão do antebraço para o tríceps e cria mais de um movimento baseado no *momentum* por causa da natureza espiral dessa variação (assim, existe uma maior amplitude de movimento para reduzir e produzir força).
3. O polegar neutro, que distribui a tensão de forma mais equitativa ao longo da pegada, braços e ombros.

Em seguida, mantenha os ombros para trás e o peito erguido, como se você estivesse fazendo um levantamento terra, e quando você ficar em pé, balance o kettlebell entre suas pernas (Figura 6.10c). Quando o balanço atinge o seu ponto final atrás de você, levante-se completamente, estendendo os tornozelos, joelhos, quadris e torso (Figura 6.10d). Sustente esse balanço pendular ao longo da duração da série.

Ao realizar esse exercício, utilize um ou dois ciclos de respiração anatômica (um ciclo é definido como uma expiração e uma inspiração). Há duas variações que você pode usar: expirar na parte de trás do balanço para baixo e inspirar durante o balanço para cima (um ciclo de respiração), ou expirar na parte de trás do balanço para baixo, inspirar, expirar quando as transições do kettlebell do plano horizontal para o vertical, na parte superior do balanço para a frente, e inspirar quando o kettlebell descer novamente precedendo o próximo balanço para trás (dois ciclos de respiração para cada balanço).

Princípios-chave
- O pêndulo é uma analogia perfeita para um bom *swing* com kettlebell porque depende da conservação da energia mecânica, a fim de sustentar o movimento por tempo indeterminado. Balançar o kettlebell dessa maneira cria um movimento mais baseado no *momentum*, que permite uma maior capacidade de trabalho, além de menos tensão na parte inferior das costas e na pegada por meio da desaceleração eficiente do peso durante o balanço para baixo.
- Maximizar a conexão entre o braço e o tronco no *swing*, garantindo transferência de potência ideal a partir dos membros inferiores do corpo para o kettlebell.
- Relaxar completamente o braço e visualizá-lo como uma corda que começa na base do pescoço e termina na ponta dos dedos.
- Estender os quadris no topo do *swing* para contrabalançar o peso na frente do corpo e de modo a facilitar a extensão do quadril. Manter o desvio quando você soltar o kettlebell no balanço para baixo até sentir o tríceps entrar em contato com a caixa torácica. Nesse ponto, absorva suavemente a força descendente com uma ligeira curvatura dos joelhos e tornozelos e, em seguida, flexione os quadris para a mecânica do pêndulo com mola.

(continua)

Swing (Continuação)

Erro comum	Correção do erro
Sem conexão entre o braço, o quadril e o torso no balanço para cima	Use dois dedos na parte superior do braço. Se você tiver um treinador ou estiver treinando alguém, a dica verbal "Fique ligado" é útil. Além disso, use uma minibanda de resistência ao redor do braço que faz o balanço e do corpo, que irá manter o braço junto ao corpo.
Falta de desvio no balanço para cima enquanto baixa o kettlebell no balanço para baixo	Se você tem um treinador ou está treinando alguém, a dica verbal "Desvie para trás!" é útil. É também útil balançar na frente de um objeto maior (p. ex., uma parede ou um tapete) distante do comprimento do braço. Se você não desviar para trás, irá acertar o objeto.
O kettlebell desce demais, quase tocando o solo, na fase de descida do *swing*	Faça balanços com um bloco de ioga ou um objeto semelhante entre as pernas ou coloque um segundo kettlebell no chão entre as pernas. Se você acertar o objeto ou o segundo kettlebell, você deixou cair muito o movimento.
Os ombros desencaixam e o kettlebell fica muito longe do corpo	Balance na frente de um objeto (p. ex., uma parede, um tapete) distante do comprimento do braço. Se você não desviar de volta, acertará o objeto.

O *CLEAN* (POSIÇÃO DE SUPORTE)

O *clean* é uma progressão natural do balanço e é o ponto intermediário entre o *swing* e muitos dos levantamentos sobre a cabeça. O *clean* introduz a inserção da mão, os pontos de alinhamento ligados à posição de suporte e o posicionamento do kettlebell na mão, a fim de evitar lesões e fadiga da pegada. Ele também ensina como usar as pernas para transmitir potência vertical dos membros inferiores do corpo para os superiores. Com a prática, o seu *clean* torna-se um movimento suave e rítmico que você pode sustentar por longos períodos de tempo, embora possa demorar centenas de repetições antes que flua e se torne um movimento refinado.

Descansar o equipamento no antebraço é uma característica distintiva dos kettlebells, que os fazem se comportar de maneira diferente dos halteres e os tornam eficazes para desenvolver o condicionamento físico advindo com o treinamento de resistência de alta repetição. Ao colocar a maior parte da carga sobre o antebraço, os músculos da mão e do punho são capazes de relaxar. É preciso prática antes que o kettlebell passe suavemente em sua mão e fique na posição. Às vezes você terá repetições ruins e o kettlebell baterá em seu antebraço. Para tornar esse processo de aprendizagem um pouco mais agradável, você pode usar faixas elásticas ou munhequeiras. Com o tempo, sua técnica se tornará mais refinada e o kettlebell apenas flutuará na posição sobre o seu braço nos arremessos e arranques, e, nesse ponto, você pode preferir não usar munhequeira. No entanto, é uma opção para os iniciantes – não tem sem sentido machucar-se, você não precisa.

Com o kettlebell no chão, encaixe seus quadris e segure a alça com os dedos de uma mão (Figura 6.11*a* e *b*). Balance-o para trás através de suas pernas como você fez no *swing* com uma mão (Figura 6.11c) e, então, balance-o para a frente e mantenha o seu antebraço apoiado contra seu corpo (Figura 6.11d). Durante o *swing*, o braço desencosta do corpo quando a inércia puxa o kettlebell para a frente e para cima. Durante o *clean*, entretanto, o braço não se desliga do corpo; no ponto em que o braço se desligaria durante o balanço ele se move verticalmente a sua frente. Imagine que você está em pé dentro de uma chaminé. As paredes da chaminé bloqueiam você para que não possa se mover para fora ou para o lado; você só pode mover o kettlebell para cima e para baixo dentro da chaminé. Quando os quadris atingem a extensão para a frente, puxe com o quadril no lado que está trabalhando e dê uma puxada suave com o seu trapézio no mesmo lado, puxando o kettlebell para cima pela chaminé (Figura 6.11e). Antes que o kettlebell se instale no peito, afrouxe sua pegada e abra a mão para inserir seus dedos na alça o quanto for possível em um ângulo de curva até que a porção média de seu antebraço, a ulna, o impeça de inserir a mão mais além (Figura 6.11f). Complete a puxada vertical deixando o kettlebell descansar em seu peito e no braço (Figura 6,11 g), no que é

Treinamento com Kettlebell **85**

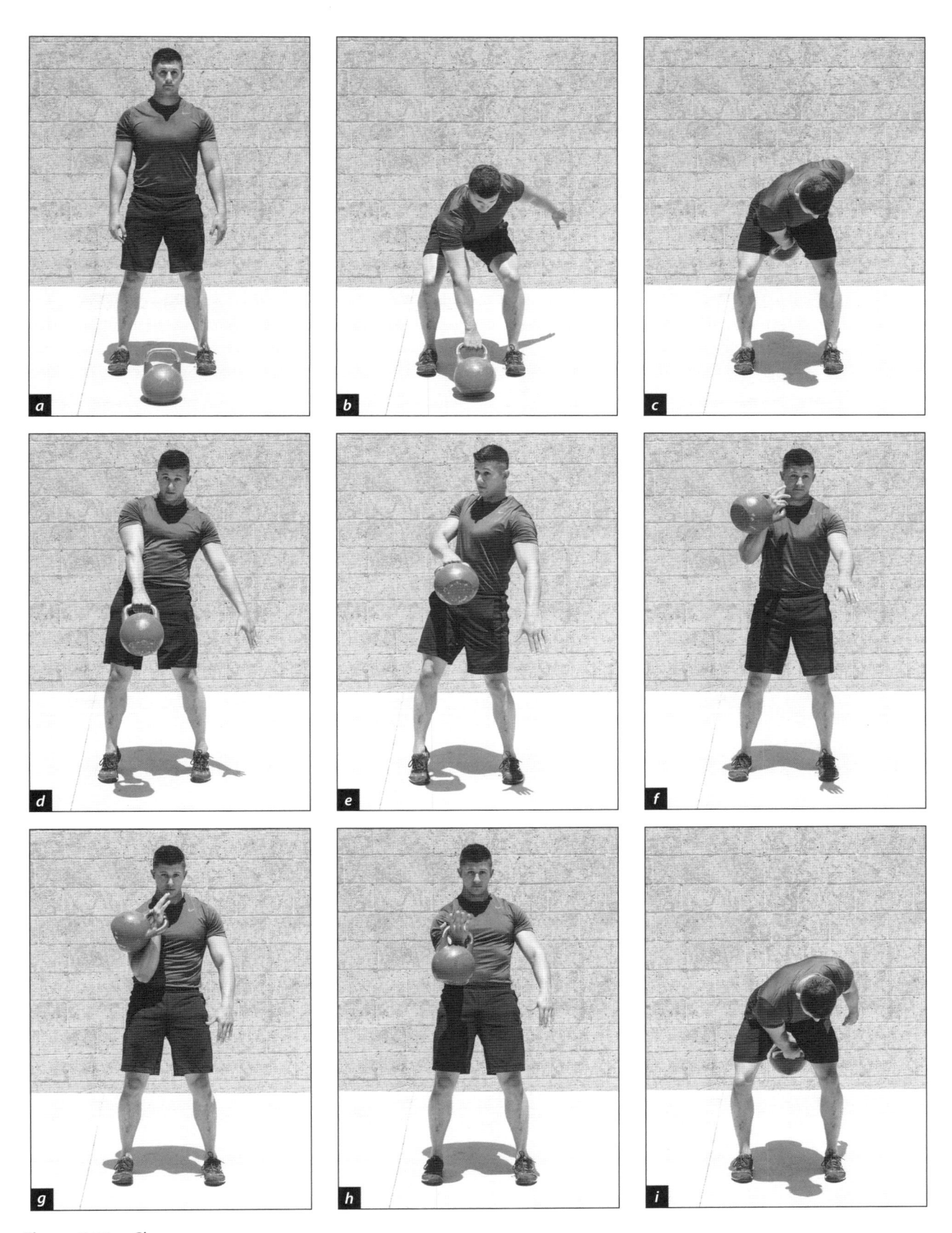

Figura 6.11 *Clean.*

(continua)

Clean *(Continuação)*

chamado de posição de suporte. Essa é a posição mais alta do *clean*. Aqui estão os pontos de alinhamento principais na porção mais alta de suporte da técnica:

- O kettlebell fica entre as porções medial e lateral do ombro (em direção à linha média). Se o kettlebell se afastar da linha média, ele levará a carga para fora de sua base de apoio e isso requer mais esforço para mantê-lo na posição.
- Encontre o posicionamento ideal do kettlebell entre o peito e o ombro e a parte superior do seu braço. Uma dica útil é colocar o kettlebell no triângulo formado entre cotovelo, antebraço e peito. Mantenha o kettlebell entre o antebraço e o peito, movendo a parte superior do corpo para trás e gire a palma da mão para longe de você, em um ângulo de cerca de 45 graus.

Essa posição de suporte funciona bem com um único kettlebell, mas é muito mais difícil com dois kettlebells por causa das exigências de flexibilidade e amplitude de movimento limitada dos dois pesos. O objetivo da posição de suporte é ficar confortável e estável na posição e ser capaz de controlar a parte alta do *clean*. Agora, termine o levantamento girando a palma da mão para cima e desvie a força movendo os ombros para trás (Figura 6.11h). Lembre-se de que você está em pé dentro de uma chaminé, de modo que o kettlebell só pode se mover para baixo, não para a frente. Seu cotovelo está junto ao seu corpo. Quando o kettlebell estiver caindo, pouco antes de o cotovelo atingir a sua máxima extensão, puxe a mão para trás para apanhar com os dedos, em seguida, faça a pegada para completar o balanço para trás (Figura 6.11i). Como no balanço, você pode usar qualquer uma das três posições na parte inferior do arremesso – polegar para a frente, polegar para trás ou polegar neutro. Continue esse movimento pendular suave durante toda a série.

Ao realizar esse exercício, use respiração anatômica com três ou mais ciclos de respiração. A partir da posição de suporte, inspire quando você desviar para trás e solte o kettlebell no balanço para baixo, expire na parte de trás no balanço para baixo, inspire durante a transição para o balanço para a frente, expire na conclusão do balanço para a frente, inspire na inserção da mão e expire quando o kettlebell ficar na posição de suporte. Isso equivale a três ciclos de respiração. Durante uma série longa ou em qualquer momento que você estiver muito cansado durante uma série, pode utilizar respirações de recuperação adicionais, enquanto o kettlebell está descansando na posição de suporte.

Princípios-chave

- Começar a inserção da mão aproximadamente ao nível do quadril e garantir que o ângulo da mão, quando começar a inserção seja de 45 graus. Observe que a inserção da mão também é utilizada no arranque e em muitos outros levantamentos. O início e o fim de cada repetição utilizam a mesma posição da mão como o balanço; e a mão se move dentro e fora do kettlebell durante as fases de subida e descida do movimento.
- Experimentar as várias posições do polegar para encontrar a configuração que fica mais confortável para você.

Erro comum	Correção do erro
Bater o punho ou o antebraço no kettlebell	Você está provavelmente, inserindo a mão muito antes, muito tarde, ou em um ângulo incorreto. Use um exercício de inserção de mão onde você visualiza uma escada com quatro degraus na sua frente no plano vertical. Aos poucos, suba a escada, inserindo a sua mão com uma pegada de garra. O degrau 1 é o nível do peito, o degrau 2 é no nível do rosto, o degrau 3 é um pouco acima de sua cabeça, e o degrau 4 está perto do topo um pouco antes do seu braço alcançar sua máxima extensão. Arremesse para cima e libere os dedos para inserir a mão em cada nível e, em seguida, deixe-o cair no balanço para trás entre cada inserção.
Apertar muito a pegada ou a alça, na posição de suporte	Mantenha a mão na posição de uma leve garra para reduzir o calor (fricção) e fadiga da pegada.
Arremessar muito a frente ou muito lateralmente	Arremesse em frente de uma parede ou próximo a ela, onde uma repetição ruim baterá nela. Imagine que você está dentro da chaminé onde o kettlebell pode se mover somente para cima e para baixo, não para a frente, nem lateralmente.

EXERCÍCIOS ADICIONAIS PARA APRENDER O *CLEAN* (A POSIÇÃO DE SUPORTE)

O *clean*, onde o kettlebell descansa no antebraço e no peito, é uma das mais importantes habilidades do treinamento com kettlebell – e uma das mais difíceis de dominar. A falta de flexibilidade é geralmente a principal limitação em aprender a posição adequada. Aqui está um panorama de alguns exercícios úteis para melhorar essa posição.

Manter a posição de suporte

Em pé com um kettlebell no peito, com a mão totalmente inserida na alça, o antebraço repousando sobre o corpo, as pernas completamente estendidas e com o kettlebell alinhado verticalmente sobre o pé do mesmo lado (Figura 6.12). Mantenha essa posição estática por 1 minuto e trabalhe até 3 minutos antes de levantar um kettlebell mais pesado para atingir áreas-chave dos ombros, coluna e quadris.

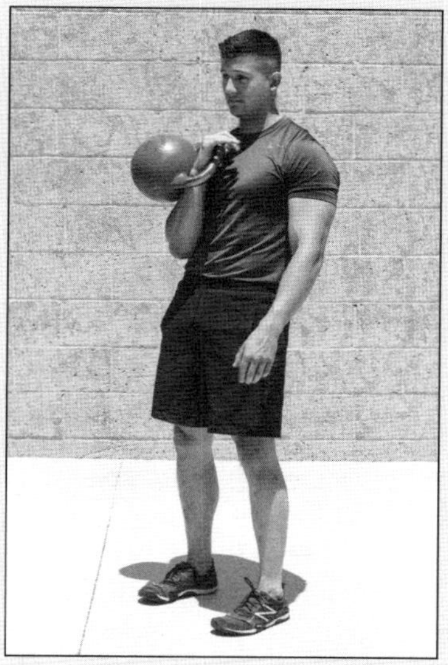

Empurrar a parede

Fique na frente de uma parede com as mãos espalmadas contra ela e os cotovelos dobrados e tocando suas costelas (Figura 6.13a). Sem mover os seus pés, empurre a parede com as palmas das mãos. Como a parede não se move, seu corpo tem que se mover para trás sem mover os pés ou as mãos. Continue empurrando até os cotovelos estarem totalmente estendidos (Figura 6.13b). Seus ombros acabarão atrás de seus quadris, e você sentirá um alongamento agradável na parte inferior das suas costas. Para aumentar o desafio, mova seus pés para mais perto da parede e repita o exercício.

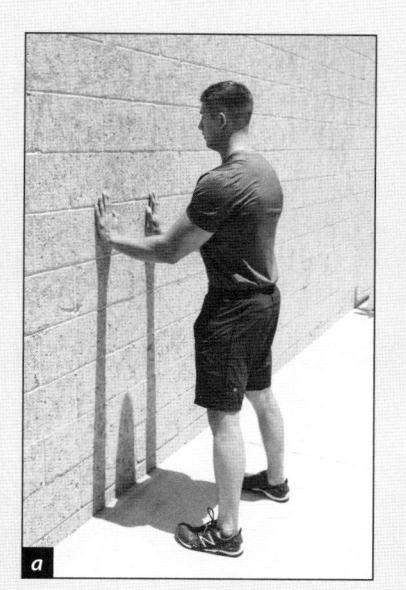

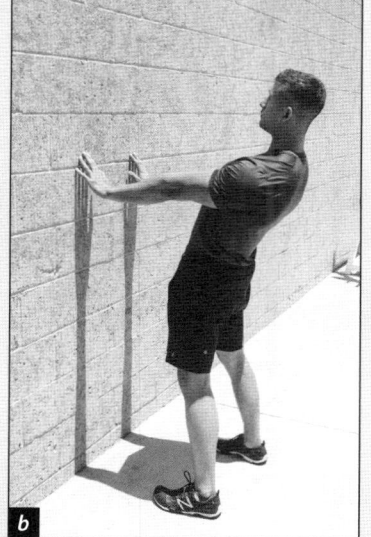

Figura 6.12 Manter a posição de suporte.

Figura 6.13 Empurrar a parede.

Ponte

Para as progressões em ponte, inicie com o mais básico e trabalhe lentamente para as progressões, nunca force a amplitude de movimento e sempre preste atenção à respiração, nunca prendendo-a. Quanto mais você conseguir relaxar a sua mente e a respiração, mais fácil seus músculos vão relaxar e permitir assumir as posições.

Para a ponte básica, deite-se de costas com os pés e os joelhos dobrados (Figura 6.14a). Empurre o chão com seus calcanhares e levante a pélvis tão alta do chão quanto você puder (Figura 6.14b). Mantenha seus ombros e cabeça no chão. Mantenha a posição de 30 a 60 segundos.

(continua)

EXERCÍCIOS ADICIONAIS *(Continuação)*

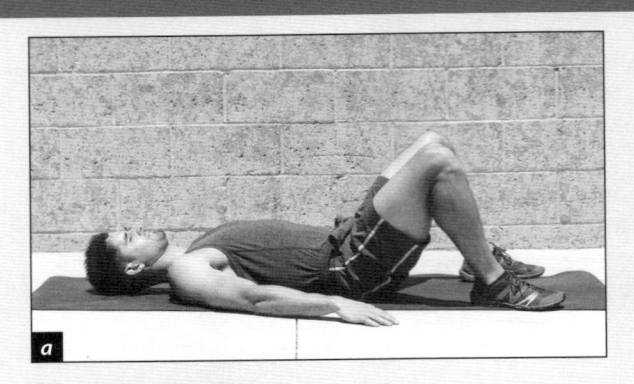

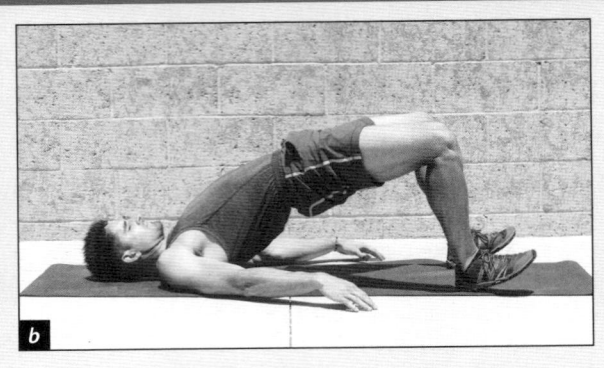

Figura 6.14 Ponte básica.

Para a ponte intermediária, coloque as mãos espalmadas no chão com os cotovelos apontando para cima em direção ao teto (Figura 6.15a). Você precisará de flexibilidade suficiente nos ombros para colocar as mãos confortavelmente. Pressione o chão com suas mãos e pés e coloque o topo da sua cabeça no chão (Figura 6.15b). Use a cabeça, as mãos e os pés como calço e pressione com firmeza, levantando a pélvis o mais alto possível (Figura 6.15c). Progrida mantendo a posição de 30 a 60 segundos.

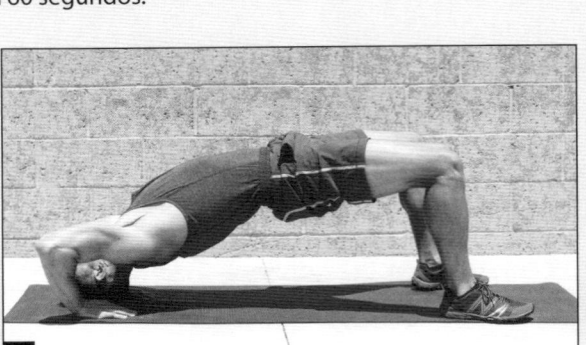

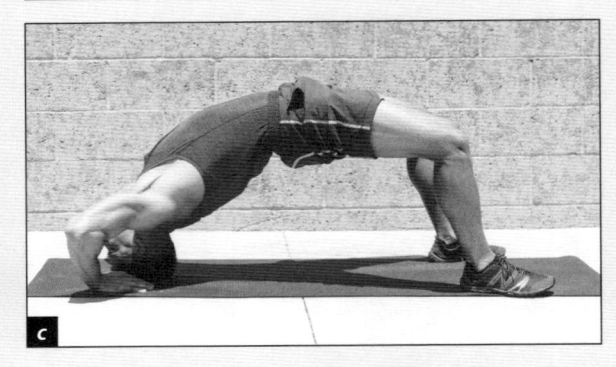

Figura 6.15 Ponte intermediária.

Para a ponte avançada, a partir da posição da ponte intermediária, levante sua cabeça do chão e estenda completamente os braços. Use as pernas para pressionar o seu corpo para cima, levantando o peito e deixando os cotovelos retos (Figura 6.16). Você precisa de uma excelente flexibilidade da coluna, flexores do quadril, ombros e peito para ter uma ponte correta, e isso ajudará você muito a encontrar uma posição de suporte confortável.

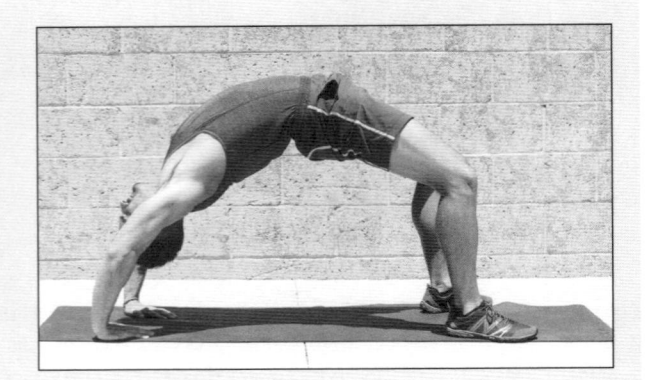

Figura 6.16 Ponte avançada.

Pendurado na barra

Com as mãos afastadas na distância da largura dos ombros ou menos, segure-se em uma barra de flexão e pendure-se, permitindo que o corpo relaxe completamente (Figura 6.17). Mantenha por 15 segundos ou mais e sinta o peito, os ombros e a parte superior das costas se alongando.

Alongamento águia da ioga

De pé ou sentado, abra os dois braços para os lados (Figura 6.18a) e, em seguida, cruze um braço sobre o outro na sua frente (Figura 6.18b). Dobre os dois cotovelos em direção ao corpo. Se cruzar o braço esquerdo por cima, a mão direita alcançará e agarrará o punho ou a palma da mão esquerda (Figura 6.18c). Aponte seu polegar esquerdo diretamente para a testa. Mantenha essa posição por 30 segundos e depois repita do outro lado. Para continuar progredindo com esse alongamento, assuma a posição de alongamento águia da ioga como acabamos de descrever. Mantenha as palmas das mãos firmemente apertadas uma contra a outra e, então, empurre ambos os cotovelos para baixo em direção aos seus quadris ou levante os dois braços para cima. Para o alongamento águia da ioga, se você atualmente não tem flexibilidade no ombro para trazer as palmas das mãos juntas ou agarrar o punho ou o polegar oposto, segure uma ponta de uma pequena toalha, corda ou faixa elástica na mão que atravessa a frente do corpo e, assim que você atravessar a mão oposta por baixo do braço que está em cima, alcance e agarre a outra ponta da toalha, corda ou faixa e puxe para fazer o alongamento.

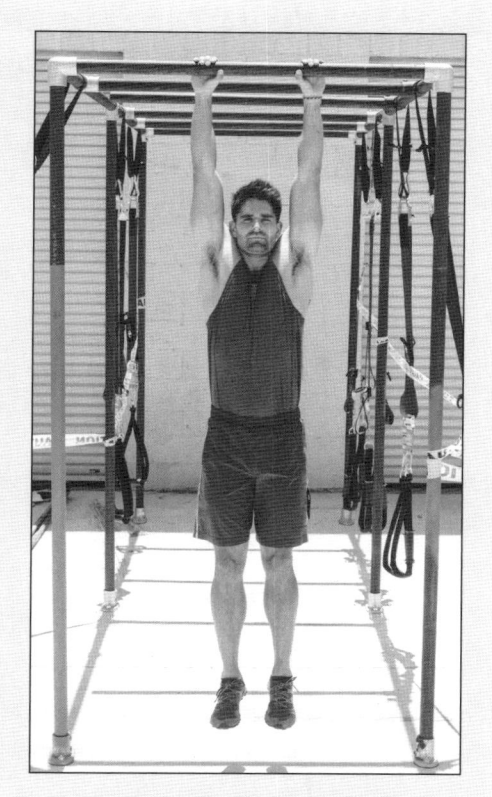

Figura 6.17 Pendurado na barra.

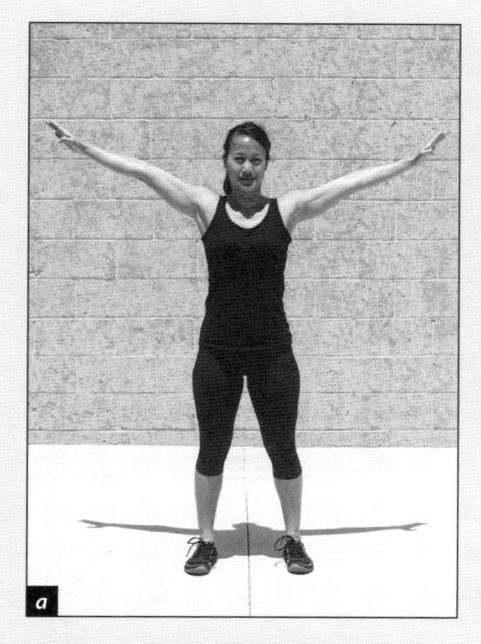

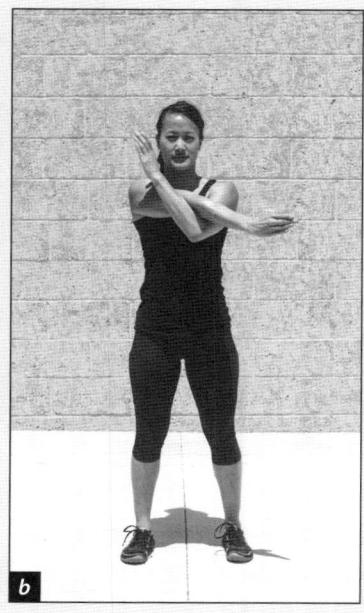

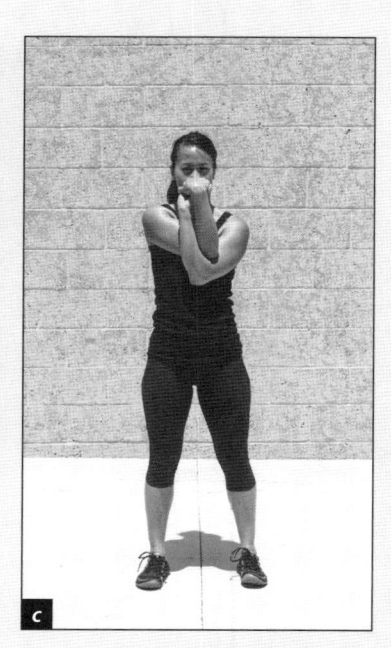

Figura 6.18 Alongamento águia da ioga.

PRESSÃO VERTICAL

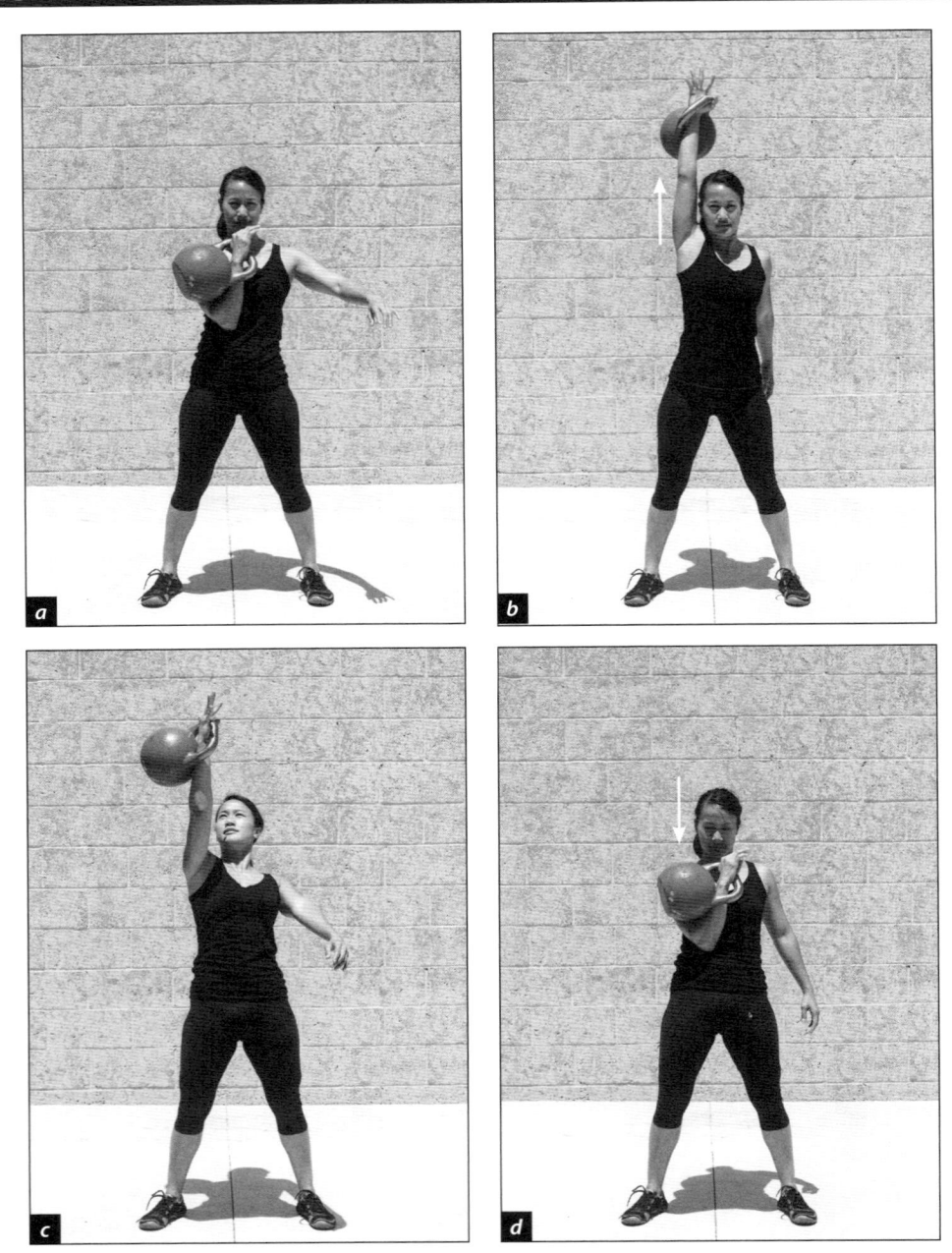

Figure 6.19 Pressão vertical.

A pressão vertical é um movimento total da parte superior do corpo e a progressão inicial para exercícios mais avançados sobre a cabeça. Esse exercício ensina o alinhamento apropriado na posição acima da cabeça e, ao mesmo tempo, condiciona braços, ombros e costas, e é o levantamento fundamental para puxadas verticais ou movimentos de pressão.

(Continua)

Para executar esse exercício, faça um *clean* com o kettlebell para o peito na posição de suporte (Figura 6.19a). Essa é a posição inicial para a pressão vertical. Antes de executar a pressão vertical, comprima a caixa torácica no lado do braço que está executando a pressão. Quando você recua para a compressão para baixo, execute a pressão levando o kettlebell diretamente para cima, até que o seu cotovelo esteja completamente estendido na posição de bloqueio (Figura 6.19b). Na posição acima da cabeça, o ideal é que mão e ombro e o polegar apontem diretamente para baixo. Uma ligeira rotação da palma da mão é aceitável, mas evite uma rotação exagerada, de modo que você tenha o caminho mais eficiente, que é uma linha reta. Qualquer rotação ou desvio adicional a partir da linha reta é um desperdício de esforços e um alinhamento não ideal.

Para baixar o kettlebell, mova o seu corpo um pouco para trás, para que o kettlebell possa baixar diretamente na linha central e para o quadril (Figura 6.19c) e atrás para a posição de suporte para completar o levantamento (Figura 6.19d). A descida da posição de bloqueio alto atrás para a posição de suporte deve ser um movimento suave e relaxado. Imagine que sua mão é levantada por uma corda. Quando a corda é cortada, o kettlebell apenas cai livre de volta para a posição de suporte. Com a prática você será capaz de absorver a força da descida, de modo que o kettlebell deslize suavemente para o lugar.

Ao realizar esse exercício, utilize a respiração anatômica com quatro ciclos de respiração. Começando a partir da posição de suporte, inspire profundamente antes da compressão inicial e, depois, expire quando descer ou flexionar a coluna torácica. Inspire quando você encostar o kettlebell na caixa torácica e expire quando bloquear. Faça um ciclo completo de respiração enquanto estiver no bloqueio e adicione mais respirações de recuperação, se necessário. Inspire quando começar a soltar o kettlebell e expire quando ele pousar de volta na posição de suporte.

Princípios-chave

- A posição de suporte é importante ao criar um banco virtual – a posição de suporte é uma posição tanto de descanso como de geração de potência, garantindo a conectividade entre o braço e o torso, para que haja uma sólida transferência de potência.
- Utilize todo o corpo para pressionar apenas os ombros. Devido à influência da musculação, muitas pessoas pensam que a maneira correta de pressionar é por meio do isolamento dos músculos deltoides. O foco do treinamento com kettlebell é a eficiência do movimento, em vez de isolamento, pois assim, você distribui o trabalho entre os vários músculos. Portanto, é importante criar uma compressão inicial nos músculos e, em seguida, uma ação de "mole" na coluna para adicionar potência e capacidade de trabalho para o movimento. Imagine sua caixa torácica como um acordeão que abre e fecha quando você levanta o kettlebell para cima e o deixa cair.

Erro comum	Correção do erro
Somente usar os braços e ombros *versus* todo o corpo enquanto mantém o kettlebell elevado	Sem um kettlebell, pratique o alargamento dos músculos grandes dorsais para levantar a mão sem executar a pressão a partir do ombro. A mão deve começar a mover-se apenas a partir do alargamento dos músculos grandes dorsais.
Executar a pressão usando uma trajetória triangular	Execute a pressão lateralmente perto de uma parede para garantir que você esteja executando-a para cima da linha central. Mais uma vez, imagine que você está levantando o kettlebell dentro de uma chaminé.
Posicionamento elevado incorreto ou a pegada muito apertada (apertando muito a alça) nas posições de suporte e elevado	Use posições de bloqueio ou caminhadas ao estender o braço totalmente suspenso e mantenha a posição por um tempo. Também, mantenha a mão em uma posição de garra leve para reduzir o calor (fricção) e a fadiga na pegada.

PUSH PRESS

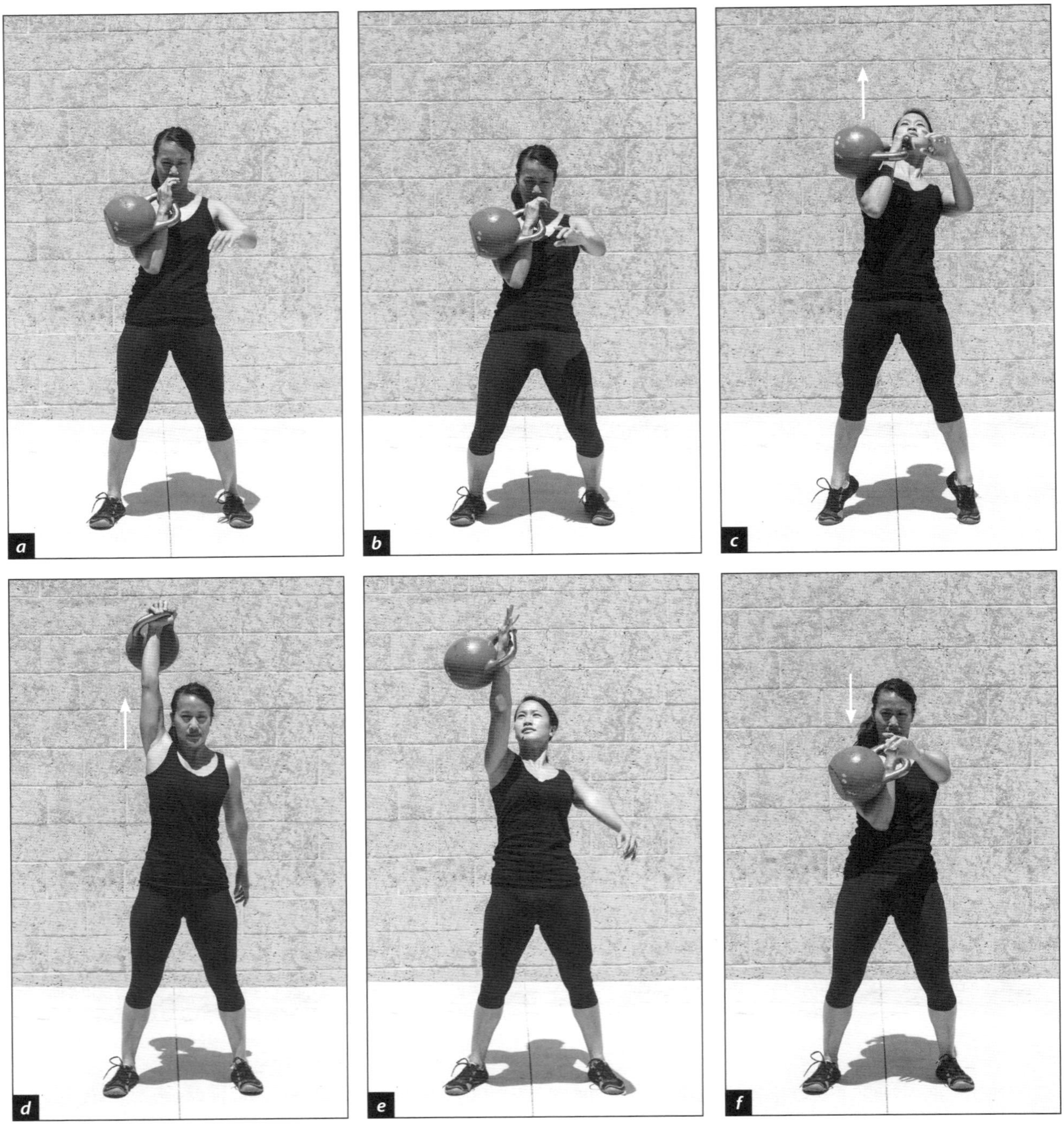

Figura 6.20 *Push press.*

(continua)

O *push press* é idêntico à pressão vertical, mas inclui uma movimentação da perna. O levantamento inicia a partir das pernas e é completado pelo braço e mão. Isso permite um condicionamento mais diversificado além de aumentar significativamente a capacidade de trabalho com maior volume e intensidade. Depois de encontrar a carga máxima que você consegue usar na pressão vertical, o uso de suas pernas permitirá que desloque que uma carga maior do que em uma pressão vertical estrita. O uso das pernas também permite uma maior resistência, porque distribuirá esforço ao longo corpo.

Para executar esse exercício, arremesse o kettlebell para o peito (Figura 6.20a). Fique na postura, flexionando os seus joelhos para baixo e para a frente, quando comprimir sua caixa torácica (Figura 6.20b). Imediatamente, faça uma ligeira curvatura do joelho para baixo, com um rápido e explosivo levantamento, pressionando os seus pés vigorosamente no chão (Figura 6.20c). A partir da extensão das pernas, o kettlebell já estará a mais da metade do caminho do topo. Complete o levantamento executando uma pressão com o tríceps na posição de bloqueio elevado, idêntico à posição do topo de pressão (veja a Figura 6.20d). Para descer o kettlebell de volta ao seu peito, erga-se um pouco em seus dedos dos pés quando mover o corpo de volta, a fim de permitir que o kettlebell caia diretamente para baixo na chaminé (Figura 6.20e). Seus pés baixam novamente quando o kettlebell chegar ao seu peito, e seu cotovelo desliza para a parte mais alta de seu quadril (Figura 6.20f).

Ao realizar esse exercício, use a respiração anatômica com quatro ciclos de respiração. Começando a partir da posição de suporte, inspire profundamente antes da compressão inicial e, depois, expire quando descer em um meio agachamento. Inspire quando estender as pernas e aumente a caixa torácica, e expire quando você bloquear. Faça um ciclo de respiração completo e adicione mais respirações de recuperação, se necessário. Inspire quando você desviar o tronco para trás para soltar o kettlebell e expire quando o equipamento repousar de volta na posição de suporte.

Princípios-chave

- Durante o meio agachamento, deixe os calcanhares no chão e os cotovelos e antebraços pressionados contra o tronco. Essa posição mantém o corpo conectado e melhora a transferência de energia do chão para cima.
- Use o corpo todo no *push press* – seguido de um meio agachamento rápido, gerando uma compressão inicial e, em seguida, uma extensão rápida na ação de aumento da coluna, com o braço finalizando o levantamento.

Erro comum	Correção do erro
Perder a conexão entre o cotovelo e o quadril, além do calcanhar e do chão ao descer em um meio agachamento	Execute o meio agachamento sem executar pressão, prestando atenção em manter os antebraços contra o tronco durante todas as partes alta e baixa do meio agachamento.
Não estender totalmente as pernas e executar a pressão muito cedo com os braços	Execute aumentos torácicos, permitindo se concentrar nas pernas sem o envolvimento do braço.

ARREMESSO (SNATCH)

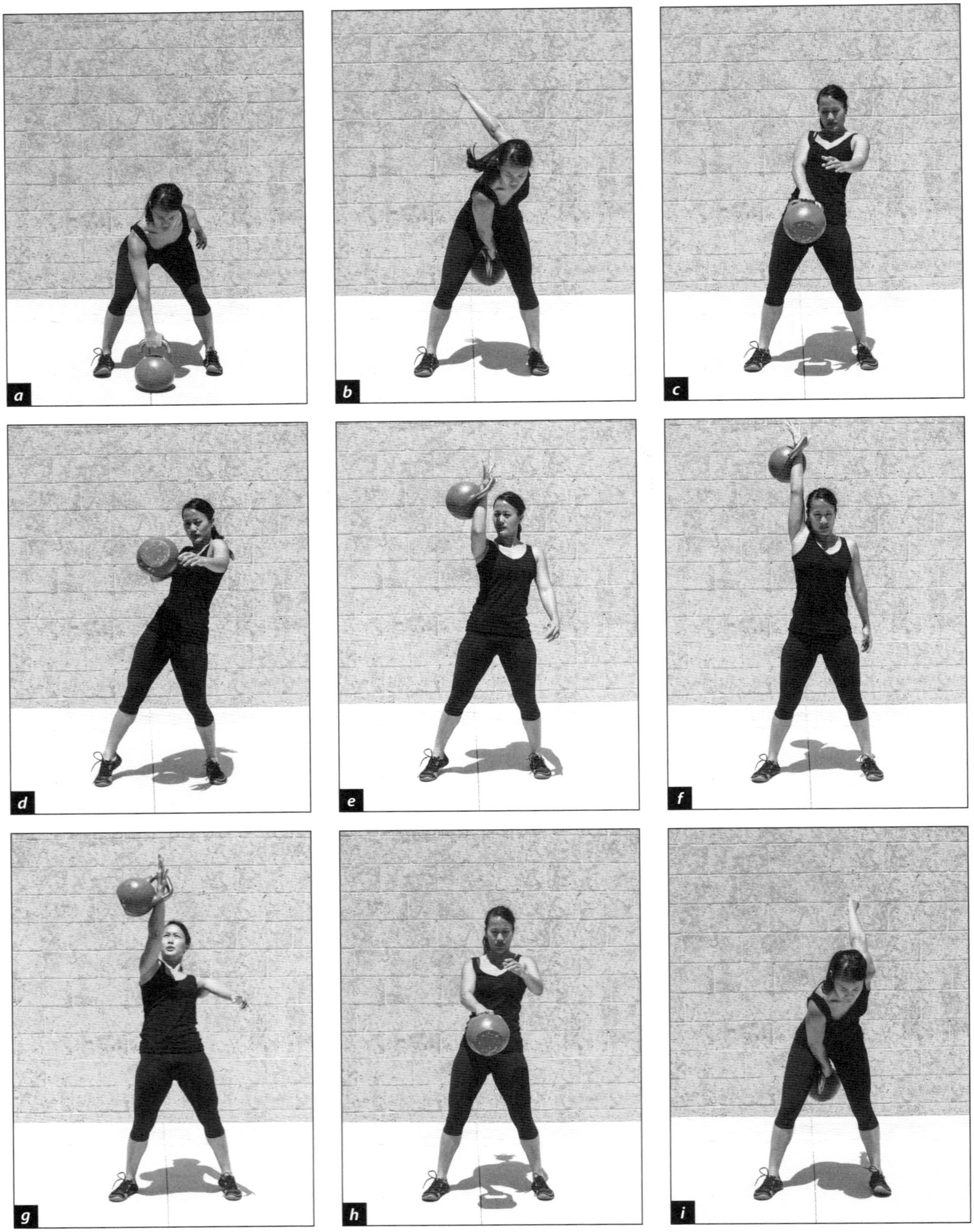

Figura 6.21 Arremesso.

(continua)

O arremesso com kettlebell é um exercício total para o corpo, com ênfase especial na cadeia posterior. Desenvolve simultaneamente a força, a explosão, a integridade estrutural, a capacidade cardiorrespiratória e, praticamente, todos os atributos pra um desenvolvimento atlético. Há seis etapas para o arremesso:

1. Balanço inercial
2. Puxada de aceleração com quadril e trapézio
3. Inserção da mão na alça
4. Bloqueio elevado
5. Mudança de direção na descida
6. Mudança de pegada no balanço para trás

Para executar esse exercício, com o kettlebell a sua frente no chão, flexione os seus quadris e pegue o kettlebell com os dedos como se fosse para o *swing* (Figura 6.21a). Balance o kettlebell atrás, entre as suas pernas, quando começar a ficar de pé, flexionando ainda mais os quadris (Figura 6.21b). Tal como acontece com o *swing* e o *clean*, várias posições do polegar podem ser utilizadas nas fases do arremesso para baixo e para cima. O mais comum é rodar o polegar para trás no fim do balanço para baixo e de transição para um ângulo de 45 graus (o polegar para cima) no começo da puxada de aceleração. Mantenha o braço junto ao corpo e estenda os joelhos e quadris, permitindo que a inércia do kettlebell puxe o seu braço para a frente (Figura 6.21c). Assim, quando o braço começar a se separar do corpo, acelere o kettlebell verticalmente tão rápido quanto você puder, puxando rapidamente com um movimento de quadril, seguido pelo encolhimento do trapézio.

Se você está fazendo o arremesso com a mão direita, empurre com força com a perna esquerda, puxe de volta o lado direito do seu quadril, e encolha o lado direito de seus trapézios (Figura 6.21d). Quando o kettlebell está acelerando para cima, solte os dedos e coloque a palma da mão completamente na alça (Figura 6.21e). Permita que o impulso leve o kettlebell até o topo e bloqueie o seu braço na posição com o cotovelo totalmente estendido (Figura 6.21f). Essa posição de bloqueio elevado é idêntica a posição elevada na puxada e na pressão de puxada (polegar virado para trás, nenhuma ou mínima rotação). Para largar o kettlebell de volta para baixo, primeiro mude o seu peso para o pé oposto (se fizer o arranque com a mão direita, mude para o pé esquerdo) e incline a parte superior do seu corpo para trás (Figura 6.21 g). Mantenha seus quadris e tronco estendido ao máximo e deixe seu tríceps se conectar ao seu torso. Finalize o balanço para baixo alterando as pegadas e puxando a sua mão de volta para pegar a alça com os dedos (Figura 6.21h); aperte os dedos quando levar o kettlebell entre as pernas para trás no balanço (Figura 6.21i). Use o movimento rítmico para continuar o arremesso para as repetições desejadas.

Observe que o meio arremesso pode ser usado como uma variação quando você estiver familiarizado com o arremesso ou como uma transição para usar cargas mais pesadas. A parte alta do arremesso é como descrita anteriormente; entretanto, no meio arremesso, você soltará o kettlebell a partir da posição de bloqueio, elevado em linha reta até o peito na posição de suporte e, em seguida, soltará o kettlebell do peito, idêntico ao inferior do arremesso. Isso reduz a amplitude de movimento e, portanto, a velocidade do kettlebell na parte de baixo, dando a você mais tempo para aprender o controle adequado do movimento. Mais tarde, você passará para o arremesso completo, saindo da posição elevada em um movimento contínuo para o balanço para trás.

Ao realizar esse exercício, use a respiração anatômica com três ou mais ciclos respiratórios. Você pode começar a partir da posição elevada, inspire quando desviar para trás e solte o kettlebell no balanço para baixo, expire na parte de trás no balanço para baixo, inspire quando balançar para cima e expire no bloqueio. Você pode também começar a partir da posição elevada, inspire quando desviar para trás e solte o kettlebell, expire no balanço para baixo, inspire, expire enquanto começa a puxada de aceleração, inale e expire no bloqueio. Para ambas as variações, você pode fazer respirações de recuperação na posição elevada.

(continua)

Arremesso (*Snatch*)   (*Continuação*)

Princípios-chave

- Garanta uma ligação entre o tronco e o braço no balanço para cima para alavancagem máxima e transferência de potência. Ter a massa corporal completa atrás da aceleração do kettlebell o capacitará a mover o kettlebell mais rápido e, portanto, com mais potência e facilidade.
- A inserção de mão deve ocorrer quando o kettlebell estiver mais alto do que o nível da cabeça e antes que o seu cotovelo se estenda completamente. Inserir muito cedo ou muito tarde interfere com o ritmo suave e na transferência da força.
- O alinhamento elevado e a posição do kettlebell na mão são fatores importantes na capacidade de trabalho, resistência de pegada e para evitar lesões. Encontre a posição que permite que você relaxe e torne o gerenciamento da respiração mais fácil. Uma posição incorreta gera tensão excessiva, que traz a fadiga mais cedo.
- Assim como acontece com o *swing* e o *clean*, mantenha o desvio quando descer o kettlebell da posição elevada no balanço para trás. Isso é necessário para o equilíbrio adequado, segurança e distribuição de carga. Não flexionar o quadril até o tríceps entrar em contato com a caixa torácica.
- Condicione o tronco e o quadril para flexionarem no momento em que seu tríceps toca a caixa torácica, permitindo que você absorva uma maior porcentagem da carga de desaceleração através dos músculos fortes das pernas e tronco.

Erro comum	Correção do erro
Nenhuma conexão entre o braço, o quadril e o torso no balanço para cima	Use uma faixa de resistência em torno de ambos os braços e do corpo, que segure o braço do arranque contra o corpo, e auxilie a manter o braço em contato com o corpo.
Falta de desvio no balanço para cima e soltar o kettlebell no balanço par baixo	Balance em frente a uma parede a uma distância do comprimento do braço. Se você não desviar para trás, baterá na parede.
Bater o seu punho ou antebraço no kettlebell	É muito provável que você coloque a mão muito antes ou muito depois, ou em um ângulo incorreto. Use um exercício de inserção de mão onde você imagina uma escada de quatro degraus na sua frente, no plano vertical. Aos poucos, suba a escada, inserindo sua mão com uma pegada de garra. O degrau 1 é o nível do peito, o degrau 2 é no nível do rosto, o degrau 3 é um pouco acima de sua cabeça, e o degrau 4 está perto do topo um pouco antes do seu braço alcançar sua máxima extensão. Arremesse para cima e libere os dedos para inserir a mão em cada nível e, em seguida, deixe-o cair no balanço para trás entre cada inserção. Isso dará você a sensação de tempo perfeito, que estará entre degrau 3 para o degrau 4.
Utilizar uma trajetória vertical contra uma trajetória horizontal no balanço para trás	Preceda o arremesso com um balanço baixo para dar mecânica de pêndulo adequada ao quadril. O arremesso é uma extensão do *swing* e, ao começar com um ou dois balanços baixos, você criará a inércia para fazer o arremesso completo.
Falta de fixação na posição elevada	Use a posição de bloqueio alta em caminho com o peso. Fique em um lugar, caminhe em círculos nos sentidos horário e anti-horário, ou mova-se pela sala, seguindo qualquer padrão.
Trajetória elevada no balanço para cima e no balanço para baixo	Faça o arranque em frente a uma parede e visualize que está fazendo um levantamento dentro de uma chaminé. Se o kettlebell bater na parede, você está fazendo o movimento incorreto (movimento muito horizontal).

AGACHAMENTO (*SQUAT*)

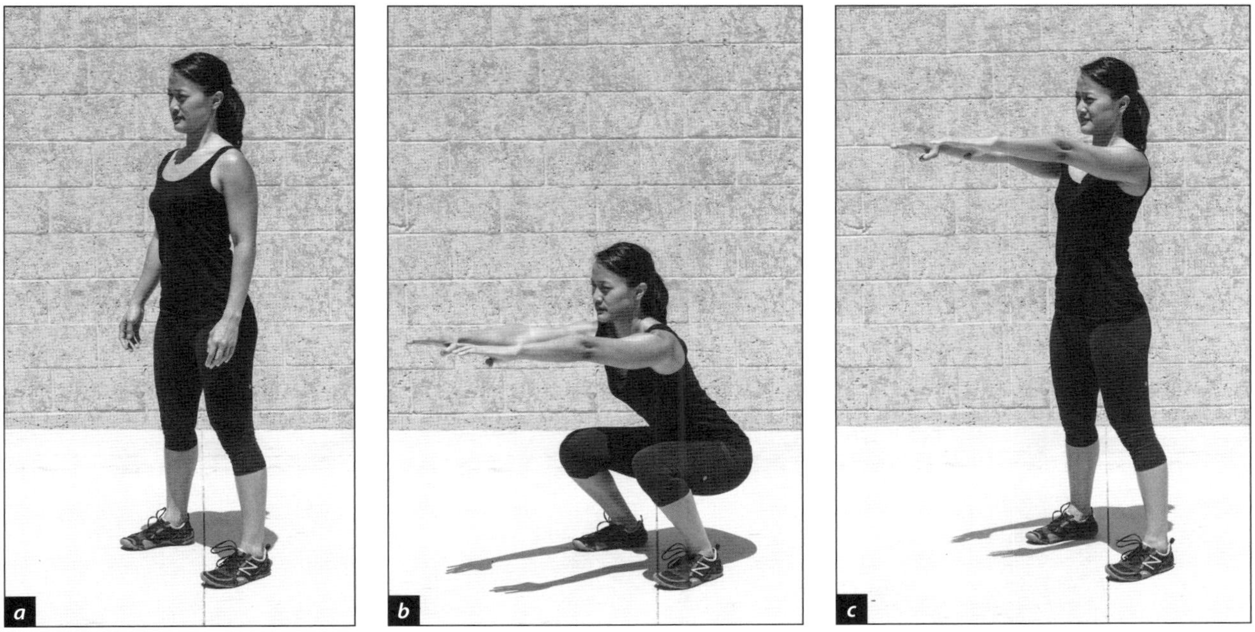

Figura 6.22 Agachamento (*squat*).

O agachamento é um modelo primordial de movimento e um dos mais importantes exercícios de força e condicionamento para uma boa função geral e para a saúde. Observe uma criança e você verá que ela pode se agachar com mecânica perfeita, sem qualquer instrução. Para treinar o agachamento, é importante ter o movimento correto antes de adicionar kettlebells ou qualquer outra carga externa. Os objetivos para um movimento de agachamento de qualidade são os seguintes:

- Pés firmes no chão
- Joelhos alinhados verticalmente sobre os pés, sem colapso dos joelhos (colapso valgo)
- Quadris encaixados para levar um pouco da carga, de modo que a carga não seja colocada excessivamente sobre os joelhos
- Tronco na vertical, tanto quanto possível, ou ainda, completamente na vertical
- Corpo equilibrado e estável nas partes superior e inferior do movimento

Para executar esse exercício, fique com os pés separados seguindo a distância da largura dos ombros, com os dedos do pé apontando para a frente (Figura 6.22a). Em alguns casos, a rigidez nas articulações do quadril exigirá que os dedos dos pés estejam virados para os lados. Se isso se aplica a você, não há problema em fazê-lo até cerca de 30 graus. Encaixe os quadris e conduza o movimento como se estivesse sentando em uma cadeira ou em uma caixa (rever o agachamento sobre caixa na seção anterior deste capítulo (Movimentos Introdutórios com Kettlebell). Desça ativamente para a posição inferior, puxando-se para baixo com os flexores do quadril, até que o centro de massa e a parte mais alta de suas coxas fiquem paralelos ao chão ou ligeiramente paralelos embaixo (Figura 6.22b). Abra os quadris para atingir profundidade máxima. Tente evitar flexionar o tronco muito a frente. Empurrar os seus braços para fora a sua frente serve como um contrapeso para ajudá-lo a sentar-se de volta com o tronco. Durante todo o movimento, seus pés ficam apoiados no chão. A partir da posição inferior, empurre os pés firmemente no chão e erga-se, estendendo as pernas totalmente (Figura 6.22c). Depois que você fez esse movimento, e não está com nenhuma dor ou desconforto, poderá começar a aplicar sobrecarga. A respiração paradoxal ou anatômica pode ser usada, dependendo do peso e do volume.

Progredir no agachamento é melhor se feito em etapas. A etapa 1 é chamada de agachamento *goblet*, que usa um único kettlebell, levantado com as duas mãos. Segure um kettlebell na sua frente com as duas mãos com as palmas para cima e com

(continua)

Agachamento *(Continuação)*

os antebraços contra o seu corpo (Figura 6.23a). A forma das mãos deverá lembrar uma taça (*goblet*) ou um copo gigante. Agache-se (Figura 6.23b) e levante-se enquanto segura o kettlebell a sua frente (Figura 6.23c). Muitas pessoas descobrem que manter um kettlebell leve na posição *goblet* faz o agachamento ser mais fácil, porque a posição de carga na frente age como um contrapeso, permitindo a você se sentar mais para trás. Para progredir no agachamento *goblet*, para o agachamento frontal (etapa 2), arremesse um kettlebell para a posição de suporte *clean* (Figura 6.24a). Mantenha o braço contra o corpo quando você se agachar (Figura 6.24b) e levante-se. Esse é o agachamento frontal. Sua mão sem carga ficará para o lado agindo como um contrapeso. No próximo capítulo, você aprenderá o agachamento frontal com dois kettlebells.

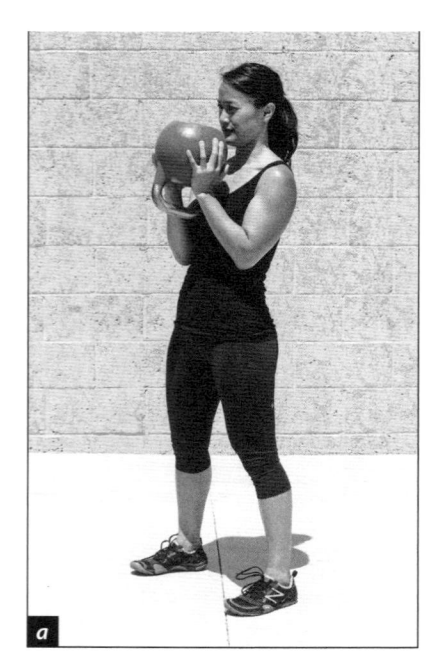

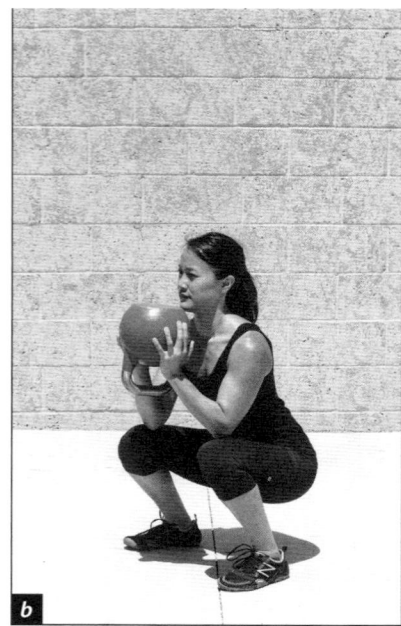

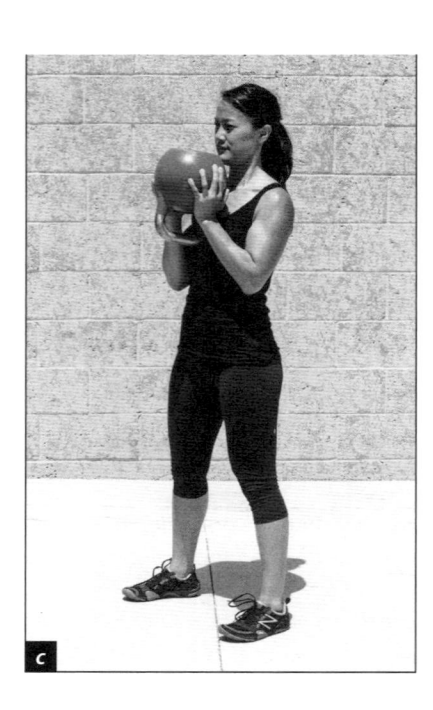

Figura 6.23   Agachamento *goblet*.

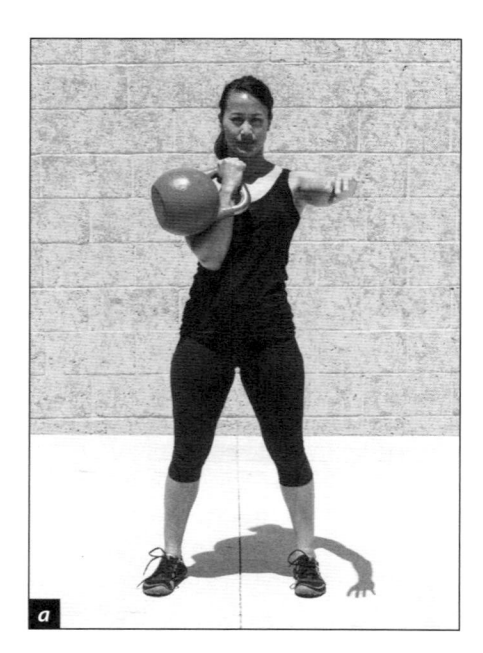

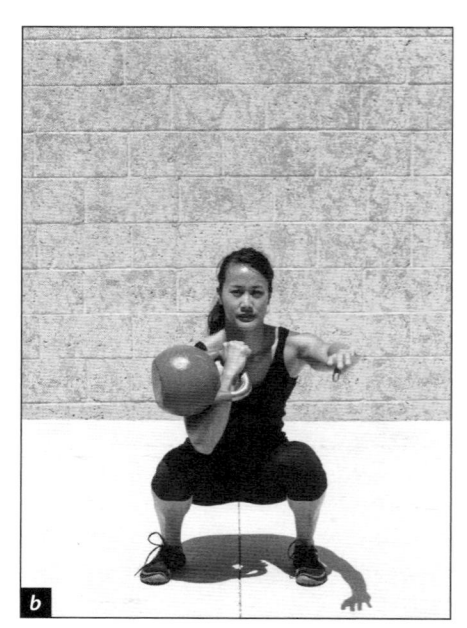

Figura 6.24   Agachamento frontal.

Princípios-chave

- Inicie o movimento nos quadris e não nos joelhos.
- O tronco permanece tão ereto quanto for possível durante todo o exercício.
- Vise a amplitude de movimento máxima nas posições superior e inferior do agachamento.

Erro comum	Correção do erro
Os joelhos pressionam para os lados sem o movimento dos quadris	Os joelhos devem permanecer alinhados verticalmente sobre os pés e os quadris abrem para os lados. Enrole uma banda elástica firmemente em torno de ambas as pernas, um pouco acima dos joelhos, para criar uma pressão lateral. Empurre os joelhos para fora quando você sentar no agachamento para evitar que a banda escorregue.
Arredondamento exagerado da coluna	Fique em pé com as pontas de seus dedos tocando a parede. Olhe para a frente, puxe os braços para trás, aproximando as suas escápulas. Faça o agachamento e, em seguida, levante-se. A parede irá impedi-lo de mover-se para a frente, de modo que você tenha que sentar e manter um arco na coluna vertebral. Inicialmente, você pode precisar afastar um pouco os dedos dos pés da parede. Quando você melhorar, pode mover os dedos para mais perto.
Não consegue completar o agachamento porque os flexores dos quadris não têm força	Deite-se de costas com as palmas das mãos no chão e as pernas estendidas e puxe os dedos dos pés em direção a você em dorsiflexão. Enquanto um parceiro mantém um pé em cada mão, agarrando o peito do pé, puxe os joelhos em direção ao peito. Agora estenda suas pernas retas, sem qualquer resistência por parte de seu parceiro. Esse exercício ativa os flexores do quadril para que você possa aprender a usá-los e chegar na posição inferior do agachamento.
Os calcanhares se levantam na parte final do agachamento, transferindo a carga excessiva para os joelhos	Insira uma pequena anilha de peso ou um bloco de 5 a 10 cm de altura sob os calcanhares para que você possa se agachar ainda mais. Progrida usando um levantamento mais leve e, finalmente, você será capaz de agachar-se sozinho. Realize um exercício de mobilidade do tornozelo como um aquecimento e também entre as séries. Na posição de cócoras, ajoelhe-se em uma esteira sobre um joelho e com o outro pé na frente; as mãos ficam espalmadas no chão afastadas na mesma largura dos ombros e na frente do pé frontal. Desloque o peso para as mãos e levante o joelho traseiro. Aponte os dedos do pé de trás em flexão plantar máxima enquanto pressiona firmemente o tornozelo no chão. Arraste o peito do pé no chão para sentir o alongamento na parte da frente de seu tornozelo, pé e canela. Mude imediatamente a flexão dorsal máxima, empurrando firmemente atrás com as mãos e o pé da frente, deixando o calcanhar traseiro no chão. Alterne entre o peito do pé para baixo e o calcanhar para trás.

Os seis levantamentos de kettlebell clássicos: *swing*, *clean*, pressão vertical, *push press*, arremesso (*snatch*) e o agachamento formam a base de seu treinamento com kettlebell e são os levantamentos mais importantes para a prática e o domínio. Ao aprendê-los bem, você desenvolverá uma base forte para trabalhar, e como os conceitos-chave de levantamento de kettlebell estão contidos dentro desses levantamentos clássicos, aprender novos levantamentos será muito mais fácil.

Capítulo 7

EXERCÍCIOS INTERMEDIÁRIOS

Os exercícios deste capítulo são classificados como intermediários porque eles aumentam a complexidade neuromuscular e a carga, portanto, requerem mais equilíbrio, potência, coordenação e consciência corporal. Você observará a repetição de alguns dos pontos-chave porque muitos dos princípios de orientação do levantamento de kettlebell se aplicam, não importando se o exercício é básico, intermediário ou avançado. Não se confunda pela classificação de um exercício como básico, intermediário ou avançado. Esses rótulos são simplesmente para a organização do seu conhecimento quando a variação dos exercícios aumentar. Os princípios ensinados nos levantamentos básicos no Capítulo 6 são encontrados em todos os outros exercícios de kettlebell, sejam simples ou duplo, básico, intermediário ou avançado. É por isso que são básicos – são fundamentais para todo o sistema de movimentos.

Uma revisão dos exercícios básicos ensinados no Capítulo 6 enfatiza os princípios-chave que estão contidos em todos os exercícios de kettlebell. Esses princípios incluem o seguinte:

- No *swing*, você é apresentado ao pêndulo, que é a ação da inércia do kettlebell e envolve flexionar e estender os quadris. Você também inicia a treinar a pegada dinamicamente.
- No *clean*, você aprende a aceleração, a inserção da mão e o desvio do corpo, além da inércia e pegada dinâmica contida no balanço.
- Na pressão vertical e no *push press*, você aprende como bloquear as articulações das pernas e braços (fixação) e como desviar a força na fase mais inferior.
- No arremesso (*snatch*), você exercita a pegada e usa a inércia, a aceleração, a inserção, a fixação e o desvio todos juntos em um único exercício.
- No agachamento, você aprende a baixar e levantar o seu centro de massa de sua base de apoio e estende a amplitude de quadris, joelhos e tronco por meio de flexões e extensões.

Como mencionado, esses princípios centrais dos levantamentos clássicos estão contidos em todos os outros levantamentos de alguma forma. Portanto, a importância de dominar os exercícios básicos encontrados no Capítulo 6 não pode ser exagerada. Também, tenha em mente a necessidade de um aquecimento completo antes de terminar os seguintes exercícios em seu programa de treinamento.

LEVANTAMENTO TERRA UNIPODAL DE KETTLEBELL

O levantamento terra unipodal de kettlebell exige equilíbrio e estabilidade central. O exercício unilateral com um apoio é importante em um programa de treinamento porque o equilíbrio melhorado exige o recrutamento de músculos dos quadris e dos glúteos. No treinamento bilateral com as duas pernas, há uma tendência a usar os quadríceps e os joelhos como músculos dominantes, tornando mais fácil a ocorrência de um desequilíbrio entre os quadríceps e os glúteos se somente os movimentos de agachamento bilateral são treinados. Os quadris têm de ser usados adequadamente para manter a mecânica segura e de postura saudável. Quando os quadris não são adequadamente ou completamente exigidos, movimentos como o agachamento ou *swing* (ou qualquer exercício que carregue a cadeia posterior) se tornam dependentes dos joelhos e o seu corpo compensará pelo fraco movimento utilizando as articulações acima e abaixo da que está em ação. Isso significa que as vértebras lombares (parte inferior das costas) acima dos quadris e os joelhos trabalharão mais arduamente porque os quadris não estão trabalhando adequadamente. Os exercícios com uma perna são dependentes dos quadris, que encarregam os glúteos e os isquiotibiais a manter o equilíbrio. Outro importante benefício do treinamento com uma perna é a alta ativação da musculatura central profunda, que é exigida para estabilização sobre uma perna. A estabilização central aumentada dá a você uma plataforma mais sólida para construir sua força.

A seguir estão as quatro variações do levantamento terra unipodal de kettlebell.

Levantamento terra unipodal de kettlebell e dois braços: transfira todo o seu peso para uma perna e levante a outra do chão levemente dobrada (Figura 7.1a). Flexione os quadris, ao encaixá-los, e o tronco para a frente em direção ao chão, e segure a alça com as duas mãos (Figura 7.1b). Complete o levantamento ao puxar com seus isquiotibiais até sua perna de apoio e tronco estarem totalmente estendidos (Figura 7.1c). Certifique-se de completar a extensão dos quadris. Se você perder o equilíbrio, toque no chão com a sua perna sem apoio para recuperá-lo.

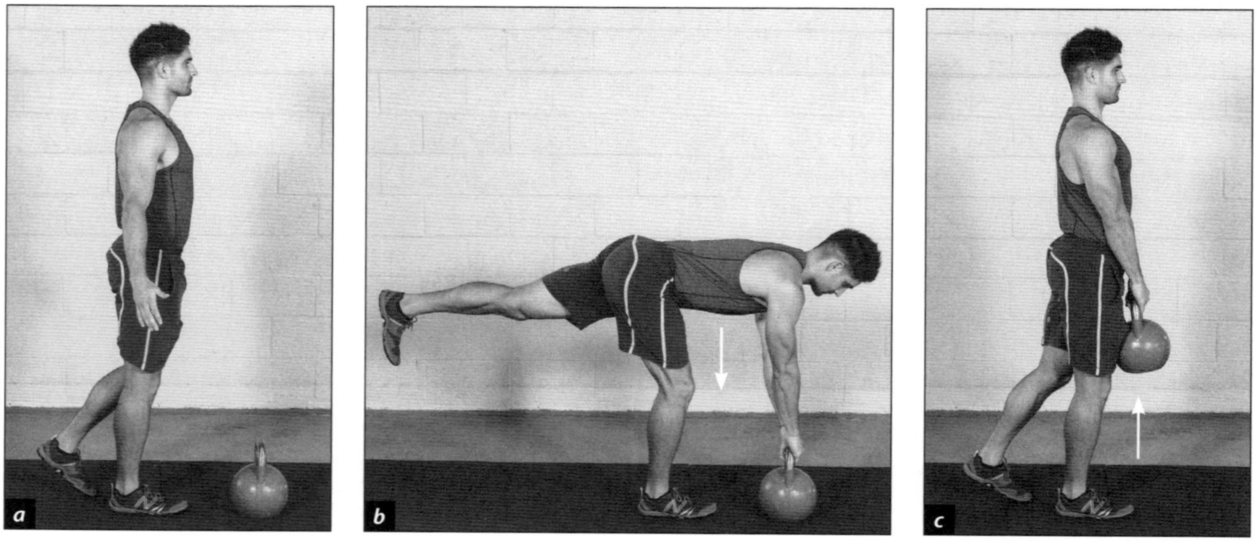

Figura 7.1 Levantamento terra unipodal com uma perna e dois braços.

Levantamento terra com kettlebell com apoio contralateral e um braço: inicie da mesma maneira que a variação anterior (Figura 7.2a), mas desta vez quando você encaixar os quadris e flexionar o tronco segure a alça com a mão oposta ao pé de apoio (Figura 7.2b) e fique em pé na posição ereta (Figura 7.2c). Uma vez que você domine o equilíbrio desse movimento, aumente o desafio carregando e descarregando em repetições alternadas. Esse método de variar a resistência imita uma função mais realista. Na primeira repetição, flexione-se para pegar o kettlebell, fique ereto com o implemento não mão, ponha-o no chão de volta e fique em pé sem ele. Repita esse modelo *com carga e sem carga* e você descobrirá que precisará ajustar constantemente as mudanças de carga, que fazem essa variação mais proprioceptivamente desafiadora do que fazer todas as repetições com carga constante.

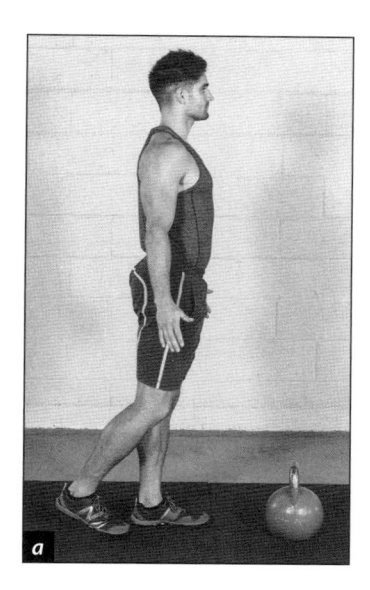

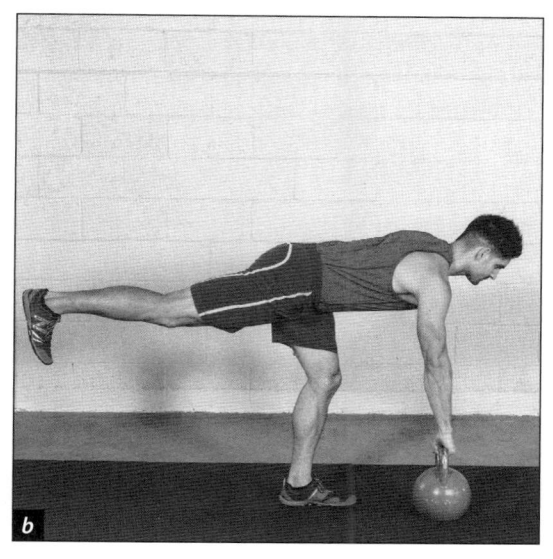

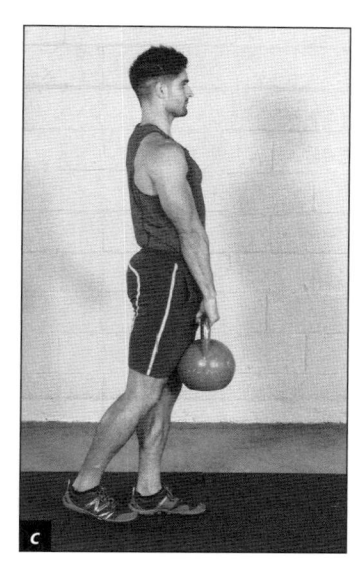

Figura 7.2 Levantamento terra de kettlebell com um apoio contralateral a um braço.

Levantamento terra de kettlebell com um apoio ipsilateral e um braço: inicie da mesma maneira que a variação anterior (Figura 7.3a), mas desta vez quando você encaixar os quadris e flexionar o tronco segure a alça somente com a mão do mesmo lado do pé de apoio (Figura 7.3b) e fique em pé (Figura 7.3c).

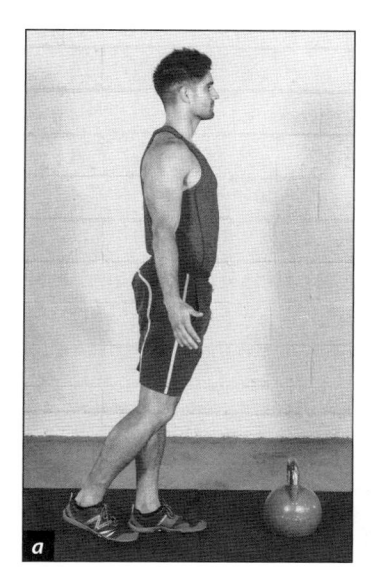

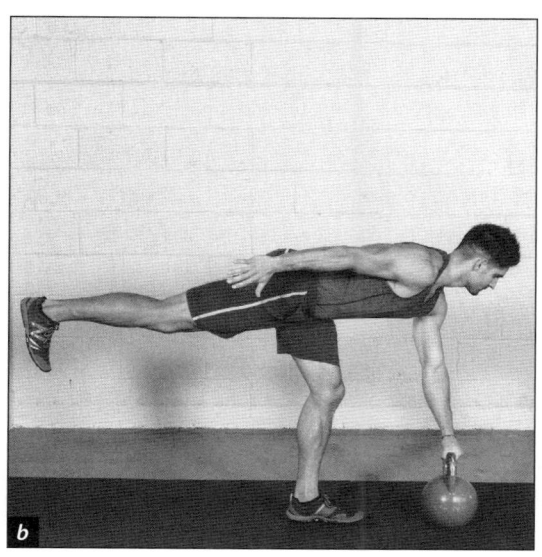

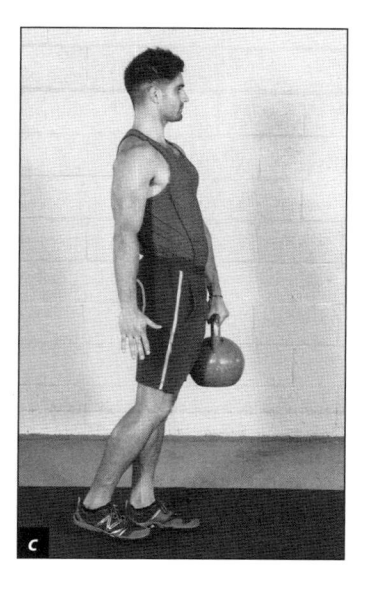

Figura 7.3 Levantamento terra de kettlebell com um apoio ipsilateral e um braço.

(continua)

Levantamento terra unipodal de kettlebell   *(Continuação)*

Levantamento terra unipodal duplo de kettlebell e dois braços: uma vez que você começa a se exercitar com kettlebells mais pesados e com variações de uma perna e um braço, descobrirá que a força da pegada e da mão serão fatores limitadores em seu progresso. Seus quadris e pernas são mais fortes do que a sua pegada. Neste ponto, se você quiser aumentar a carga, terá que utilizar dois kettlebells. Por exemplo, se você está em um momento difícil segurando um kettlebell de 48 kg em uma mão, pode alcançar os mesmo níveis de ativação de glúteos e isquiotibiais utilizando dois kettlebells de 24 kg cada, de modo que você tenha menos peso em cada mão, mas o mesmo peso total. É também mais fácil equilibrar se a carga está distribuída bilateralmente nos braços.

Transfira todo o seu peso para uma perna e levante a outra do chão com o joelho dobrado (Figura 7.4a). Flexione os quadris ao encaixá-los e o tronco em direção ao chão e pegue uma alça em cada mão (Figura 7.4b). Complete o levantamento ao puxar com seus isquiotibiais até que a perna de apoio e o tronco estejam completamente estendidos (Figura 7.4c). Certifique-se de completar a extensão do quadril. Se você perder o equilíbrio, toque o chão com a sua perna sem apoio para recuperá-lo.

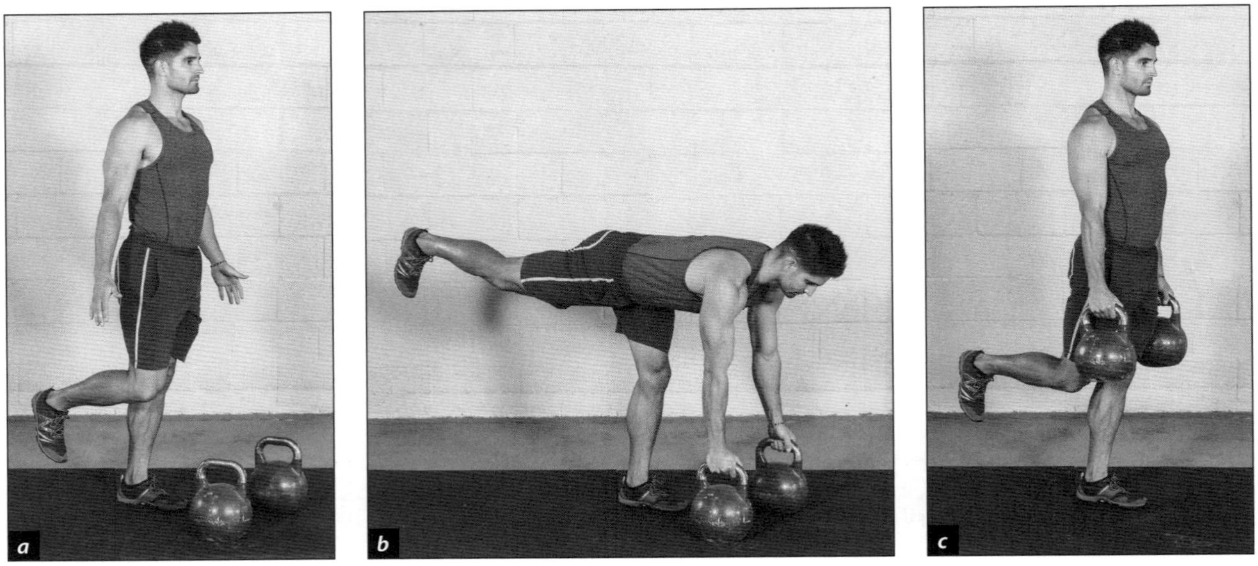

Figura 7.4 Levantamento terra unipodal duplo de kettlebell e dois braços.

Princípios-chave

- Flexione os quadris em vez de flexionar a coluna.
- Mantenha a coluna neutra e a parte inferior das costas levemente arqueada.
- Devido a você estar em pé sobre uma perna, e seu equilíbrio ser desafiado, tensione o corpo todo durante o movimento para manter a integridade estrutural e o sistema articulado.
- A respiração pode ser anatômica ou paradoxal, se a carga for submáxima ou máxima. Se for submáxima, utilize a respiração anatômica onde deve-se: expirar na descida e inspirar enquanto sobe, lembrando de expirar no ponto mais alto da posição final. Se for máxima, utilize a respiração paradoxal: inpire durante a descida, prenda a respiração por poucos segundos enquanto contrai e expire enquanto sobe.
- As pernas podem ficar dobradas ou retas, dependendo do efeito de treinamento desejado. Você descobrirá um ângulo particular que se adapte à sua estrutura mais confortavelmente. Inicie com uma flexão de 20 graus e ajuste levemente a partir daí.

Erro comum	Correção do erro
Manter a perna de apoio frouxa	Transfira todo o seu peso para a perna de apoio e empurre a patela para trás, contraindo os quadris.
Superestender o centro de massa além do pé durante a flexão para a frente	Coloque o kettlebell diretamente em frente ao seu pé de apoio e não muito afastado dele.
Não finalizar a extensão do quadril	Contraia os glúteos na parte mais alta do movimento, ativando os músculos opostos e, assim, estendendo completamente os quadris.

SWING DUPLO

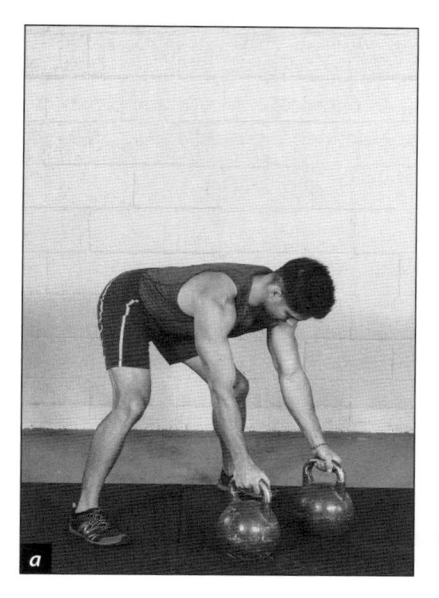

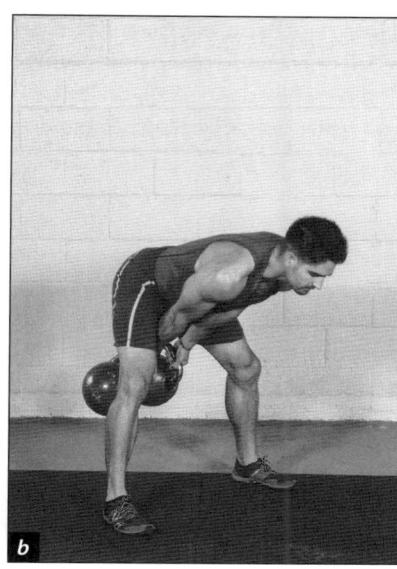

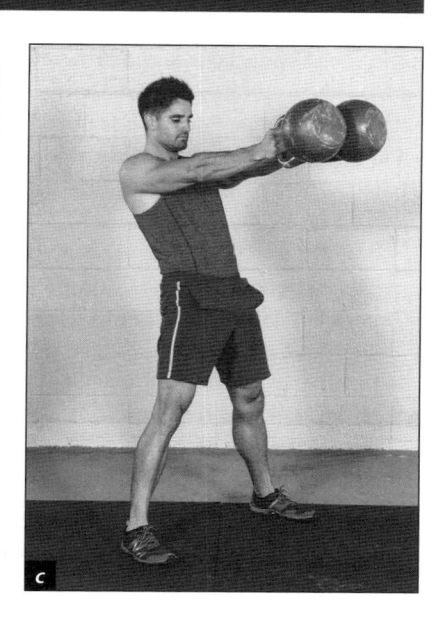

Figura 7.5 *Swing* duplo.

Assim como o *swing* simples é a base de todos os outros exercícios simples com kettlebell, o *swing* duplo é a base de todos os outros exercícios duplos com kettlebell, e a mecânica e o alinhamento desenvolvidos nesse exercício asseguram que você será capaz de fazer a transição de maneira eficaz em modelos de movimentos mais avançados.

Para executar esse exercício, coloque dois kettlebells de igual peso no chão a sua frente. Encaixe os quadris e segure as alças de cada kettlebell com os dedos (Figura 7.5a). Mantenha as alças dos kettlebells no alinhamento vertical. Mantenha seus ombros para trás com o peito elevado. Observe que a posição do polegar é significante e depende da estrutura anatômica do levantador, do conjunto de habilidades e dos objetivos. Se o polegar estiver para a frente, isso permite a cadência mais rápida, minimiza a atividade do ombro (bom para aqueles com dor ou desconforto durante a rotação de ombros) e é mais dependente do movimento da perna *versus* o impulso. Atletas iniciantes com pernas fortes tendem a preferir essa variação. Quando o polegar está para trás, há mais impulso por causa de uma maior amplitude de movimento. Isso é ideal para aumentar a resistência da pegada e deslocar a carga sobre todo o corpo. Atletas mais magros tendem a preferir essa variação. Se o polegar estiver na posição neutra (palma da mão para trás), distribuirá tensão mais igualmente ao longo da pegada para braços e ombros. Experimente todas as três posições da mão para determinar qual é a mais confortável.

(continua)

Swing duplo   *(Continuação)*

Como acontece com outras técnicas, descubra um fluxo que trabalhe bem com sua estrutura corporal e mantenha-o. Tente desafiar as posições de pegada quando a sua cansar, a fim de prolongar uma série.

Quando você começar a ficar em pé, balance os kettlebells entre as pernas com os braços junto ao tronco (Figura 7.5b). Quando o balanço alcançar seu ponto final, atrás de você, fique completamente em pé, estendendo tornozelos, joelhos, quadris e tronco (Figura 7.5c). Mantenha esse balanço em pêndulo durante toda a duração da série. Na sua postura, as pernas terão que estar bem afastadas. O grau em que isso acontece depende de suas alavancas corporais e do comprimento da parte superior e inferior das pernas. O segredo é fazer somente um espaço suficiente para o kettlebell passar confortavelmente entre as pernas. Uma posição de pés bem ampla afetará negativamente a alavancagem e a potência, tornando mais difícil para você mover-se facilmente. Aprenda como abrir seus quadris ao empurrar seus joelhos para os lados de fora em vez de diretamente para a frente.

Ao executar esse exercício, utilize um ou dois ciclos de respiração anatômica (um ciclo é uma expiração e uma inspiração). Uma variação é expirar atrás, no balanço para baixo, e inspirar na subida. Outra variação é expirar atrás, no balanço para baixo, inspirar, expirar quando o kettlebell transitar do plano horizontal para o vertical e inspirar quando a subida do balanço continuar. Para cargas máximas (5 repetições ou menos), utilize a respiração paradoxal devido ao aumento da estabilidade da coluna que ela provoca. Inspire quando você fizer o balanço para trás e expire quando fizer a transição para o balanço para a frente.

Princípios-chave

- Como mencionado no Capítulo 6, a mecânica do agachamento em balançar é aplicável para volumes baixos e trabalho de condicionamento físico geral. É ideal para criar um pico rápido na frequência cardíaca devido à mecânica simples e aos grandes grupos musculares utilizados. Entretanto, para séries superiores a 30 segundos de duração, a técnica de espiral pendular cria uma mecânica mais baseada no impulso, que permite maior capacidade de trabalho, além de menos tensão na parte inferior das costas e na pegada.
- Durante os balanços para trás e para cima, mantenha os kettlebells próximos ao seu centro de massa (quadris). Isso gera um melhor alinhamento, controle e potência.
- Maximize a conexão entre o braço e o tronco na subida do balanço.
- Desvie para trás por meio dos quadris até a parte mais alta da subida do *swing* para agir como um contrabalanço para o peso em frente ao corpo e como um catalisador para completar a extensão do quadril. Isso é mais crítico comparado ao *swing* simples devido à carga aumentada. A extensão insuficiente dos quadris durante a subida do balaço resulta em perda de equilíbrio, alinhamento fraco e fraca transferência de potência.
- Mantenha o desvio quando você soltar o kettlebell na descida do balanço e marque o tempo da dobra dos quadris. (Mantenha o desvio até sentir o tríceps em contato com a caixa torácica. Nesse ponto, absorva suavemente a força de descida com uma curvatura leve de joelhos e tornozelos e, então, flexione os quadris em uma mecânica espiral pendular.) Recorra ao Capítulo 6 para determinar o ângulo de flexão do quadril.
- Os kettlebells muito provavelmente baterão um contra o outro na descida e na subida do balanço. Isso não é um problema, contanto que a batida seja mínima. Procure uma posição em que os kettlebells raspem levemente um no outro em vez de bater um no outro.

Erro comum	Correção do erro
Nenhuma conexão entre o braço, o quadril e o torso na subida do balanço	Aperte uma banda elástica em volta dos braços para mantê-los conectados ao torso.
Falta de desvio na subida do balanço e enquanto solta o kettlebell na descida do balanço	Se você tiver um treinador ou está treinando alguém, a dica verbal "desvie atrás" é útil. É também útil balançar na frente de um objeto (p. ex., uma parede ou um colchonete) a uma distância do comprimento do braço; se você não desviar para trás, você baterá no objeto.
O kettlebell desce muito longe, abaixo da pélvis, no balanço	Faça balanços com um bloco de ioga ou objeto similar entre as pernas ou um segundo kettlebell no chão entre as suas pernas. Se você bater no objeto ou no segundo kettlebell, você desceu muito.
O ombro desencaixa e a trajetória do kettlebell é muito longe do corpo	Balance em frente a um objeto (p. ex., uma parede ou um colchonete) a uma distância do comprimento do braço; se você não desviar para trás, você baterá no objeto.

DUPLO "CLEAN"

O duplo *clean* é um exercício valioso, além de ser um essencial ponto de transição para a pressão vertical, o segundo tempo do arranque (*jerk*) e outros movimentos elevados. Antes de passar para o duplo *clean*, você deve ser capaz de demonstrar uma posição de suporte sólida e boa técnica de inserção de mão. Se ainda não está confortável com o arremesso simples, passará trabalho com o duplo *clean*. O desafio não vem somente do aumento de carga, mas também do aumento da coordenação necessária para sincronizar o carregamento bilateral. Acima de tudo, a redução na mobilidade apresenta o maior desafio. Com o *clean* simples, mesmo se você estiver enrijecido na parte superior do corpo e não aperfeiçoou a posição de suporte, pode sustentá-lo, porque somente um lado de seu diafragma e tórax será comprimido, assim o lado aberto pode respirar facilmente. Quando você inicia com os duplos, reduz muito o espaço para o seu diafragma e os pulmões se expandirem. Sua técnica deve ser precisa, a fim de produzir resultados ideais.

A posição do suporte com dois kettlebells é significativamente mais difícil do que com um, então, você precisa ter certeza de estabelecer uma boa posição de suporte. Posicione-se em pé atrás dos kettlebells de modo que quando você flexionar o tronco para pegá-los seus quadris já estejam carregados. As alças devem ser colocadas verticalmente. Quando arremessar para o peito, o momento ideal é quando os cotovelos alcançam os quadris no mesmo instante em que os kettlebells chegam ao peito. O segredo para uma boa postura é:

- Os joelhos ficam totalmente estendidos.
- Cotovelos ficam ligados ao tronco e apontando em direção aos quadris. A posição ideal é com os dois cotovelos pousados sobre a pelve e os músculos da parte superior do corpo capazes de relaxar sob carga.
- As mãos são inseridas inteiramente nos punhos e os punhos ficam em posição relaxada e neutra. Cada lado das alças contata dois pontos na mão, um lado apoiado no espaço entre o polegar e o dedo indicador, caindo em um ângulo, e do outro lado apoiado contra a ulna.
- Os kettlebells ficam entre as porções medial e lateral do ombro e em direção à linha média tanto quanto possível para alcançar um alinhamento vertical do centro de massa combinado sobre a base de apoio. As mulheres com seios grandes terão dificuldade em alcançar uma posição de suporte medial e terão que mover os kettlebells mais lateralmente, a fim de estabilizá-los contra o corpo. Não permita que os kettlebells fiquem muito lateralmente.

Como mencionado, encontrar a colocação ideal de dois kettlebells é mais desafiador do que com um único kettlebell. Leva tempo e prática para encontrar o melhor alinhamento para as alavancas corporais. O alinhamento padrão é colocar uma alça diretamente sobre a outra de modo que as duas se tornem uma "única". Em vez de segurar os dois kettlebells lado a lado, como mostrado na Figura 7.6a, você coloca uma alça diretamente sobre a outra, como mostrado na Figura 7.6b. Segure as alças enganchando os dedos da mão de baixo entre a palma da mão e a alça do kettlebell da mão de cima. Uma vez que esse aperto da pegada esteja no lugar, você pode relaxar as mãos e os braços e a posição manterá os dois kettlebells na linha média. Esse particular alinhamento na linha média requer mínima quantidade de energia para ser mantido e é, portanto, considerado o posicionamento

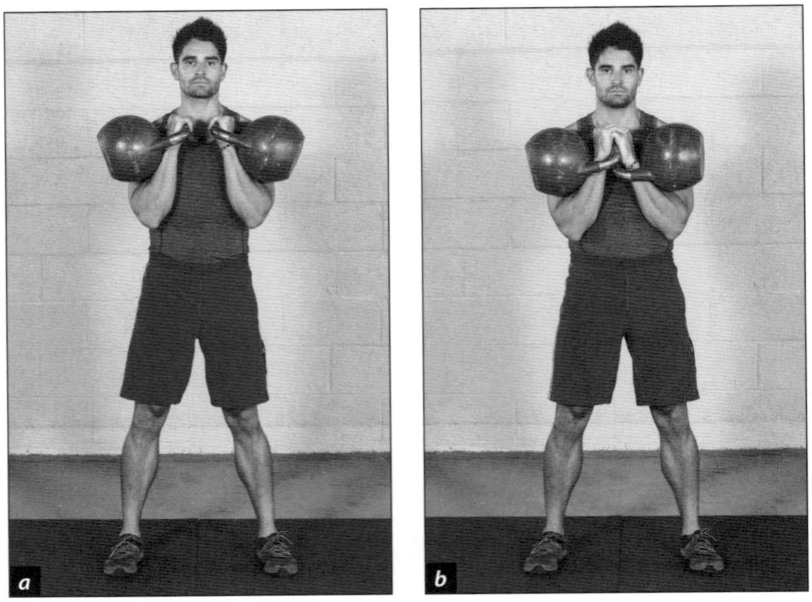

Figura 7.6 Segurando os kettlebells em uma posição não ideal lado a lado (a) e em uma posição ideal – uma mão em cima da outra (b).

(continua)

ideal. Continue a trabalhar no domínio da posição de suporte adicionando sustentações estáticas ao seu treinamento. A princípio, você pode achar que até 30 segundos de sustentação de suporte seja desafiante por causa da tensão muscular e do fraco alinhamento. Com mais prática, você será capaz de relaxar nessa posição porque seus músculos posturais estarão apoiando a carga de kettlebell, permitindo que os maiores músculos responsáveis pelos movimentos relaxem e se recuperem entre as repetições.

Para executar esse exercício, comece como em um *swing* duplo de kettlebell, balançando os kettlebells para trás por meio de suas pernas (Figura 7.7a). Ao balançar para a frente, mantenha os antebraços apoiados contra o seu corpo (Figura 7.7b). Seus braços ficam ligados ao seu corpo, e no ponto onde o braço se desconectaria durante o balanço duplo, se movimentam verticalmente durante o *clean*. Imagine que você está em pé dentro de uma chaminé e as paredes da chaminé bloqueiam você, de modo que só seja possível mover o kettlebell para cima e para baixo. Quando os seus quadris alcançarem a extensão para a frente, impulsione-se com os dedos dos pés e puxe com força com o músculo trapézio, como se puxasse o kettlebell pela chaminé (Figura 7.7c). Antes do kettlebell se instalar no peito, afrouxe a pegada e abra as mãos para inseri-las inteiramente nas alças (Figura 7.7d). Complete a puxada vertical, deixando o kettlebell descansar em seu peito e braço na posição de suporte (Figura 7.7e). Termine o levantamento girando as palmas das mãos para cima e desvie a força, movendo os ombros para trás, quando você rapidamente sobe novamente em seus dedos dos pés (Figura 7.7f) e os cotovelos ficam juntos ao corpo. Quando os kettlebells cairem, pouco antes de o cotovelo atingir a extensão máxima, puxe as mãos para trás, para segurar com os dedos, e aperte a pegada para completar o balanço para trás (Figura 7.7 g). Continue o movimento pendular suave durante toda a série (Figura 7.7h).

Impulsionar-se nas pontas dos pés após o balanço para trás e a primeira parte do balanço frente, na conclusão da fase de inércia e durante o início da aceleração vertical, dará a você a extensão adicional no levantamento e usará a musculatura de alta resistência das panturrilhas. Ao utilizar as panturrilhas para facilitar a transferência vertical da força, você será capaz de resistir por mais tempo e usar menos energia em cada repetição. Os pés devem ficar firmes no chão um pouco antes da chegada dos kettlebells no peito. O impulso nas pontas dedos dos pés deve ser rápido, e a subida e a descida são feitas em um único movimento. Não permaneça na ponta dos pés em vez disso, levante-se na ponta dos pés e imediatamente desça apoiando-se nos calcanhares novamente. É uma questão de achar o tempo certo, que virá com a prática. Para cada repetição de duplo *clean*, você ficará na ponta dos pés, em seguida, descerá com os calcanhares duas vezes – uma vez no início do movimento ascendente e uma vez no início da descida.

Ao realizar esse exercício, utilize a respiração anatômica com três ou mais ciclos de respiração. Uma variação é começar a partir da posição de suporte, inspire quando você desviar para trás e desça os kettlebells para o balanço para baixo, expire na parte de trás no balanço para baixo, inspire durante o balanço para cima e inserção da mão, e expire quando os kettlebells pousarem na posição de suporte (dois ciclos de respiração). Outra variação é começar a partir da posição de suporte, inspire quando você desviar para trás e desça os kettlebells no balanço para baixo, expire na parte de trás do balanço para baixo, inspire, expire quando você começar a inserção da mão inspire e expire quando os kettlebells pousarem na posição de suporte (três ciclos de respiração). Você pode fazer respirações de recuperação na posição de repouso para permitir a adequada recuperação e cadência.

(continua)

Duplo *clean* (Continuação)

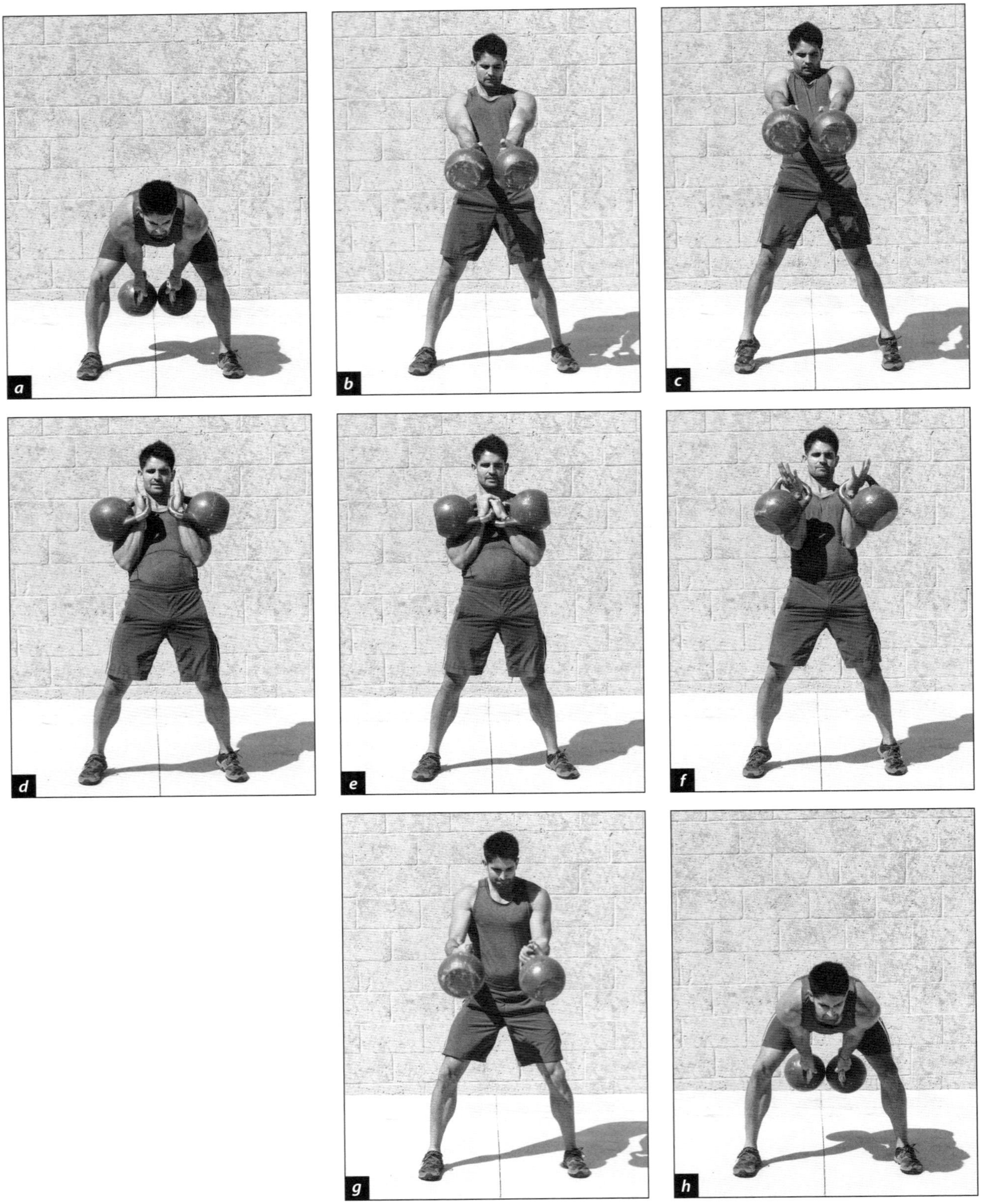

Figura 7.7 Duplo *clean*.

Princípios-chave

- A inserção da mão inicia aproximadamente no nível do quadril, e o ângulo que elas começam a inserção é de 45 graus. A inserção da mão acontece por meio de dois movimentos: um sutil, mas rápido movimento de puxada seguido pela inserção para a frente e para cima nas alças dos kettlebells. Quando feito corretamente, os kettlebells ficam sem peso, fácil de manipular e com nenhum impacto traumático sobre o punho e o antebraço.
- Quando os kettlebells são arremessados para a posição de suporte, é crucial abrir as mãos em um leve movimento de aplauso para evitar prender os dedos entre os equipamentos. Não conseguir fazer isso pode resultar em quebrar de dedos ou unhas.
- Para ajudar a absorver a força da queda do movimento descendente, você pode fazer um desvio adicional por levantar-se na ponta dos pés no começo da descida e, então, descer os calcanhares antes do balanço para trás. Ao levantar-se na ponta dos pés durante o início da descida, você aumenta a extensão do tronco e simultaneamente deixa o centro de massa mais perto dos kettlebells, reduzindo a distância entre os kettlebells e os braços para se movimentarem. Em outras palavras, as pernas e o tronco trabalham mais, e os braços trabalham menos.

Erro comum	Correção do erro
Bater o punho ou o antebraço no kettlebell	É mais provável que você insira sua mão muito antes, muito depois ou em ângulo incorreto. Faça um exercício de inserção de mão onde você imagina uma escada de mão com quatro degraus. Gradualmente suba a escada, inserindo a sua mão com uma pegada em garra. O degrau 1 é na altura do peito, o degrau 2 no nível do rosto, o degrau 3 é acima de sua cabeça e o degrau 4 é no alto bem próximo onde os seus braços alcançam a extensão máxima. Arremesse a mão para cima e solte os dedos ao inserir a mão em cada degrau e, então, desça a mão no balanço para trás entre cada inserção.
Posição de suporte incorreta ou dificuldade em alcançar a posição de suporte	Mantenha os dois kettlebells na posição de suporte por um tempo (duração). Também execute exercícios de mobilidade e flexibilidade objetivando áreas importantes, como os ombros, a coluna e os quadris, como descrito no Capítulo 6.
Muita dificuldade em segurar as alças na posição de suporte (pegada muito apertada)	Mantenha sua mão em posição de garra leve para reduzir o calor (fricção) e a fadiga da pegada.
Arremessar muito para a frente ou muito lateralmente	Arremesse em frente ou próximo a uma parede onde uma repetição ruim pode atingi-la. Como mencionado anteriormente, imagine que você está em pé dentro de uma chaminé onde o kettlebell só pode se mover para cima e para baixo, não para a frente ou para os lados.

AGACHAMENTO FRONTAL DUPLO

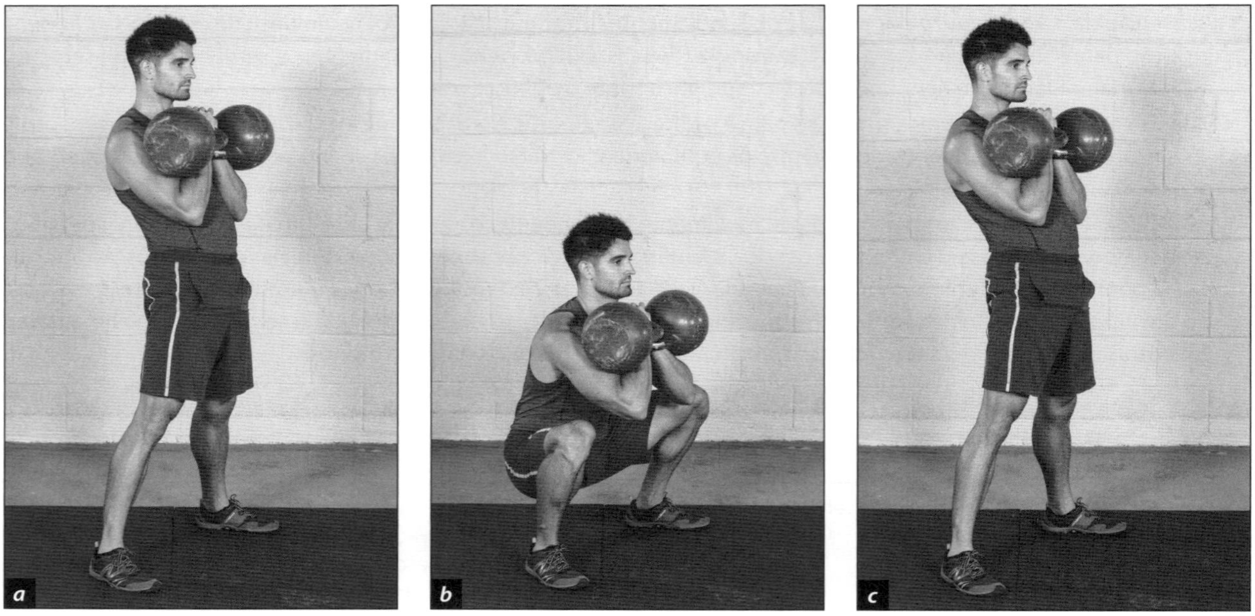

Figura 7.8 Agachamento frontal duplo.

O agachamento frontal duplo é mais avançado do que o agachamento normal, em que as cargas são aumentadas e o alinhamento dos kettlebells mantido é mais desafiador. Um agachamento frontal com dois kettlebells é significantemente mais desafiador do que um agachamento frontal com um kettlebell, por causa da respiração restrita que ocorre com a carga de dois kettlebells sobre o seu peito e abdome. É importante ser proficiente na mecânica do agachamento *goblet* e no agachamento frontal com kettlebell único antes de executar o agachamento frontal duplo.

Para executar esse exercício, fique em pé com seus pés apontados para a frente na postura para o agachamento normal (Figura 7.8a), ou você pode levemente virar seus dedos dos pés, se necessário, para abrir os quadris mais contraídos e alcançar a profundidade máxima. É uma boa ideia estimular as mesmas posturas de pés que você usará no arremesso (*snatch*), *clean* e no *clean* em dois tempos para uma prática precisa dos modelos motores. Encaixe os quadris e abaixe o seu centro de massa até que a parte mais alta de suas coxas fiquem paralelas ao chão ou quase paralelas (Figura 7.8b). A carga frontal naturalmente tentará puxar você para a frente na posição flexionada, especialmente com cargas aumentadas. Você reagirá contra essa puxada sentando-se para trás sobre calcanhares e arqueando fortemente as suas costas, encolhendo as escápulas e levantando o peito, enquanto mantém os antebraços firmemente junto ao corpo. Evite flexionar muito o tronco para a frente. Com o alinhamento correto do corpo, a carga dos kettlebells a sua frente age como um contrabalanço permitindo que você sente-se sobre os seus calcanhares. Durante todo o movimento os seus pés ficam firmes no chão. Da posição inferior, empurre os pés firmemente contra o chão apoiando-se sobre os calcanhares para ficar em pé, estendendo completamente as pernas (Figura 7.8c). Ao executar esse exercício, utilize a respiração paradoxal ou anatômica, dependendo do peso e do volume.

Aqueles que são menos flexíveis tendem a soltar os braços em direção à posição inferior e finalizam a pegada do kettlebell só com os braços, em vez de colocar os braços junto ao corpo para obter apoio da massa corporal. Até que você desenvolva a flexibilidade dos ombros para manter seus braços junto ao corpo e a flexibilidade das costas para realmente arqueá-las e levantar o peito, será difícil controlar kettlebells mais pesados no agachamento frontal. Volte para as pegadas de suporte e aos exercícios de ponte para melhorar a flexibilidade de ombro e tronco, para criar uma boa conexão braço e corpo.

(continua)

Há uma variação de agachamento frontal que você pode utilizar para kettlebells mais pesados, se tiver em dificuldades em segurá-los no suporte. Em vez de arremessar os kettlebells para o peito, como na posição de suporte tradicional, você pode arremessar os kettlebells diretamente para os seus ombros (Figura 7.9). Em vez de ficar a sua frente, a carga é pressionada diretamente para baixo e o alinhamento é mais similar àquele de um agachamento para trás com uma barra. A posição permite que você tenha mais alavancagem com os kettlebells e fica mais fácil respirar, desde que a carga não comprima os pulmões e o diafragma. Isso significa que você pode pegar um kettlebell mais pesado e fazer mais repetições, representando uma variação excelente para o desenvolvimento de força.

Princípios-chave

- Desça ativamente até a posição inferior pelo recrutamento dos flexores dos quadris.
- Para o desenvolvimento da força muscular, utilize cargas mais pesadas e poucas repetições (p. ex., 5 séries de 5 repetições).
- Evite que seus joelhos caiam para a frente empurrando-os para fora e colocando os quadris no espaçamento entre eles na posição inferior.

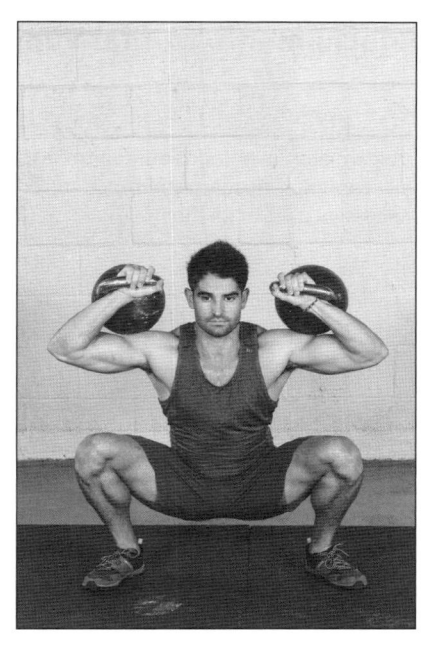

Figura 7.9 Posição de agachamento com kettlebell pesado.

Erro comum	Correção do erro
O peso sobre os dedos dos pés e não sobre os calcanhares	Pratique o agachamento sobre a caixa – sente-se em uma caixa tocando-a com os quadris.
Torção exagerada da coluna	Em pé, com as pontas dos dedos dos pés toque a base da parede, olhe diretamente para a frente e empurre seus braços para trás, contraindo as escápulas. Sem ajustar a posição da cabeça, agache-se até embaixo e, então, fique em pé. A parede impedirá que você se mova para a frente, de modo que aprenda a sentar-se e manter um arco suave na coluna. Inicialmente você pode precisar afastar um pouco os seus dedos da parede. Quando melhorar, você pode aproximá-los.
Não descer no agachamento frontal com flexores de quadris fracos	Deite-se de costas com as palmas das mãos voltadas para o chão e as pernas estendidas e puxe os dedos dos seus pés na sua direção em dorsiflexão. Um companheiro auxilia você, segurando o peito de cada pé em cada mão. Contra a resistência de seu companheiro, puxe seus joelhos em direção ao peito. Então, estenda as suas pernas retas sem qualquer resistência do seu companheiro. Esse exercício ajuda a recrutar seus flexores de quadril de modo que você possa aprender a usá-los para levantar-se da posição inferior do agachamento.
Os kettlebells saem da posição de suporte	Mantenha o alinhamento vertical tanto quanto possível entre os quadris e o torso, enquanto desce no agachamento.

(continua)

Agachamento frontal duplo   *(Continuação)*

Erro comum	Correção do erro
Calcanhares levantados enquanto desce para a posição inferior do agachamento, transferindo carga excessiva para os joelhos	Para corrigir isso, coloque uma anilha ou um bloco de 5 a 10 cm embaixo dos calcanhares. Com o tempo você será capaz de agachar-se sem isso. Utilize esse exercício de mobilidade dos tornozelos como um aquecimento e entre as séries. Ajoelhe-se sobre um colchonete com o outro pé apontando para a frente. As mãos ficam no chão, afastadas na largura dos ombros, em frente ao pé posicionado na frente. Transfira seu peso para as mãos e levante o joelho traseiro. Aponte os dedos dos pés para o pé traseiro enquanto pressiona firmemente a frente do tornozelo no chão. Pressione o peito do pé no chão para alongar a frente do seu tornozelo, pé e canela. Então, empurre firmemente para trás com as mãos e o pé da frente para conduzir o calcanhar traseiro para o chão. Alterne entre o peito do pé para baixo e o calcanhar para trás.

CLEAN & JERK

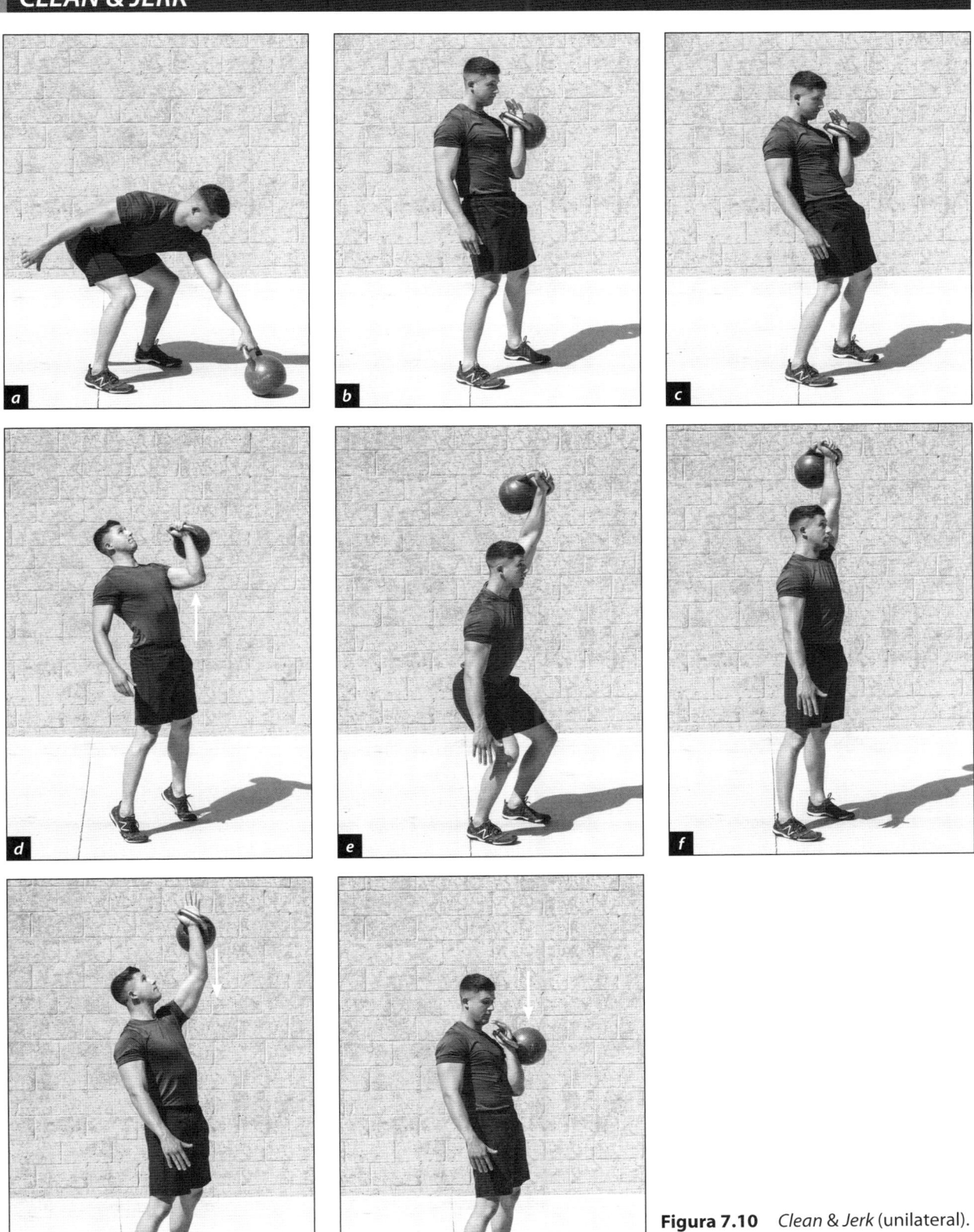

Figura 7.10 *Clean & Jerk* (unilateral).

(continua)

Clean & Jerk unilateral   *(Continuação)*

O *clean & jerk* é um exercício de corpo inteiro que requer um alto grau de coordenação, noção de tempo e capacidade para gerar potência máxima em uma pequena amplitude de movimento. Múltiplas qualidades atléticas são exigidas em execuções corretas do segundo tempo do arranque e, portanto, é considerado o mais técnico de todos os levantamentos de kettlebells. O segundo tempo do *clean* e *jerk* (e, consequentemente, o segundo tempo do arranque duplo, que você aprenderá no próximo capítulo) é um exercício de alto valor, não somente pelos benefícios de seu condicionamento, mas também por que envolve a prática de muitos princípios-chave do levantamento de kettlebell. Em cada repetição você pratica as posições de suporte e bloqueio e fortalece essas posições que são cruciais para o desempenho em outros levantamentos clássicos do *clean* e do arremesso (*snatch*). Além disso, para esse reforço, uma coordenação complexa entre as partes superior e inferior do corpo é necessária para desenvolver um segundo tempo do arremesso revigorante, rápido e potente. O segundo tempo do arremesso tem cinco componentes principais do movimento:

1. *Meio agachamento (primeiro mergulho)* – mantenha o contato entre os cotovelos, o tronco, os calcanhares e o chão para transferir a potência máxima da parte inferior do corpo para a parte superior.
2. *Arranque (jerk)* – os tornozelos, os joelhos e o torso se estendem maximamente durante esse movimento.
3. *Subagachamento* – os braços ficam bloqueados na posição de extensão, por meio da descida rápida, para a posição de agachamento ao invés de pressionar a carga para cima. A profundidade do agachamento dependerá das características anatômicas e funcionais da cada indivíduo.
4. *Fixação (em pé para bloquear)* – há duas partes para a fixação. Primeiro, fique em pé com a postura elevada. Segundo, execute um rolamento de joelho, que envolve manter os quadris no nível do subagachamento e somente girar os joelhos para trás para bloquear. A fixação da posição de bloqueio envolve a extensão completa do cotovelo, mantendo o braço próximo à linha central do corpo, externamente rotando o ombro (o tríceps voltado frente e o polegar para trás em um ângulo), com a caixa torácica aberta.
5. *Descida para a posição de suporte* – com o tríceps voltado para fora, os kettlebells são baixados para a posição de suporte por uma descida suave e controlada. A força dos kettlebells na descida é absorvida pela subida dos dedos dos pés e do movimento do peito em direção aos kettlebells. Quando os cotovelos começarem a pousar na posição de suporte, os calcanhares são baixados e a coluna torácica arredondada para difundir seguramente a carga.

Para executar esse exercício, com o kettlebell no chão, segure a alça e carregue os quadris na posição inicial (Figura 7.10a). Arremesse o kettlebell para o peito e estabeleça uma posição de suporte sólida (*clean*), com as pernas retas, os quadris estendidos, o cotovelo apoiado na pélvis, a mão inserida totalmente na alça e o kettlebell alinhado verticalmente sobre os seus pés (Figura 7.10b). Da posição de suporte, o segundo tempo do arremesso é precedido por uma inspiração profunda. Então, rapidamente, mergulhe os joelhos em um meio agachamento (primeiro mergulho) quando você expirar (Figura 7.10c). Os calcanhares ficam no chão e os quadris e os joelhos para a frente. Não faça o movimento de sentar para trás com os quadris no primeiro mergulho. Isso causará uma desconexão entre o braço, o kettlebell e o corpo. Pelo fato da carga do kettlebell estar a sua frente, você deve deslizar seus quadris e joelhos também para a frente, para mantê-los alinhados sob o kettlebell.

No meio agachamento rápido, deixe as pernas retas e fique totalmente nas pontas dos pés enquanto levanta o peito e estende o torso maximamente. Desvie sua cabeça para trás e mantenha os olhos nos kettlebells (Figura 7.10d). Essa fase de movimento é chamada arranque (*jerk*) e é o principal componente do segundo tempo do arremesso. Somente ao final do arranque, quando tornozelos, joelhos, quadris e tronco estão todos estendidos maximamente, o impulso do meio agachamento do arranque lançará os kettlebells diretamente na vertical. Nesse momento, os cotovelos desconectam do torso e você leva os calcanhares rapidamente para baixo e para trás ao mesmo tempo que encaixa os quadris (Figura 7.10e). Essa fase do movimento é chamada de subagachamento ou o segundo mergulho. No mesmo momento em que o calcanhar pousa no chão, o braço fica completamente reto e o cotovelo é bloqueado (não se pode ter um sem o outro). Agora, o braço fica completamente bloqueado e estável. Ao término do subagachamento, pressione os joelhos para trás para estender completamente as pernas. Não existe movimento independente dos braços nessa fase, apenas o movimento das pernas. Todo o seu corpo está totalmente bloqueado – o cotovelo e os joelhos ficam retos.

O término da porção ascendente é chamado de fixação, o que significa que não há movimento e você tem total controle sobre o corpo e a carga. O alinhamento ideal é ter o bíceps diretamente próximo da orelha, não por mover a cabeça em direção ao braço, mas por colocar o braço próximo da cabeça, que mantém na posição neutra (Figura 7.10f). Dependendo da sua estrutura corporal e do grau de flexibilidade da parte superior das costas e do ombro, o braço pode ficar levemente na frente ou ligeiramente atrás da cabeça. Alguém que seja muito flexível pode ter o braço por trás da cabeça, enquanto quem é menos flexível pode ter o braço ligeiramente à frente dela. Finalmente, você tem de encontrar o posicionamento sagital que seja mais confortável e que permita relaxar na posição de bloqueio.

A fase final é a descida, que retorna o kettlebell ao peito na posição de suporte, ou *clean*. Da fixação, o braço relaxa, o kettlebell se move em um movimento suave para o peito e o cotovelo retorna à pelve. É útil levantar-se sobre os dedos do pé no início da descida para reduzir a distância que o braço e o kettlebell têm para se mover para levar o cotovelo para o quadril (Figura 7.10 g). Assim que o braço junta-se ao corpo, os pés se fixam para completar o movimento. Agora você está na posição de suporte, em preparação para a próxima repetição (Figura 7.10h). Não é um requisito ficar sobre os dedos dos pés no início da descida. Levantadores mais pesados ou aqueles que utilizam kettlebells leves podem preferir ficar com os pés totalmente no chão durante a descida. No entanto, para levantadores mais leves ou aqueles que utilizam kettlebells mais pesados, a elevação dos dedos dos pés ajudará a reduzir o impacto da descida.

Ao realizar esse exercício, utilize a respiração anatômica com quatro ou mais ciclos. Inspire antes do primeiro mergulho e expire durante o meio agachamento; inspire antes do arranque, expire no pouso para o subagachamento e depois para bloquear, faça um ciclo adicional de respiração na posição mais alta, inspire no início da descida e expire quando os cotovelos fizerem contato no suporte. Se um subagachamento profundo for usado, faça um adicional ciclo de respiração entre o término do subagachamento e a fixação (ou seja, cinco ciclos totais com um subagachamento profundo e quatro ciclos totais com um subagachamento superficial e rápido).

Princípios-chave

- As três fases do meio agachamento, o arranque e o subagachamento devem ser realizados com o máximo de velocidade.
- A chave para um segundo tempo do arremesso eficaz é a potência de perna; para melhorar a força e a resistência do segundo tempo do arremesso, aumente a força e a resistência das pernas.
- Manter o contato do braço com o corpo durante toda fase de arranque.
- A noção de tempo é fundamental; estabeleça a conexão entre a extensão total do cotovelo e o momento que os calcanhares tocarem o chão durante o subagachamento.

Erro comum	Correção do erro
Perder o contato entre o cotovelo, o quadril, o calcanhar e o chão quando descer no meio agachamento	Pratique o meio agachamento sem o segundo tempo do arremesso para se concentrar em manter os seus braços grudados em seu corpo.
Descer devagar quando abaixar para o meio agachamento	Concentrar-se na descida no meio agachamento para ativar um reflexo de alongamento para facilitar um *bump* mais forte.
Transição lenta do subagachamento para o bloqueio	Utilize o agachamento de bloqueio, isole e pratique o movimento de subida do subagachamento para o bloqueio rapidamente. Veja os agachamentos duplos elevados no Capítulo 8 para uma descrição detalhada desse exercício.

CLEAN COM PRESSÃO VERTICAL (*CLEAN & PRESS*)

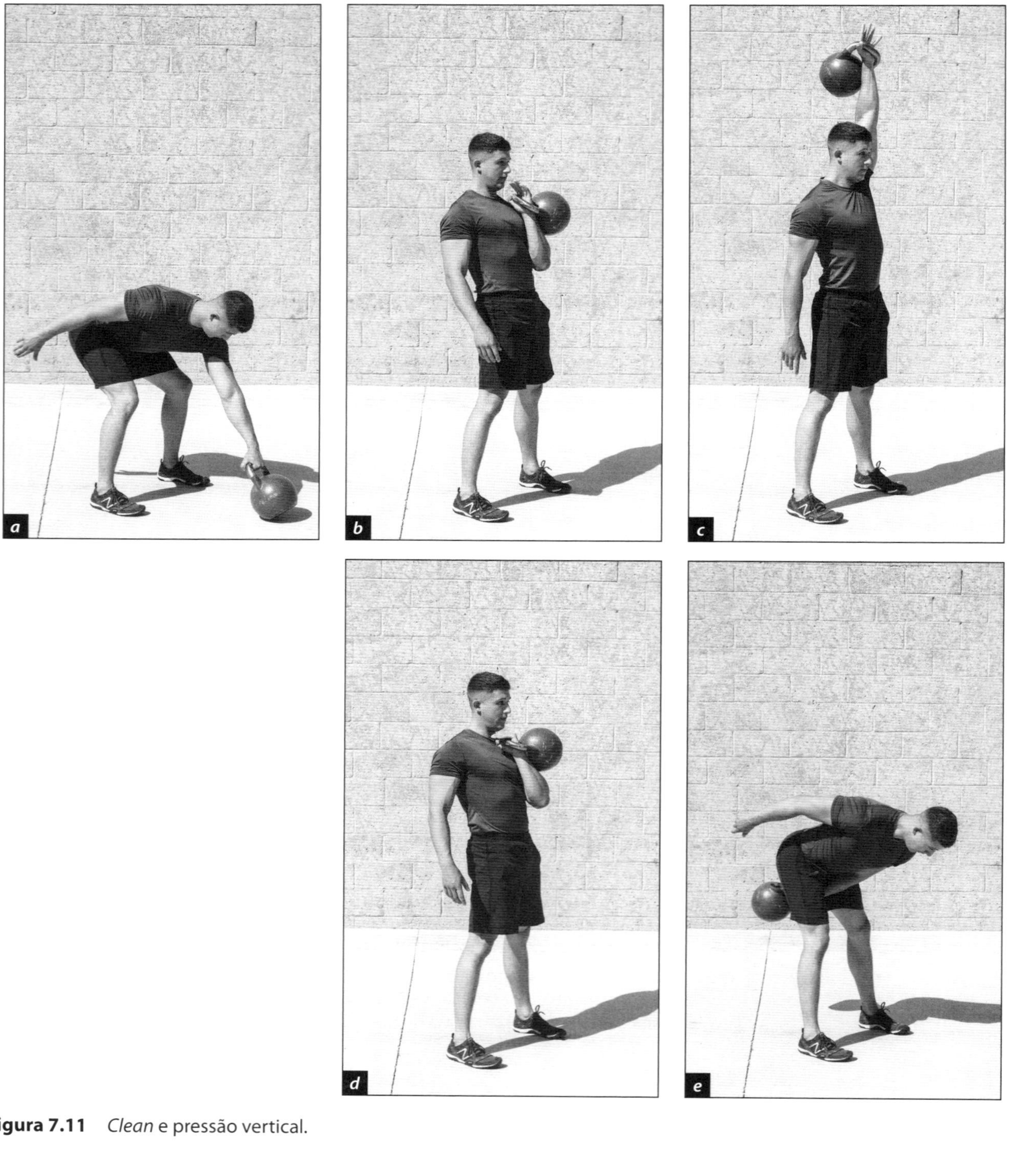

Figura 7.11 *Clean* e pressão vertical.

(continua)

O *clean* com pressão vertical (*clean e press*) é uma manobra de força e condicionamento para todo o corpo. Você pode desenvolver um alto grau de condicionamento físico fazendo apenas esse exercício, pois ele combina um empurrão e uma puxada em um único movimento e, portanto, trabalha muitos músculos simultaneamente. Aqui, combinamos o movimento de *clean* como o movimento de empurrar do segundo tempo do *clean* em um exercício, em vez de separá-los em dois exercícios. No esporte de levantamento de kettlebell, isso é chamado *ciclo* por causa da natureza cíclica de executar esse exercício com altas repetições. Assim como no arranque, é melhor familiarizar-se com esta versão unilateral antes de prosseguir para a versão de ciclo longo bilateral, que é apresentado no Capítulo 8. O termo ciclo longo refere-se ao arremesso em dois tempos, e os termos podem ser utilizados alternadamente quando se referir ao exercício com kettlebell.

Para executar esse exercício, inicie com o kettlebell em repouso no chão (Figura 7.11a), arremesse para a posição de suporte *clean* (Figura 7.11b) e, então, execute o segundo tempo da pressão vertical sobre a cabeça com o mesmo braço (Figura 7.11c). Desça o kettlebell para a posição de suporte (Figura 7.11d) e, então, desça novamente para a posição de balanço (Figura 7.11e). Para a pegada do *clean*, você pode deixar o polegar para a frente, para trás ou em uma posição neutra, de acordo com a sua preferência.

Ao executar esse exercício, utilize a respiração anatômica com oito ou mais ciclos de respiração. Inicie na posição de suporte, inspire quando desviar para trás e desça o kettlebell junto com o balanço, expire atrás – na descida do balanço inspire durante a transição para o balanço para a frente, expire no término do balanço, inspire na inserção da mão –, e expire quando o kettlebell pousar na posição de suporte. Isso iguala os três ciclos de respiração para o componente do arremesso.

Na posição de suporte, inspire antes do primeiro mergulho, expire durante o meio agachamento, inspire no *bump*, expire no pouso para o subagachamento e, depois, bloqueie. Faça um ciclo de respiração adicional entre a conclusão do subagachamento e a fixação, e um ciclo de respiração adicional na posição mais alta. Isso equivale a cinco ciclos de respiração para o componente do segundo tempo do arremesso, totalizando oito ciclos de respiração para cada repetição simples do arremesso em dois tempos.

Não há diferença técnica entre fazer o *clean* com pressão vertical como um exercício ou como dois, mas há uma consideração de tempo. Quando descer da fixação no segundo tempo do arremesso, não pare na posição de suporte antes da descida do balanço. Em vez disso, desça para a posição de suporte e imediatamente utilize a mesma inércia para baixar no balanço para trás e, então, arremesse para o peito. Isso apenas tem que ser feito com conservação de energia, seguindo a à primeira lei de Newton, ou seja, um corpo que está em movimento permanece em movimento. Os atletas de kettlebell esportivo, que competem em ciclos longos, acharão que se gasta menos energia para fazer a descida em um único movimento em vez de dois. Você pode repousar quando for necessário depois que arremessar novamente o kettlebell para o peito.

Princípios-chave

- O arremesso em dois tempos é um exercício rítmico que vai, suave e calmamente, de um movimento para outro.
- Faça respirações contínuas para manter estável a respiração e a frequência cardíaca; nunca prenda a respiração.
- Reduza o arco do peito durante a descida para o balanço para trás compensando o desvio do corpo para trás.

(continua)

Clean com pressão vertical (*clean & jerk*)   (*Continuação*)

Erro comum	Correção do erro
Bater o punho ou o antebraço no kettlebell	É provável você esteja inserindo sua mão muito antes, muito depois ou em um ângulo incorreto. Utilize um exercício de inserção de mão onde você imagina uma escada com quatro degraus. Gradualmente, suba a escada, insira a sua mão com uma pegada em garra. O degrau 1 é no nível do peito, o degrau 2 na altura do rosto, o 3 é um pouco acima da cabeça e o 4 é próximo a parte mais alta da cabeça, quase onde os braços alcançam a sua extensão total. Arremesse a mão para cima e libere os dedos para inserir a mão em cada nível e, então, desça a mão no balanço para trás entre cada inserção.
Flexibilidade insuficiente pra estender os quadris na posição de suporte	Pratique os exercícios de flexibilidade e mobilidade do Capítulo 6 ou manutenções de suporte deste capítulo.
Perder o contato entre o cotovelo, o quadril, o calcanhar e o chão na descida do meio agachamento	Pratique o meio agachamento sem o segundo tempo do arremesso para se concentrar em manter os braços colados ao corpo.
Descer lentamente no meio agachamento	Concentre-se na descida do meio agachamento para ativar um reflexo de alongamento para facilitar uma pressão mais forte.
Transição lenta do subagachamento para o bloqueio	Utilize um agachamento bloqueado, isole e pratique o movimento de subir rapidamente do subagachamento para o bloqueio. Veja os agachamentos elevados duplos no Capítulo 8 para uma descrição mais detalhada desse exercício.

Treinamento com Kettlebell **121**

AGACHAMENTO COM SALTO

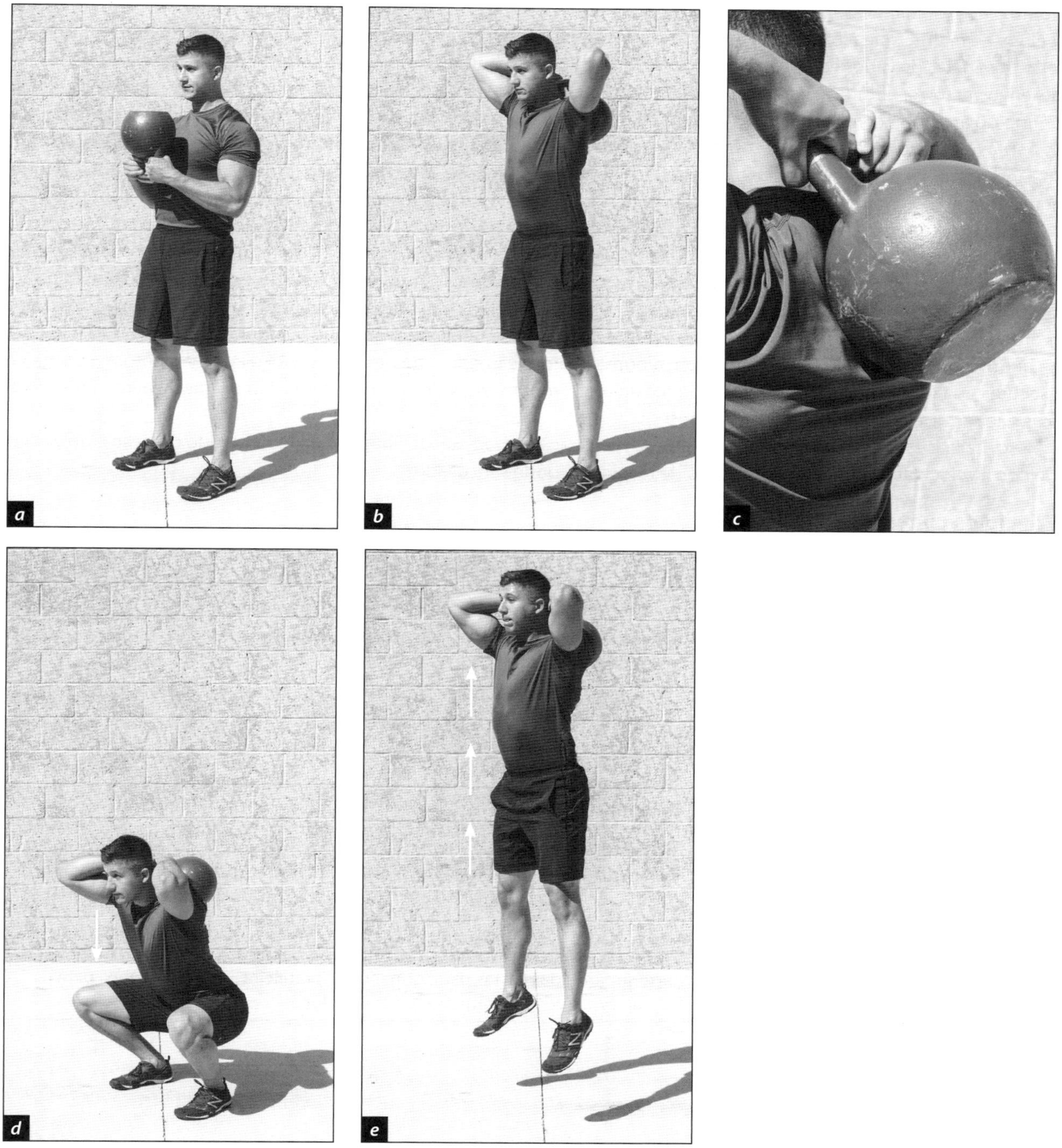

Figura 7.12 Agachamento com salto.

(continua)

Agachamento com salto *(Continuação)*

Como o nome indica, esse é um agachamento com kettlebell que envolve saltar realizando uma extensão dos tornozelos, joelhos e quadris. O agachamento com salto é um dos exercícios anaeróbios mais extenuantes que você pode fazer. Ele é feito por atletas de vários esportes para desenvolver explosão e contração rápida das pernas e por atletas de kettlebell para desenvolver força, potência e resistência. É amplamente utilizado para treinar, reforçar e condicionar o padrão do segundo tempo do arranque com kettlebell, por causa da semelhança entre os dois exercícios. Quase todos os atletas relatam que as pernas impulsionam o corpo, e com os exercícios com kettlebells isso não é diferente. Você será tão forte quanto forem suas pernas, e em nenhum lugar isso é mais verdadeiro do que no segundo tempo do arremesso com kettlebell. Assim, o agachamento com salto é um das mais importantes finalizações que um atleta de kettlebell pode fazer.

Para executar esse exercício, pegue um kettlebell pelas laterais das alças (Figura 7.12a) e leve-o para trás de você, fazendo a primeira metade do exercício do *halo* como foi aprendido no Capítulo 6 (Figura 7.12b). Segurando o kettlebell atrás da parte superior das costas, contraia as escápulas para que os músculos trapézio formem uma "prateleira" e o kettlebell repouse sobre os músculos superiores das costas (Figura 7.12c). Desça completamente em um agachamento de profundidade máxima (Figura 7.12d) e, depois, salte rapidamente o mais alto que puder (Figura 7.12e). Diminua o impacto da aterrissagem pousando suavemente com a ponta dos pés e imediatamente desça para o agachamento mais uma vez. Execute cada repetição em uma amplitude máxima e, também, em velocidade máxima. Em outras palavras, faça rápido, mas não encurte a amplitude das repetições!

Ao realizar esse exercício, você pode utilizar a respiração paradoxal ou anatômica, dependendo do peso e do volume. Devido a velocidade do exercício, um ciclo de respiração pode será usado.

Princípios-chave

- Use a sequência adequada de execução – extensão do quadril, extensão do joelho e, em seguida, a extensão do tornozelo.
- Devido a natureza dinâmica e balística do movimento, é importante manter o alinhamento adequado das articulações durante o exercício. Com as forças envolvidas, uma aterrissagem ruim pode causar uma tensão ou entorse das articulações da parte inferior do corpo e dos músculos.
- Ao descer para o agachamento, faça com a mecânica adequada e um ritmo ligeiramente mais lento para controle e segurança.

Erro comum	Correção do erro
Aterrissagem desequilibrada quando desce do salto	Isso compromete a alavancagem e a segurança das repetições que vem a seguir. Para ajudar a evitar isso, mantenha o alinhamento vertical apropriado do tronco, quadris, joelhos e pés quando aterrissar na postura ideal e posicionamento para o próximo salto. Não se incline para a frente ou para trás.
O kettlebell salta e bate na sua nuca	Segure o kettlebell com firmeza pelas laterais das alças e contraia os músculos da parte superior das costas para formar uma "prateleira" para o kettlebell para repousar, evitando o contato direto com a coluna.

PASSEIO DO FAZENDEIRO

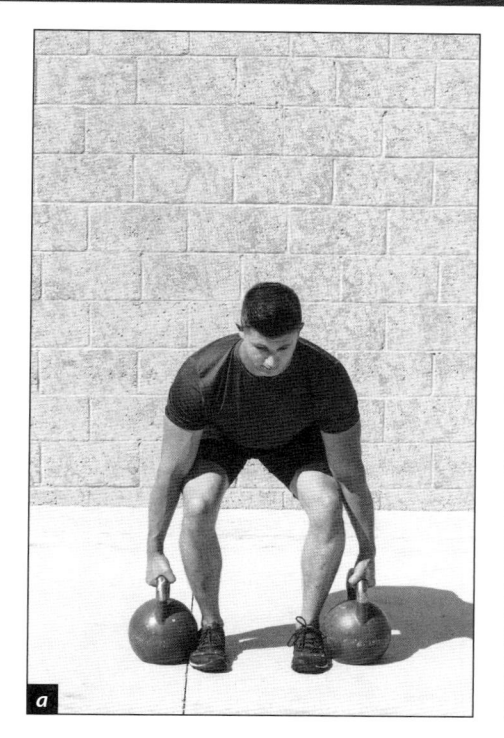

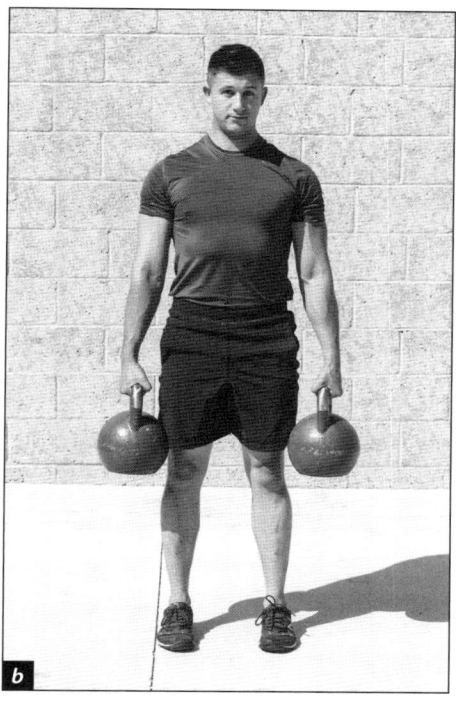

Figura 7.13 Passeio do fazendeiro.

Nada representa mais o árduo trabalho braçal do passeio do fazendeiro como o exercício de condicionamento do corpo inteiro. Não pode haver maior prova de força mental e capacidade para suportar o desconforto. Embora seja, possivelmente, o exercício menos técnico de uma perspectiva de padrão motor, tem valor duradouro para o desenvolvimento de resistência da pegada e estabilidade do *core* e, ao mesmo tempo, aumenta a flexibilidade da coluna cervical e da torácica. O conceito é simples: pegar algo pesado e segurá-lo por tanto tempo quanto você puder ou caminhar com esse peso o mais longe que conseguir, isto é, até que você não possa mais segurá-lo e caia de suas mãos. Isso pode ser feito com uma mão ou duas, e se você tiver um kettlebell com uma alça mais grossa, fica ainda mais desafiador. É provável que você quase nunca erre ao adicionar uma série de repetições pesadas no final do treino principal.

Para executar esse exercício, agache-se para pegar os kettlebells, que devem estar afastados a uma mesma distância da largura dos ombros (Figura 7.13a). Utilize a pegada com os dedos e o polegar, como usado no *swing*, *snatch* e *clean*, levante os kettlebells com um levantamento terra e segure-os nos lados do seu corpo por um período de tempo ou até atingir um esforço máximo (Figura 7.13b). Respire normalmente e de forma contínua, com igual inspiração e expiração. Se você está em um lugar onde derrubar um kettlebell poderá danificar o chão, coloque-os no chão pouco antes de sua pegada falhar. Caso contrário, mantenha segurando-os até caírem.

(continua)

Passeio do fazendeiro   *(Continuação)*

Fazer esforço máximo no passeio do fazendeiro certamente esgotará a sua pegada, razão pela qual é recomendado fazê-lo na finalização dos exercícios. Devido às intensas contrações do antebraço em esforço máximo ou quase máximo, é uma boa ideia alongar o antebraço e os dedos por alguns minutos após o exercício, para ajudar a sua pegada a se recuperar mais rapidamente. A seguir está uma maneira preferida para alongar os flexores profundos do antebraço depois de uma série desafiadora como o passeio do fazendeiro: ajoelhe-se no chão sobre um colchonete. Afaste os dedos das mãos o mais que puder e encoste os dedos mínimos um ao lado do outro (Figura 7.14a). Pressione as duas mãos espalmadas no chão, com os dedos voltados para trás (Figura 7.14b). Você pode sentir esse alongamento imediatamente se mantiver os antebraços esticados. Respire e relaxe de 30 a 60 segundos. Mantenha as palmas das mãos como antes, aumente o alongamento ao afastar a parte inferior do seu corpo das suas mãos e baixar o centro de massa (Figura 7.14c). Veja o quanto você pode alongar. Sacuda as mãos depois para relaxar os músculos.

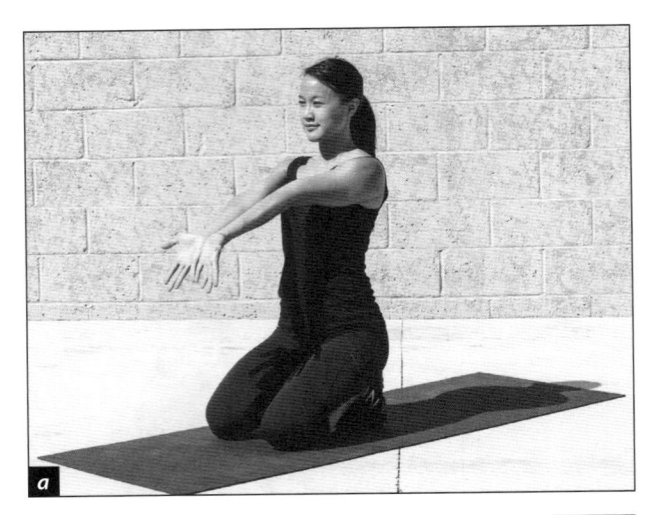

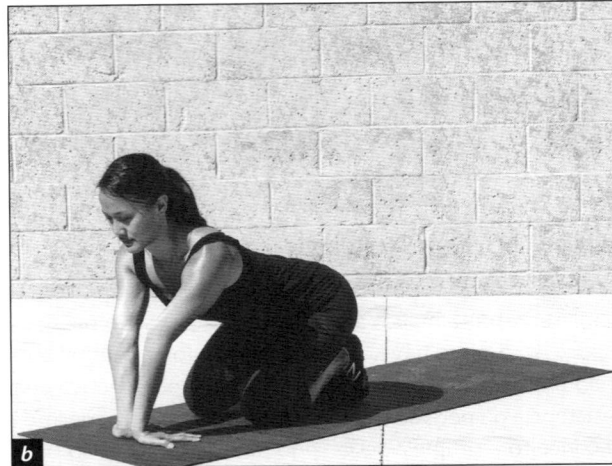

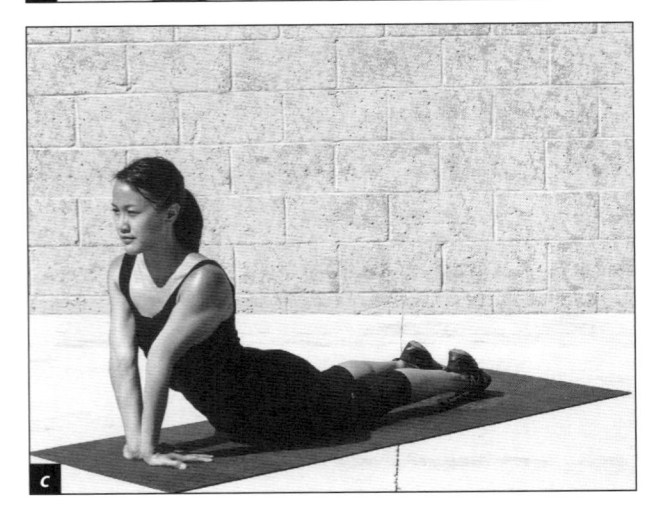

Figura 7.14   Alongamento de antebraços e dedos das mãos.

(continua)

Princípios-chave

- Mantenha o alinhamento adequado durante todo o exercício. Você usará cargas mais pesadas, que podem tensionar os músculos da parte superior das costas, pescoço e trapézio, caso você deixe a carga tirá-lo da postura ereta.
- A pegada é firme e relaxada; o aperto excessivo das alças fará os antebraços fadigarem mais rapidamente.
- Permaneça mentalmente relaxado durante todo o exercício; a respiração estável ajudará a ficar calmo.

Erro comum	Correção do erro
Falha em manter o alinhamento adequado, especialmente na coluna cervical (flexionar) e lombar e pelve (inclinar)	Olhe para a frente e ligeiramente para cima durante todo o exercício. A posição da cabeça e dos olhos é fortemente conectada à postura correta. Além disso, mantenha o nível de quadris, nivelado e enquadrado na direção em que você está e mantenha seus músculos abdominais e glúteos estáveis. Nunca deixe o peso puxar ou torcer você.
Apertar muito a pegada com o centro da palma da mão	Utilize a posição do dedo bloqueado colocando o polegar por cima dos dois dedos em cada mão.
Dobrar-se para colocar o kettlebell no chão	Dobre as suas pernas para colocar os kettlebells no chão depois de completar cada série.

APOIOS NA POSIÇÃO DE SUPORTE *CLEAN* E APOIOS ALTOS

Os apoios na posição de suporte *clean* e os apoios altos são apoios estáticos ou isométricos utilizados para desenvolver a integridade estrutural, a flexibilidade e o condicionamento nessas duas posições importantes. Além dos efeitos ao condicionamento, o apoio estático ajuda a relaxar nas posturas por meio do posicionamento adequado, de modo que a estrutura de seus músculos posturais mantenha a carga, em vez dos músculos principais, que cansarão rapidamente.

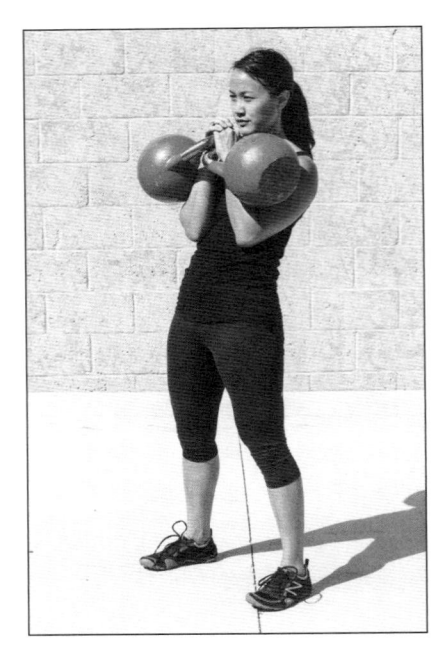

Apoio na posição de suporte: Para executar esse exercício, com os kettlebells repousando no chão, arremesse-os para a posição de suporte e mantenha-os (Figura 7.15). Com os kettlebells mantidos na posição de suporte, manter as pernas retas com os joelhos completamente estendidos. Mantenha os braços contra o tronco e os cotovelos para baixo ou descansando em cima da pelve. Suas mãos ficam completamente inseridas nas alças. A posição de suporte adequada alinha os kettlebells verticalmente sobre seus quadris e os quadris, verticalmente sobre a postura dos pés.

Figura 7.15 Apoio na posição de suporte.

Apoio alto: Para executar esse exercício, com os kettlebells repousando no chão, arremesse-os para a posição de suporte *clean* e execute o arranque em dois tempos na posição bloqueada elevada e mantenha-os (Figura 7.16). Suas mãos estão completamente inseridas nas alças. Os braços são mantidos elevados acima da cabeça com os cotovelos completamente estendidos e os bíceps próximos às orelhas. A posição adequada para o apoio alto alinha os kettlebells verticalmente sobre os seus ombros, e os ombros verticalmente sobre os quadris e, por fim, alinha-os verticalmente sobre a postura dos pés.

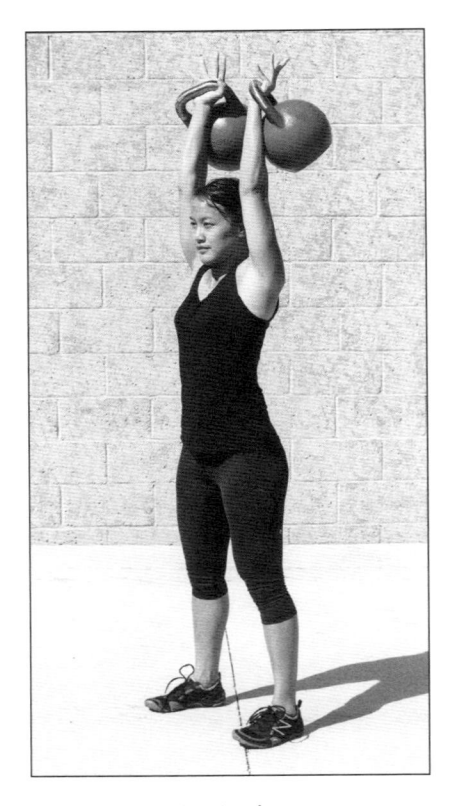

Figura 7.16 Apoio alto.

(continua)

Princípios-chave

- Além de manter essas posições estaticamente, também é benéfico realizar as duas posições enquanto caminha, a fim de aprender a relaxar de forma ideal, alternando da posição de suporte para a posição bloqueada e mantendo cada posição por alguns segundos antes de mudar.
- Com o apoio da posição de suporte, os benefícios da flexibilidade e condicionamento serão maiores quando se usa kettlebells mais pesados, porque a carga permitirá que você baixe mais facilmente os cotovelos para os quadris.
- Durante o apoio alto é importante garantir que os tríceps estejam voltados para a frente em vez de para os lados (e os polegares voltados para trás), porque essa é uma posição estruturalmente estável para os ombros. Se os tríceps não estão virados para a frente e você não conseguir manter o bloqueio de cotovelos, os kettlebells poderão cair em sua cabeça, causando ferimentos graves.

Erro comum	Correção do erro
Deixar os cotovelos se afastarem da linha central em um apoio na posição de suporte	Pendure-se a partir de uma barra por um tempo maior para melhorar a flexibilidade do ombro e das costas, de modo que os cotovelos possam relaxar no alinhamento ideal.
Apoiar para um lado na posição de suporte	Isso cansa excessivamente um braço e afeta negativamente a cadência devido ao aumento do tempo e do movimento necessários para reajustes. Para evitar isso, melhore a flexibilidade e pratique o apoio na posição de suporte com carga igualmente distribuída em ambos os lados.
Os braços caem para a frente do alinhamento vertical em um apoio alto	Isso cansa excessivamente os ombros. Para ajudar a evitar isso, melhore a flexibilidade de ombros e da coluna vertebral, de modo que o alinhamento adequado e a amplitude de movimento possam ser alcançados. Veja o Capítulo 6, exercícios de flexibilidade.

REMADA RENEGADA

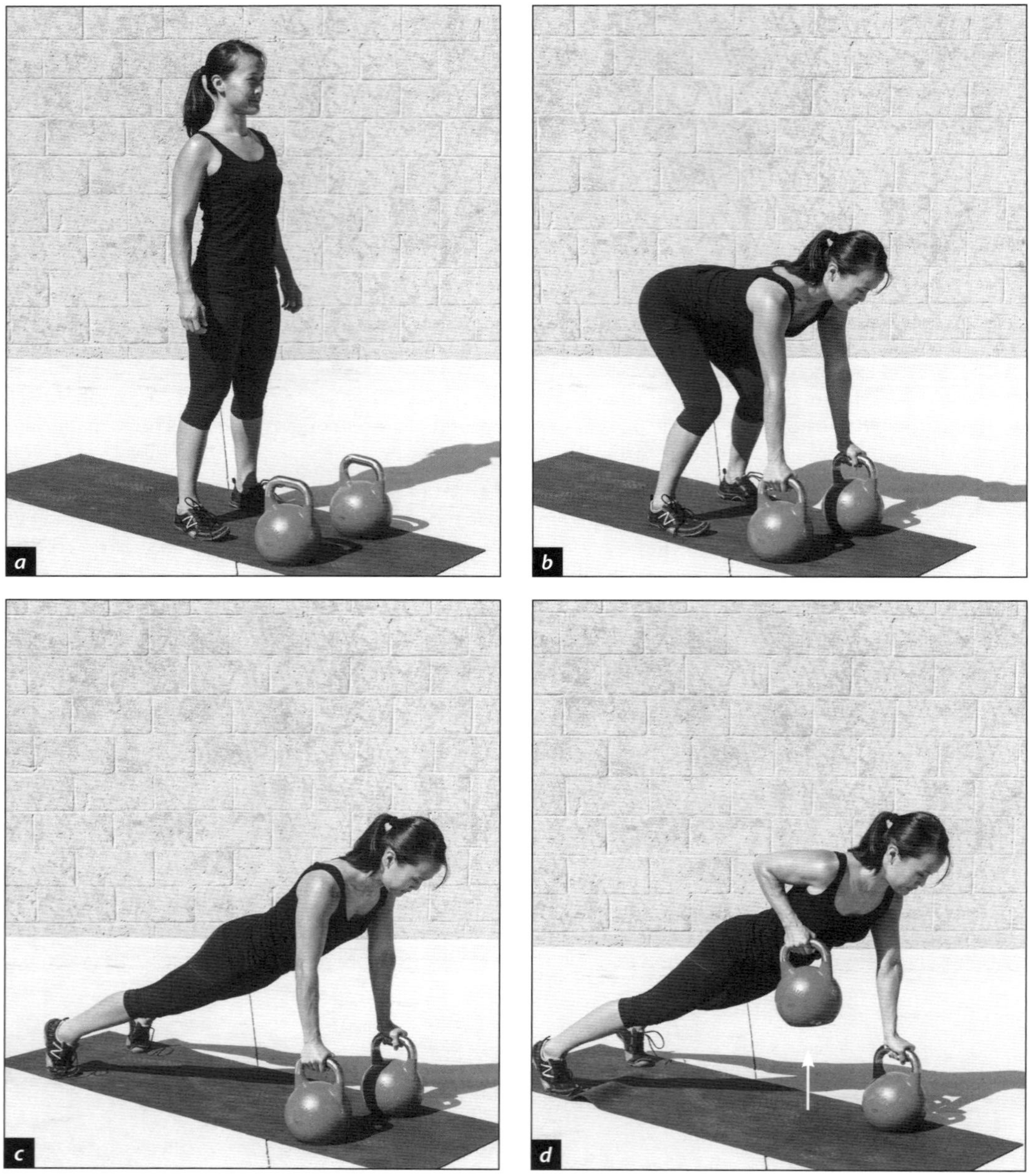

Figura 7.17 Remada renegada.

A remada renegada é um exercício único de força que combina estabilidade e mobilidade dos músculos do *core* anterior em um movimento de puxada horizontal. A maioria dos exercícios com kettlebell envolve levantamentos verticais e enfatiza a cadeia posterior (glúteos, isquiotibiais e costas), que são importantes para o desenvolvimento de potência. Entretanto, é necessário treinar o plano frontal do corpo para se desenvolver um equilíbrio muscular bem ajustado relativamente a cadeia posterior. A capacidade de manter a estabilidade enquanto se movimenta e criar mobilidade enquanto permanece estável é chamada de *estabilidade dinâmica*, e a remada renegada é um dos melhores exercícios para desenvolver esse controle. Esse exercício treina a força do *core* anterior necessária para evitar a extensão da coluna lombar e manter estável a região lombar. A remada renegada combina elementos de uma prancha frontal, um exercício de estabilidade do plano frontal, com remada horizontal, um exercício de mobilidade do plano sagital.

Para executar esse exercício, coloque dois kettlebells pesados no chão afastados um do outro a uma distância da mesma largura dos ombros (Figura 7.17a). É importante utilizar os kettlebells pesados para não virarem ou rolarem enquanto suportam o peso do corpo, por isso utilize kettlebells que tenham pelo menos 16 kg, e, de preferência, mais pesados. Segure uma alça com cada mão e aperte com força (Figura 7.17b). Coloque seu corpo na posição de prancha como na posição mais alta de uma flexão de braços, equilibrando-se com as pontas dos seus pés e ao nível da coluna. Não arqueie ou deixe os quadris caírem (Figura 7.17c). Com o seu peso corporal equilibrado uniformemente entre suas mãos e pés, mude o seu peso para uma mão, certificando-se de pressionar essa mão firmemente para baixo por meio do kettlebell, de modo que fique estável. Com a outra mão, puxe o outro kettlebell para cima até ele tocar a sua caixa torácica (Figura 7.17d). Lentamente abaixe esse kettlebell e, em seguida, passe para o outro lado e repita a remada (puxada) . Vá de lá para cá, um lado para cima e outro para baixo de cada vez. Inspire quando você puxar os kettlebells para os quadris e cintura e expire quando baixá-los de volta para o chão.

Princípios-chave

- Preste atenção igualmente para estabilizar e para puxar o braço.
- Mantenha os ombros conectados na cavidade glenoumeral por meio da contração dos músculos grandes dorsais.
- Puxe o kettlebell para a caixa torácica ou abdome e se concentre em puxar os cotovelos para cima e em direção ao centro da coluna.

Erro comum	Correção do erro
Rotar o tronco durante a puxada	Impeça a rotação dos quadris durante o movimento da remada ao manter os músculos abdominais firmes e os quadris estáveis.
Puxar principalmente com os bíceps em vez usar os músculos das costas	Mantenha a caixa torácica expandida e concentre-se em puxar os cotovelos em direção às costelas.
Deixar os quadris hiper-estender	Ative os músculos do *core* para assegurar o alinhamento adequado por meio de uma linha reta da cabeça aos calcanhares.
Dobrar o braço estabilizado	Isso resulta no controle fraco e na perda de alavancagem e potência. Para evitar isso, concentre-se em manter o braço estabilizado bloqueado.

MOINHO

O moinho é um exercício que visa simultaneamente o *core* e a lateral do quadril, enquanto melhora a estabilidade e a força na posição elevada. Também é uma excelente maneira de melhorar a flexibilidade geral. O moinho tem algumas semelhanças com a postura do triângulo da ioga, com exceção de que ele adiciona estabilização dinâmica para o ombro na posição elevada. O movimento pode parecer complexo, se a sequência não for compreendida, por isso é aconselhável praticar esse levantamento em etapas, como o exercício é descrito.

Em primeiro lugar, existem duas configurações comuns no que diz respeito à postura. Essa postura pode ter tanto os dedos dos pés apontando para um dos lados em um ângulo ou apontando para a frente.

Postura com os dedos em ângulo: Inicie com os pés apontando para a frente, afastados seguindo a distância da largura dos ombros (Figura 7.18a). Faça o pivô nos calcanhares para a esquerda, aproximadamente, a 45 graus (Figura 7.18b). O pé esquerdo agora é o pé da frente e o pé direito o pé de trás.

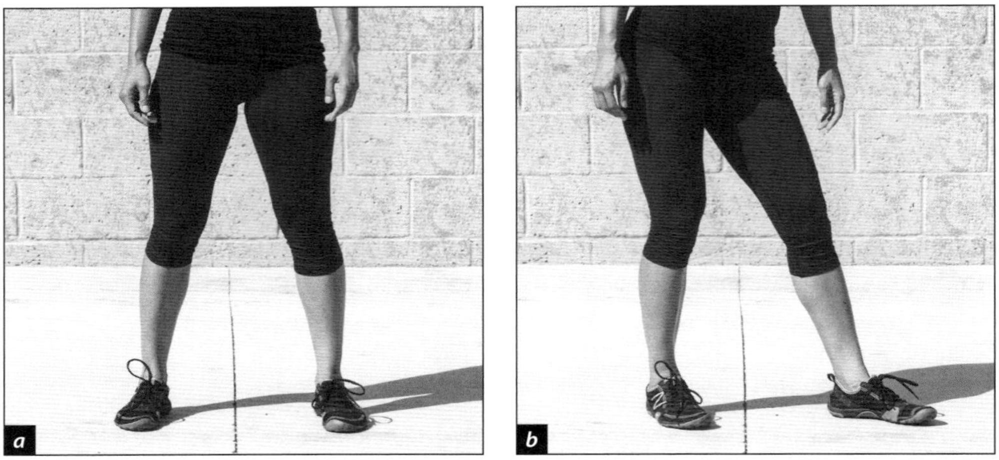

Figura 7.18 Postura para o moinho com os dedos em ângulo.

Postura com os dedos para a frente: Inicie com os pés apontando para a frente, afastados, seguindo a distância da largura dos ombros (Figura 7.19). Como você tem uma postura bilateral, terá que equilibrar a carga diretamente sobre o centro da base. Ao realizar o movimento do moinho, o seu corpo naturalmente rotará mais para compensar o ângulo reduzido dos quadris na posição com os dedos dos pés para a frente.

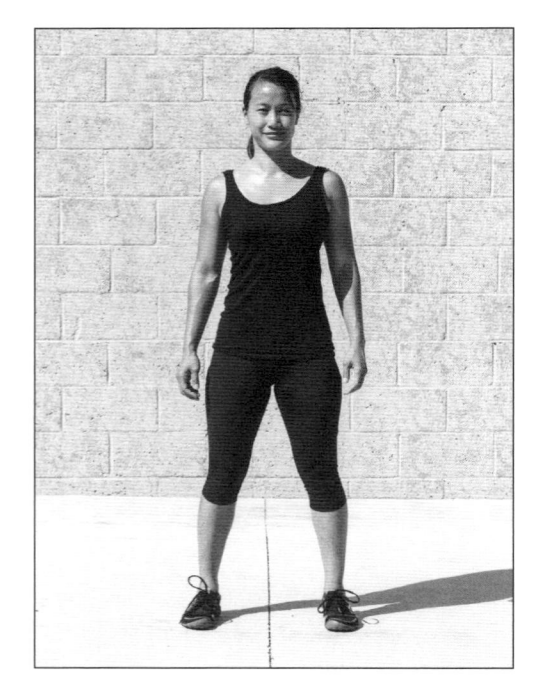

Figura 7.19 Postura para o moinho com os dedos para a frente.

Etapa 1: Preparação para o moinho   Segure uma corda, banda elástica ou bastão por ambas as extremidades, assuma uma postura com os dedos dos pés para a frente, com uma mão alta e a outra mão baixa, e a corda, banda ou bastão atrás das costas (Figura 7.20a para um exemplo com uma corda). Mantenha o peito aberto e voltado para cima e quando você empurrar a parte posterior do quadril para o lado puxe a corda para baixo com a mão de baixo (Figura 7.20b). Suba para a posição alta, puxando a parte posterior do quadril de volta para a posição inicial e, simultaneamente, puxando a corda com a mão que está em cima (Figura 7.20c). Você deve sentir o uso da corda, bastão ou banda abrindo o seu peito e estabilizando as suas escápulas ao contraí-las. Mantenha o alongamento e a estabilidade em toda a amplitude de movimento. Esse é o controle que você está procurando, e esse mesmo nível de controle precisa estar presente quando adicionar uma carga maior. Esse é o movimento do moinho. Ao acrescentar um peso não se deve mudar o posicionamento. Você precisa aprender o alinhamento primeiro com esse exercício e, em seguida, mantê-lo ao adicionar progressivamente cargas mais pesadas.

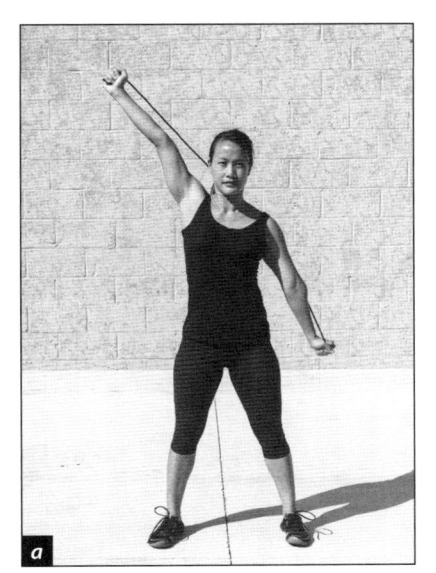

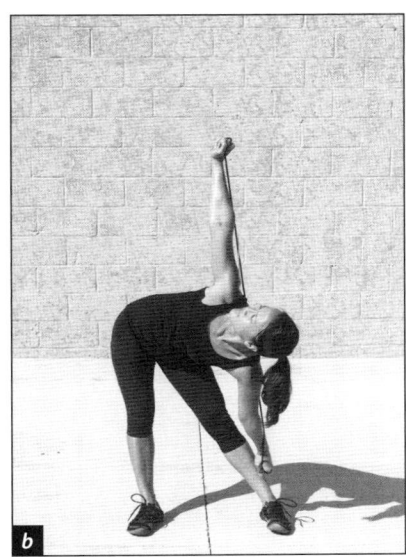

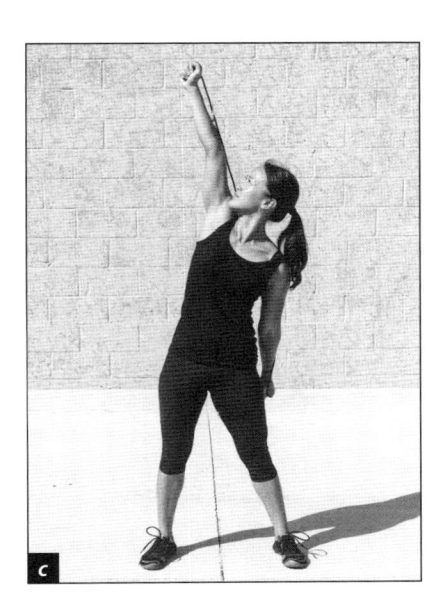

Figura 7.20   Preparação para o moinho.

(continua)

Moinho *(Continuação)*

Etapa 2: Moinho baixo Você pode realizar o moinho baixo com a postura dos pés em ângulo ou com a postura com os dedos dos pés para a frente (aqui usaremos a posição dos pés em ângulo). Levante o seu braço direito acima da cabeça, com o bíceps tocando a orelha, e gire a palma da mão esquerda para a frente, de modo que a parte de trás da mão esquerda fique contra o interior de sua coxa esquerda (Figura 7.21a). Seu peso se desloca ao máximo para a perna de trás (direita) e você empurra a lateral do quadril para o lado (Figura 7.21b). Seu peso ficará todo na perna traseira ao longo do movimento do moinho. Não mude para a perna da frente em nenhuma parte do movimento. Agora, olhe para a mão de cima e, ao fazer isso, gire a parte superior do seu tronco em direção a mão, de modo que você sinta o seu peito levantar e apontar em direção ao teto (Figura 7.21c). Você agora está estabelecido na parte superior do corpo com um kettlebell no chão entre seus pés. Olhando para a mão de cima, quando você descer, a mão de baixo, que está apoiada na parte interna da sua coxa com a palma virada para a frente, deslizará para baixo na parte interna da coxa até alcançar a alça do kettlebell (Figura 7.21d). Pegue o kettlebell e puxe-o para cima, estendendo o corpo verticalmente (Figura 7.21e). Abaixe-se sob controle e repita as repetições desejadas. Embora isso seja um moinho, mantenha o seu peito levantado e voltado para cima e os olhos olhando para a mão de cima.

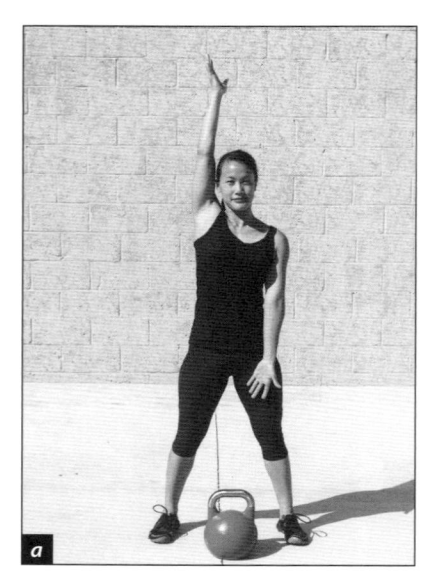

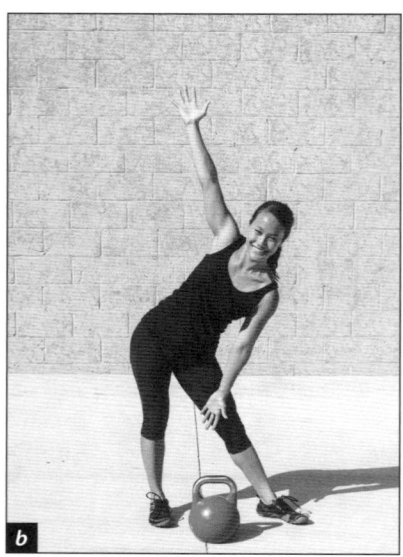

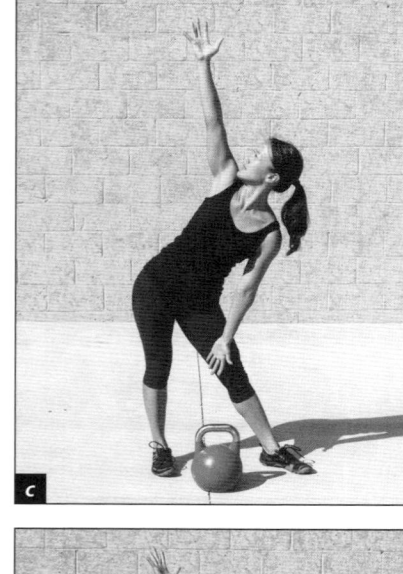

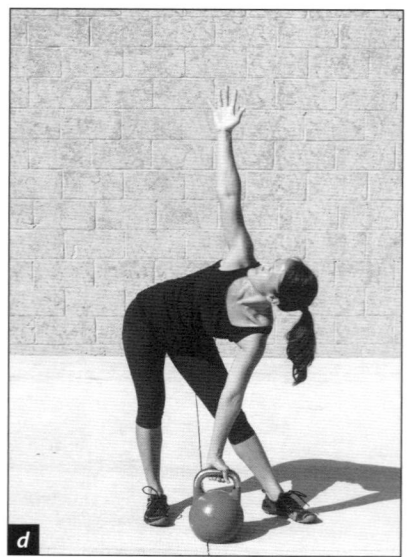

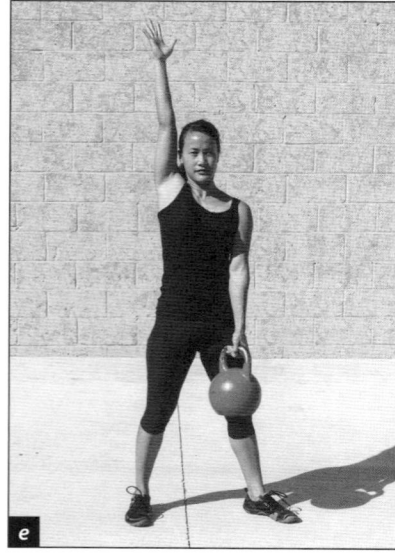

Figura 7.21 Moinho baixo.

(continua)

Etapa 3: Moinho alto Com o moinho alto, você tem um componente de estabilização do ombro adicionado. O peito deve permanecer aberto e levantado, a fim de encaixar o ombro, o que significa manter uma posição na qual o braço estará firmemente prolongado na articulação do ombro, o músculo grande dorsal totalmente envolvido, o braço ligado ao corpo e as escápulas aduzidas, fornecendo uma plataforma estável da parte superior do corpo. Uma vez que a cintura escapular esteja estabilizada nessa forma, o ponto de apoio do movimento é realizado apenas com a articulação do quadril. Você aprendeu a importância do bloqueio e da estabilização do ombro através dos levantamentos. As mesmas coisas se aplicam ao moinho alto.

De novo, você pode realizar o moinho alto com a postura dos pés em ângulo ou com a postura com os dedos dos pés para a frente (aqui usaremos a posição dos pés em ângulo). Arremesse o kettlebell para o peito na posição de *clean* com o seu braço direito e os pés apontando para a frente, afastados na distância da largura dos ombros (Figura 7.22a) e, então, faça o pivô sobre os seus calcanhares para a esquerda em, aproximadamente, 45 graus (Figura 7.22b). O pé esquerdo agora é o pé da frente e o pé direito é o pé de trás. Levante o seu braço direito acima da cabeça, com o bíceps próximo da orelha, e gire a palma da mão esquerda para a frente, de modo que a parte de trás esteja contra a parte interna da coxa esquerda (Figura 7.22c). Transfira todo o seu peso para a perna traseira (direita) e empurre a lateral do seu quadril para o lado. Seu peso ficará todo na perna traseira durante todo o movimento do moinho. Não mude para a perna da frente em qualquer porção do movimento. Agora, olhe para a mão de cima e, quando fizer isso, gire a parte superior do seu torso em direção a mão, de tal maneira que você sinta o peito levantar e virar para o teto (Figura 7.22d, e). Abaixe-se ao pressionar a parte posterior do seu quadril (direito) para o lado e levante ao puxar com a parte posterior do quadril para voltar a posição inicial.

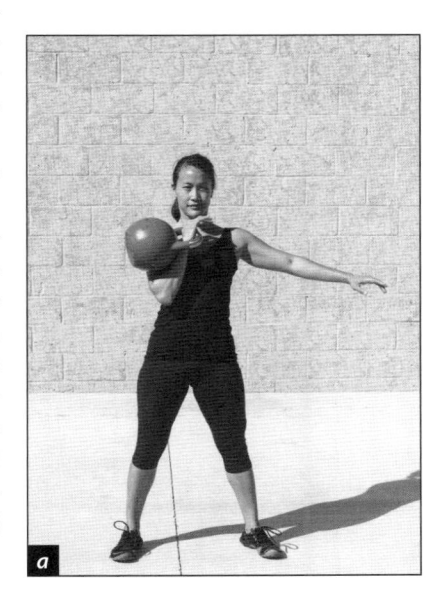

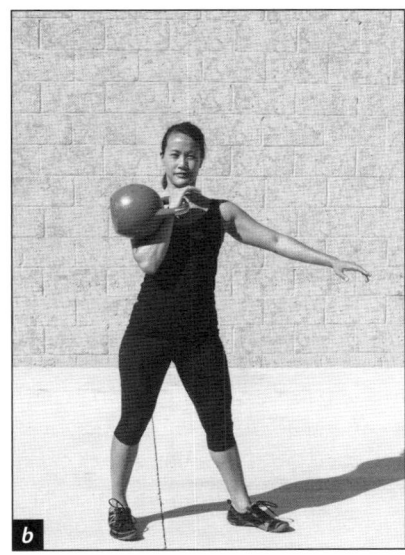

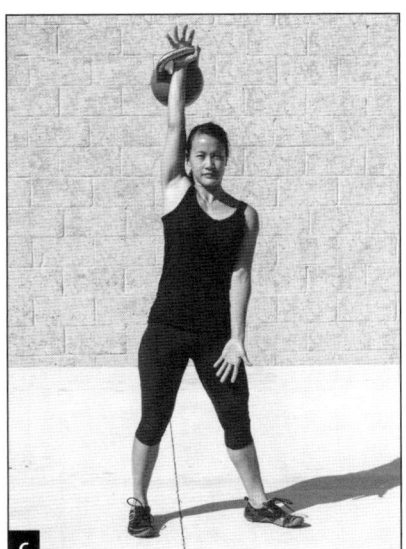

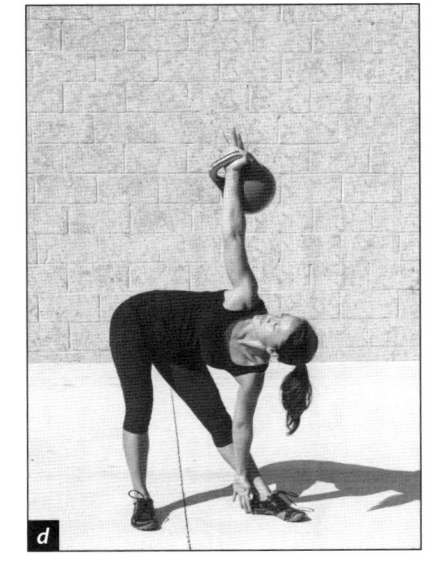

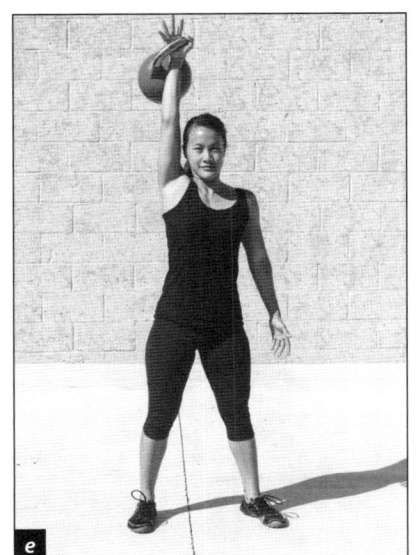

Figura 7.22 Moinho alto.

(continua)

Moinho *(Continuação)*

Etapa 4: Moinho duplo O moinho duplo é uma maneira de aumentar a carga em sua musculatura central quando se tornar muito fácil controlar a posição acima da cabeça. O ombro é a limitação, não o *core*, então haverá um ponto onde o risco supera de longe a compensação do moinho alto. Se você gosta de sentir o exercício do moinho mais pesado, e algumas pessoas gostam, é mais seguro distribuir cargas mais pesadas sobre as duas mãos. A negociação é que em troca por uma carga mais pesada, você terá uma amplitude de movimento reduzida, porque o kettlebell baixo limitará a amplitude de movimento na mão de baixo.

Os moinhos duplos podem ser executados com a postura dos pés em ângulo ou com a postura com os dedos dos pés para a frente (aqui usaremos a posição dos pés em ângulo). Com o braço direito, levante um kettlebell para o peito na posição de *clean*. O segundo kettlebell fica no chão. Inicie com seus pés apontando para a frente, afastados na mesma distância da largura dos ombros (Figura 7.23a), e faça o pivô sobre seus calcanhares para à esquerda em, aproximadamente, 45 graus (Figura 7.23b). O pé esquerdo agora é o pé da frente e o pé direito o de trás. Levante o seu braço direito acima da cabeça com o bíceps próximo da orelha e vire a palma da mão esquerda para a frente, de modo que as costas da mão esquerda estejam contra a parte interna da sua coxa esquerda (Figura 7.23c). Transfira todo o seu peso para a perna de trás (direita) e empurre a lateral do quadril para o lado. Seu peso ficará sobre a perna traseira durante todo o movimento do moinho. Não transfira para a perna da frente, em nenhuma parte do movimento. Agora, olhe para a mão de cima, e quando fizer isso, gire sua parte superior do tronco em direção a mão de tal forma que você sinta o seu peito levantar e virar para o teto (Figura 7.23d). Abaixe-se, pressionando a parte posterior do quadril

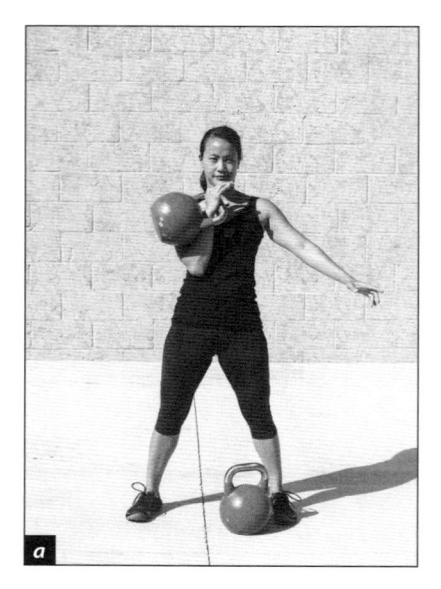

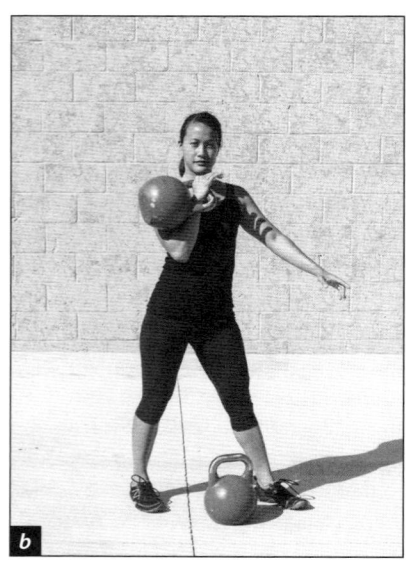

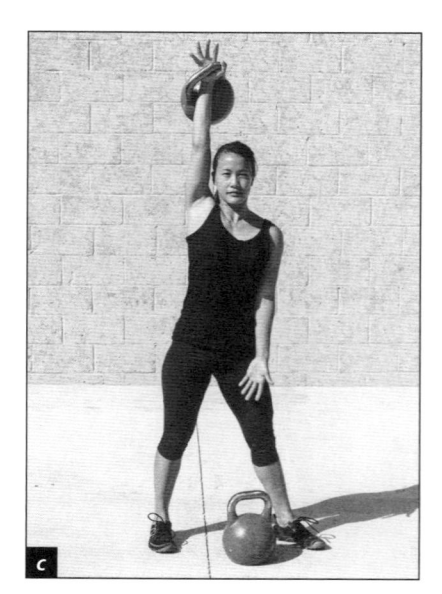

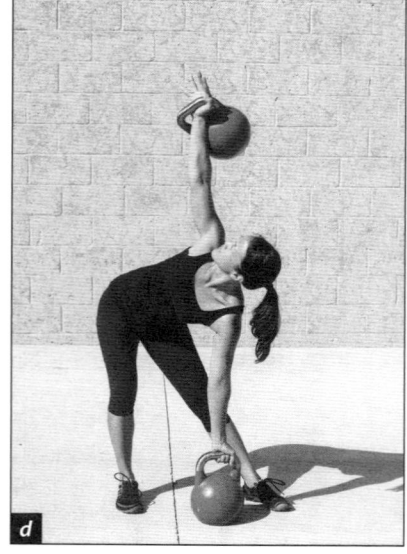

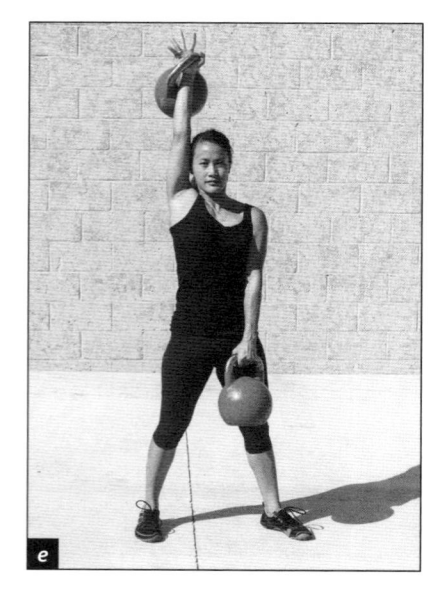

Figura 7.23 Moinho duplo.

(continua)

(direita) para o lado quando a sua mão esquerda deslizar para baixo ao longo da perna esquerda até que os dedos toquem a alça do kettlebell no chão. Pegue a alça com a mão esquerda e levante puxando com a parte posterior do quadril para retornar a posição superior (Figura 7.23e). Repita o moinho duplo, com a flexão lateral e em pé, para o número desejado de repetições e, depois, faça para o outro lado.

Etapa 5: Moinho estendido: Você já pode ter extrema flexibilidade naturalmente ou uma boa amplitude de movimento atingida depois de anos de treinamento e não será desafiado de jeito algum pelo moinho considerando a flexibilidade. Ou você pode ser desafiado por um moinho alto, porém, com o moinho duplo, seu alcance é muito limitado para obter um alongamento eficaz. Em qualquer caso, se você tem a capacidade de fazê-lo de forma segura e eficaz, pode estender a amplitude para se mover, ficando em pé sobre duas caixas de igual altura. Quanto mais flexível você for, mais altas serão as caixas que irá utilizar. Certifique-se de utilizar somente cargas que você possa controlar com segurança, e utilize caixas resistentes com bases largas, para minimizar as chances de perder o equilíbrio.

Princípios-chave

- Concentre-se no encaixe do quadril.
- Mantenha os braços encaixados na articulação do ombro por meio da contração do grande dorsal e adução da escápula.
- Mantenha a caixa torácica aberta e expandida.
- Mantenha os olhos focados no kettlebell.
- Quando estiver aprendendo o moinho, é aconselhável ter um parceiro acompanhando – durante o levantamento.
- Para todas as etapas, inspire com a sua barriga quando descer e expire quando subir. Para conseguir uma maior amplitude de movimento, adicione uma expiração extra na posição inferior.

Erro comum	Correção do erro
Excessiva flexão das pernas na posição inferior	Embora uma leve flexão das pernas seja aceitável, o ideal é ter as duas pernas retas. Certifique-se de estender seus joelhos completamente.
Transferir peso para a perna frontal durante a porção descendente do levantamento	Transfira o peso para a perna de trás puxando a parte posterior do seu quadril para cima e para trás.
Levar sua mão fora da base de suporte durante a porção inferior do levantamento	Deslize as costas da mão de baixo pela parte interna da perna frontal enquanto baixa o corpo na porção inferior do levantamento.
Dobrar o punho durante a descida	Concentre-se em encaixar os quadris em vez de empurrar a lateral externa do quadril para o lado.

LEVANTAMENTO TURCO (TURKISH GET UP-TGU)

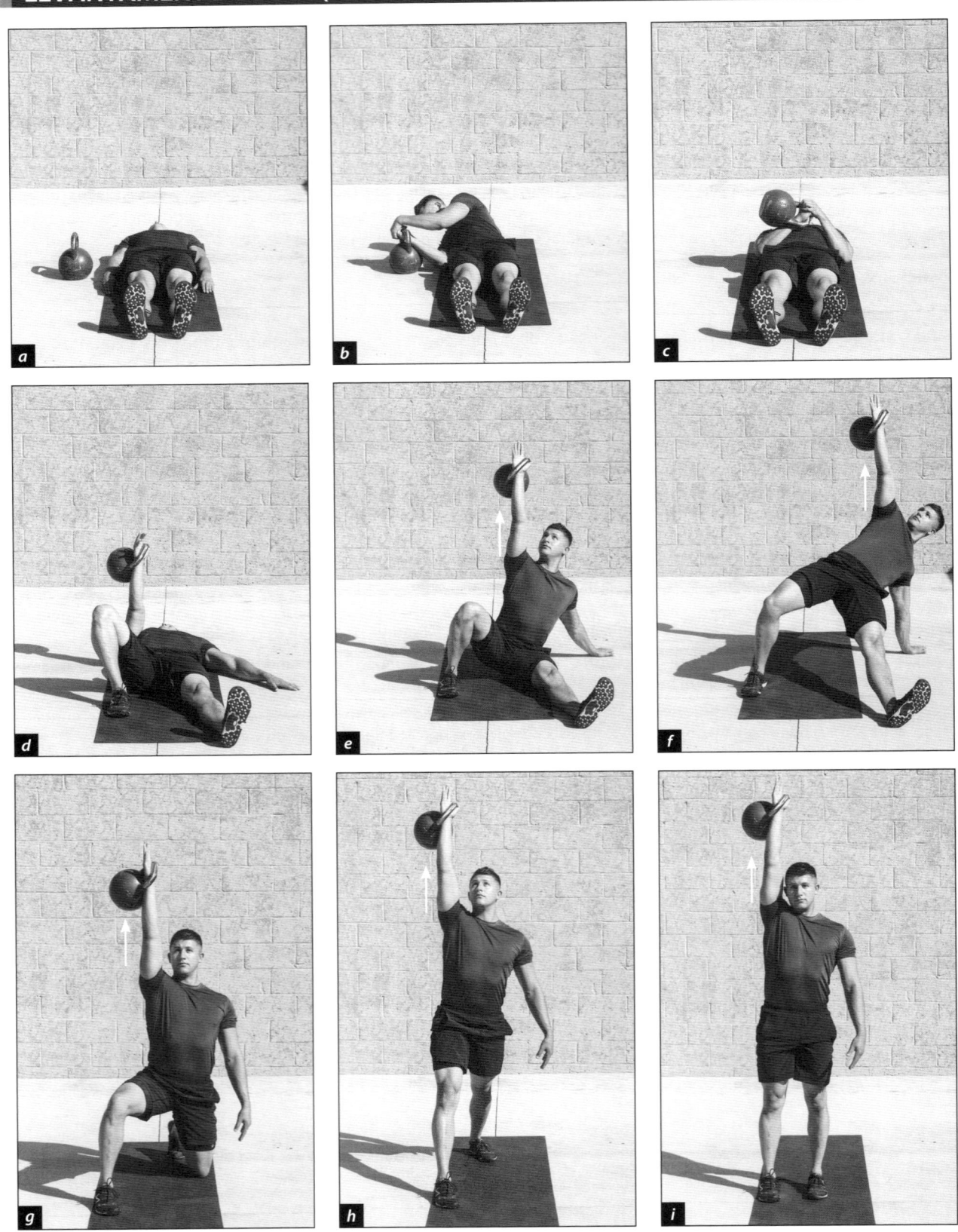

Figura 7.24 Levantamento turco (TGU).

(continua)

Esse exercício tem origem nos catadores de uvas turcos, sendo usado como um movimento que condiciona o corpo inteiro e, também, desenvolve a capacidade de fazer transições eficazes e fortes do chão para a posição em pé e vice-versa e, por isso recebeu esse nome – por causa da semelhança com o movimento dos catadores de uva turcos. Em aplicações atuais, o levantamento turco é apreciado por suas semelhanças com padrões de rolamentos primários, que são comuns em bebês. Eles dominam o processo de rolamentos da frente para trás, de trás para a frente e os padrões deitado para sentado, ajoelhado e de pé. Assim, esse exercício tornou-se popular para a avaliação da qualidade de movimento e, também, para ensiná-lo, por causa da complexa série de movimentos que o corpo executa ao realizá-lo. Ele aborda todos os planos de movimento e combina mobilidade com os requisitos de estabilidade, bem como a combinação de padrões básicos de movimento como deitar, rolar, ajoelhar-se, a fundo, agachamento em um único movimento. Os movimentos individuais no levantamento turco não são complexos. Sua coordenação básica é mais simples do que o segundo tempo do duplo *clean*, por exemplo. No entanto, juntando todos em uma perfeita sinfonia de movimento o levantamento turco chama muito atenção entre os praticantes do kettlebell.

Embora o levantamento turco certamente possa ser praticado com cargas pesadas, há um benefício muito maior em termos de mobilidade e estabilização articular se o TGU for executado com pesos leves. A prática inicial é colocar um objeto leve no topo da mão fechada em punho e fazer todo o movimento. O objeto está no punho e não preso na mão, a fim de desenvolver o controle de movimento no plano vertical. Qualquer oscilação para a frente, para trás ou para os lados fará com que o objeto caia. Então você rapidamente se adapta para manter o equilíbrio.

Um pé de tênis ou uma garrafa de água geralmente estão disponíveis e isso os torna objetos convenientes para esta prática. Uma progressão no desenvolvimento de controle é encher um pequeno copo plástico ou de papel com água e fazer de tudo para não derramá-lo em si mesmo. Depois de ter desenvolvido alguma habilidade na versão sem peso do levantamento turco e ter uma sólida compreensão da transferência vertical de potência e estabilidade necessárias, você pode executar levantamentos turcos com um kettlebell.

Para realizar esse exercício, comece deitado de costas com o kettlebell no chão à direita do corpo (Figura 7.24a). Para pegar o kettlebell na posição, role para à direita, insira a mão direita totalmente na alça (Figura 7.24b) e utilize as duas mãos para puxar o kettlebell para o peito. Role de volta para a esquerda, de modo que você fique deitado de costas (Figura 7.24c). Levante o braço direito reto sobre o peito e dobre o joelho direito para que o pé direito fique completamente apoiado no chão; já o braço esquerdo fica todo apoiado no chão em um ângulo de 45 graus (Figura 7.24d). Inicie o movimento flexionando um pouco o abdome e, em seguida, transfira o peso para o braço esquerdo, primeiro para o ombro, depois para o cotovelo, o antebraço e, finalmente, para palma da mão. Quando o seu peso corporal for transferido para a palma da mão esquerda, esta pressiona firmemente o chão e o cotovelo esquerdo se estende completamente bloqueado (Figura 7.24e). Esse é o primeiro ponto de parada, você estará completamente estável.

Levante os quadris do chão e estenda-os ao máximo (Figura 7.24f). É importante que a força se mova verticalmente enquanto os quadris se estendem. Qualquer desvio para a frente do braço direito fará com que você perca o controle do kettlebell. Seu peso é suportado por dois pontos nesse estágio, a palma da mão esquerda e o pé direito. Mantenha esses dois pontos de contato estáveis e levante a perna esquerda estendida do chão. Mantenha os quadris levantados, apoiando-se no pé e na mão. A seguir, passe a perna que está estendida por baixo do quadril em direção a sua retaguarda, preparando a posição da passada para se levantar (Figura 7.24 g). O joelho esquerdo deve ser girado levemente para o lado de fora e criar uma base mais ampla e, portanto, um melhor equilíbrio. Complete esse estágio levantando a mão esquerda do chão e estendendo o tronco ereto para cima. Uma vez que a posição de passada esteja encaixada transfira o peso do corpo para a perna direita (frente) e dê um passo empurrando-a para o chão e estenda completamente o joelho direito (Figura 7.24h). Complete a fase ascendente do levantamento turco, dando um passo com seu pé esquerdo (traseiro) até encontrar o pé direito, de modo que a sua postura esteja igual e equilibrada (Figura 7.24i).

Agora inverta o movimento: dê um passo para trás com o pé esquerdo e baixe o seu centro de massa dobrando os joelhos e retorne à posição de passada com o pé direito à frente. Coloque a palma da sua mão esquerda no chão, levante alto os quadris e estenda a perna esquerda à frente. Agora baixe o seu centro de massa de modo que você esteja sentado no chão. Finalize o movimento baixando a palma da mão esquerda para o antebraço, depois para o ombro e finalmente para a posição deitada na qual você começou. Pode ser mais natural deslizar o braço de trás no chão quando você estiver se abaixando.

(continua)

Levantamento turco *(Continuação)*

Princípios-chave

- Mantenha sempre os seus olhos no kettlebell para manter a concentração e evitar a perda da localização dele em caso de uma série ruim.
- Assegure-se de que o kettlebell esteja na vertical durante todo o movimento, de modo que sua massa corporal esteja embaixo da carga, garantindo melhor controle do kettlebell.
- Respire normalmente durante todo o exercício.
- Mantenha seu braço encaixado na escápula utilizando os dorsais para criar estabilidade e controle do kettlebell.
- Quando estiver em seu primeiro contato com o levantamento turco, conte com um ajudante que esteja preparado para auxiliar em uma série ruim.

Erro comum	Correção do erro
Trazer o kettlebell sobre o seu rosto na transição com as mãos	Utilize as duas mãos, leve o kettlebell em volta do alto da cabeça para o outro lado.
Tentar sentar durante o primeiro segmento do movimento	Role em um ângulo de 45 graus utilizando o cotovelo e o pé como alavancas.

GIRO RUSSO

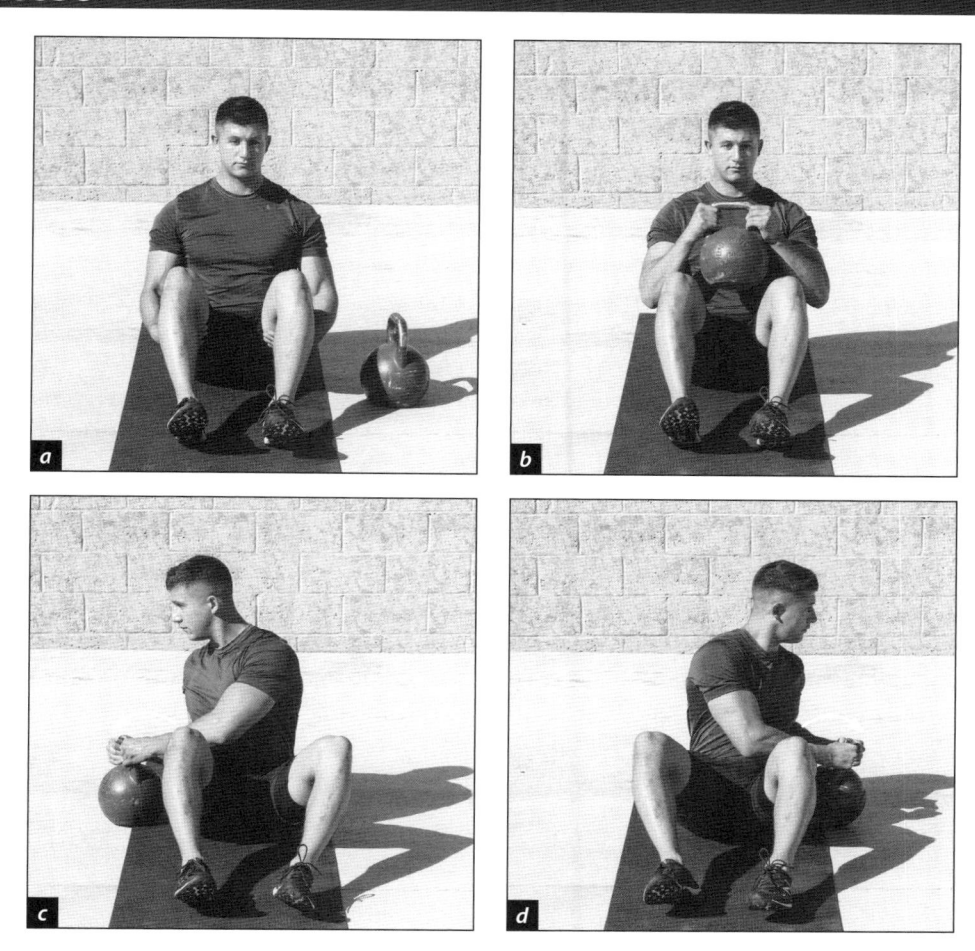

Figura 7.25 Giro Russo.

Esse exercício é um excelente movimento para condicionamento do *core*, que visa a criação de rotação na região torácica quando resistir ou limitar a rotação na região lombar. A função de resistência à rotação na coluna lombar serve para estabilizar a parte inferior das costas. Como regra geral, uma rotação excessiva na coluna lombar, especialmente quando estiver sob carga adicional, pode tensionar a parte inferior das costas. As articulações acima (coluna torácica) e abaixo (quadris) da coluna lombar são responsáveis pela rotação. Esse é outro componente-chave que é referido como *estabilidade dinâmica do core*, isto é, evitar ou limitar a rotação na coluna lombar (estabilidade) enquanto cria movimento nos segmentos adjacentes do corpo.

    Sente-se no chão com o tronco ereto (Figura 7.25a). Você terá que manter os músculos do seu abdome contraídos para evitar falhar ou inclinar muito para trás. Pegue o kettlebell com as duas mãos e segure-os pelas laterais das alças (Figura 7.25b). Mantenha seus pés firmes e gire para um lado até que o kettlebell toque levemente o chão (Figura 7.25c). Mantenha a tensão nos músculos abdominais enquanto estiver girando e levemente toque o kettlebell no chão no outro lado (Figura 7.25d). Mantenha seus quadris fixos e faça uma rotação da parte superior da coluna e dos músculos torácicos.

    Você também pode executar esse exercício ao levantar os pés do chão para se equilibrar sobre os ísquios tibiais. Você fica menos estável nessa variação e, sem os pés firmes, terá mais movimento nos quadris. Quando a parte superior do corpo girar para um lado, os quadris contrabalançam na direção oposta. Expire quando o kettlebell tocar o chão nos dois lados e inspire na transição entre esses dois pontos.

(continua)

Giro russo *(Continuação)*

Princípios-chave
- Mantenha o tronco em um ângulo de 45 graus para manter os músculos centrais contraídos.
- Mantenha os músculos abdominais contraídos durante todo o exercício.
- Evite transferir todo o seu peso de um lado do quadril para o outro – mantenha os quadris fixos no solo.

Erro comum	Correção do erro
Bater o kettlebell com força no chão	Isso cria muito impulso, que compromete a contração e o condicionamento dos músculos centrais. Para evitar isso, assegure-se que o kettlebell desacelere completamente depois de tocar o chão.
Utilizar o bíceps em vez do *core* para mover o kettlebell	No início do movimento (enquanto o kettlebell ainda está no chão), concentre-se em não forçar os braços e iniciar o movimento com os músculos do tronco.

Junto com os exercícios básicos do Capítulo 6, agora você tem uma base forte dos mais importantes levantamentos de kettlebell que podem ser utilizados e várias combinações para formar a espinha dorsal de seus programas de aptidão física ou de força e condicionamento. Assim como os exercícios básicos do Capítulo 6, dedique um pouco de tempo para praticar esses novos levantamentos. Comece pelos simples, aprenda a fluência do movimento, ganhe confiança a partir do que você entendeu e, então, inicie a desafiar-se e incluir isso tudo em seu programa de treinamento.

Capítulo 8

EXERCÍCIOS AVANÇADOS

Os exercícios deste capítulo são avançados porque requerem uma grande ênfase no controle da respiração, da coordenação, da flexibilidade, da estabilidade, da força pura e da potência absoluta. Cada levantamento reflete uma progressão extrema. Alguns movimentos enfatizam um aumento nos múltiplos atributos atléticos simultaneamente. Devido às elevadas exigências desses exercícios avançados, uma fundamentação sólida nos exercícios básicos e intermediários é um pré-requisito para incorporá-los em seus programas de treinamento. Como sempre, atenção especial deve ser dada para a segurança na mecânica, alinhamento e respiração.

CLEAN COM O KETTLEBELL VIRADO PARA CIMA

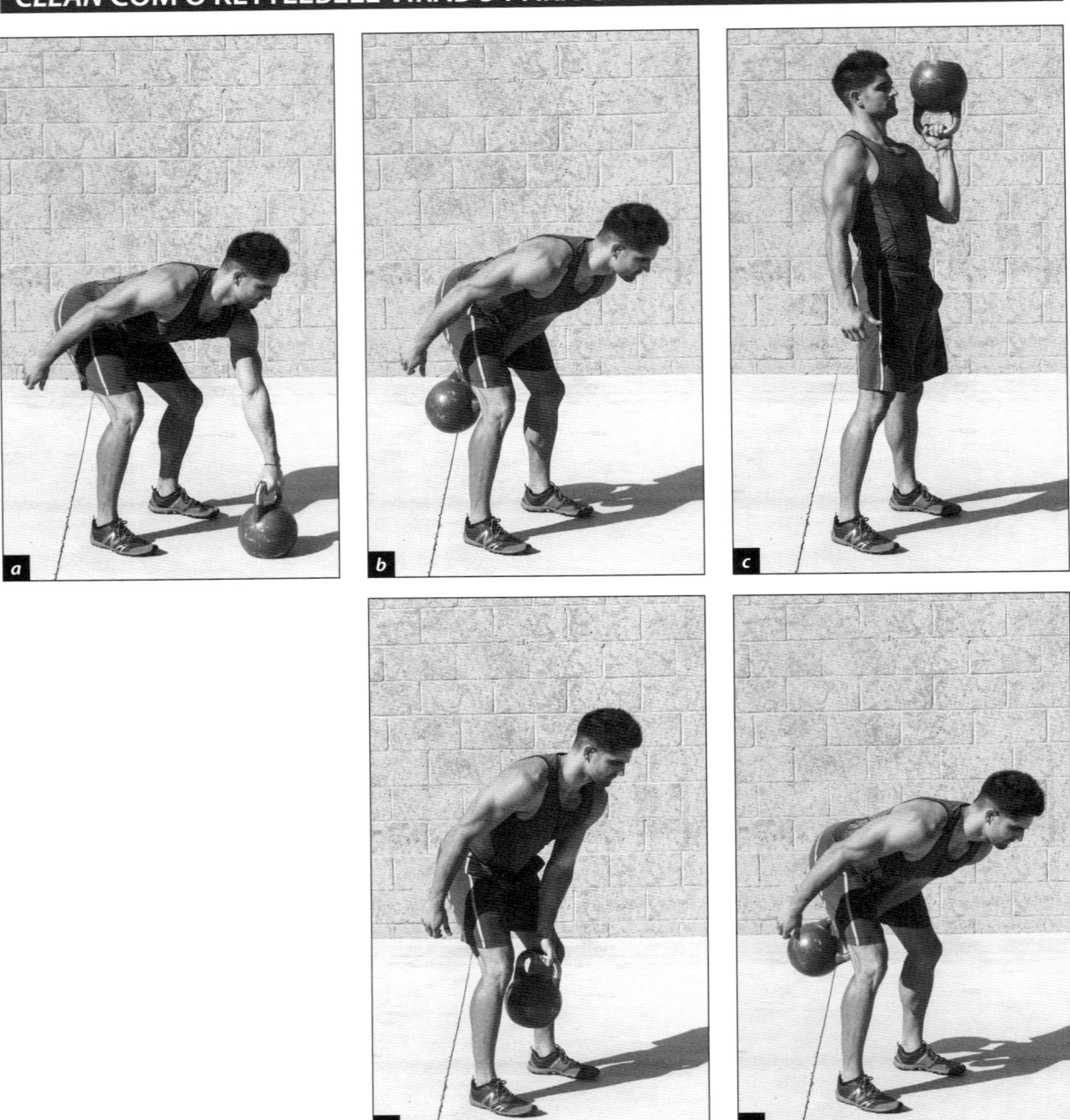

Figura 8.1 *Clean* com o kettlebell virado para cima.

O *clean* com o kettlebell virado para cima é o mesmo movimento do *clean* convencional em termos da mecânica de quadris e joelhos. Entretanto, a posição final é diferente – em vez do kettlebell repousar no antebraço, ele é mantido com o fundo virado para cima. Isso necessita um maior nível de concentração mental e trabalha a pegada e os músculos do *core*.

Com um kettlebell no chão, encaixe o quadril e segure a alça com a pegada em gancho (Figura 8.1a). Como no arremesso simples, você balança o kettlebell para trás por entre as pernas para carregar os quadris (Figura 8.1b) e, então, estenda e puxe o kettlebell em direção ao peito (Figura 8.1c). Embora possa ser utilizada uma posição com o polegar para trás ou para a frente no balanço para trás, manter os polegares para a frente irá gerar a transição mais suave para a posição com o fundo do peso para cima. Em vez de inserir a mão na alça, dê uma apertada, esmagando a pegada, apertando a alça o mais firme que você puder para manter o kettlebell virado para cima e impedi-lo de virar. Além da pegada intensa, o kettlebell deve permanecer verticalmente alinhado sobre seus pés com o antebraço mantido em um plano vertical, a fim de manter a posição equilibrada. Enquanto aperta a alça com força, contraia também os músculos abdominal e glúteo, criando uma tensão no corpo inteiro. Para baixar o kettlebell, deixe-o cair e pegue-o com os dedos como no padrão de um arremesso simples (Figura 8.1d), e siga com o kettlebell para baixo e para trás em um balanço para trás (Figura 8.1e).

Ao realizar esse exercício, utilize o método de respiração paradoxal para criar tensão adicional em seu *core*. Inspire quando você balançar o kettlebell pelas pernas, e expire quando o kettlebell atingir a posição mais alta, quando apertar seus músculos para controlá-lo na posição de fundo para cima; inspire novamente quando o kettlebell balançar para baixo e para atrás.

Princípios-chave

- Na posição final, concentre-se em tensionar as quatro áreas principais para ajudar a estabilizar o kettlebell ao transformar o corpo em uma estrutura de suporte sólida. Essas áreas são a pegada, o *core*, as nádegas e os músculos grandes dorsais. Quando a tensão é gerada nessas áreas, ela pode se espalhar e criar conectividade no corpo inteiro.
- Enquanto executar as outras partes do movimento (subida e descida do balanço) concentre-se em estar totalmente relaxado, mantendo o alinhamento adequado.
- Utilize a mão livre como uma ferramenta de ajuda para aumentar a segurança e evitar que o kettlebell caia em seu rosto.
- O *clean* com o fundo virado para cima pode ser realizado com kettlebells simples ou duplos, embora o *clean* duplo com o fundo virado para cima exija uma maior coordenação do que a versão simples.
- Se o kettlebell cair, rapidamente reposicione seus pés para o lado contrário, para impedir que o kettlebell colida com seu joelho.

Erro comum	Correção do erro
Inabilidade em manter o posicionamento com o kettlebell virado para cima	Mantenha o cotovelo junto ao torso e a tensão da pegada, *core*, nádegas e grandes dorsais para estabilizar o corpo todo. Passe giz no kettlebell e assegure-se de que sua mão esteja colocada no centro da alça com o polegar para a frente na descida e na subida do balanço.
Manter uma pegada muito apertada durante a queda	Afrouxe a pegada quando o kettlebell descer no balanço para trás para permitir que a pegada seja retomada antes do próximo arremesso fundo para cima.
Permitir que o braço e o kettlebell fiquem muito frouxos na posição mais alta, causando a perda de controle	Mantenha o kettlebell, o cotovelo, o quadril e os pés no alinhamento vertical.

PRESSÃO VERTICAL COM O KETTLEBELL VIRADO PARA CIMA

Após dominar a técnica do *clean* com o kettlebell invertido, você poderá passar para a pressão vertical com o kettlebell invertido. Semelhante ao exercício anterior, esse posicionamento desafia a pegada e a ligação total do corpo enquanto ainda ativa os músculos prementes da parte superior do corpo.

Pressão vertical simples com o kettlebell virado para cima: Com um kettlebell no chão a sua frente, pegue a alça com uma pegada com os dedos fechados e encaixe os quadris (Figura 8.2a). Arremesse o kettlebell para a posição de *clean* com o fundo virado para cima (Figura 8.2b). Mantenha a tensão em todo o corpo e empurre o kettlebell diretamente para cima, de modo que a carga permaneça alinhada verticalmente sobre sua base de apoio (Figura 8.2c). A mecânica é idêntica à

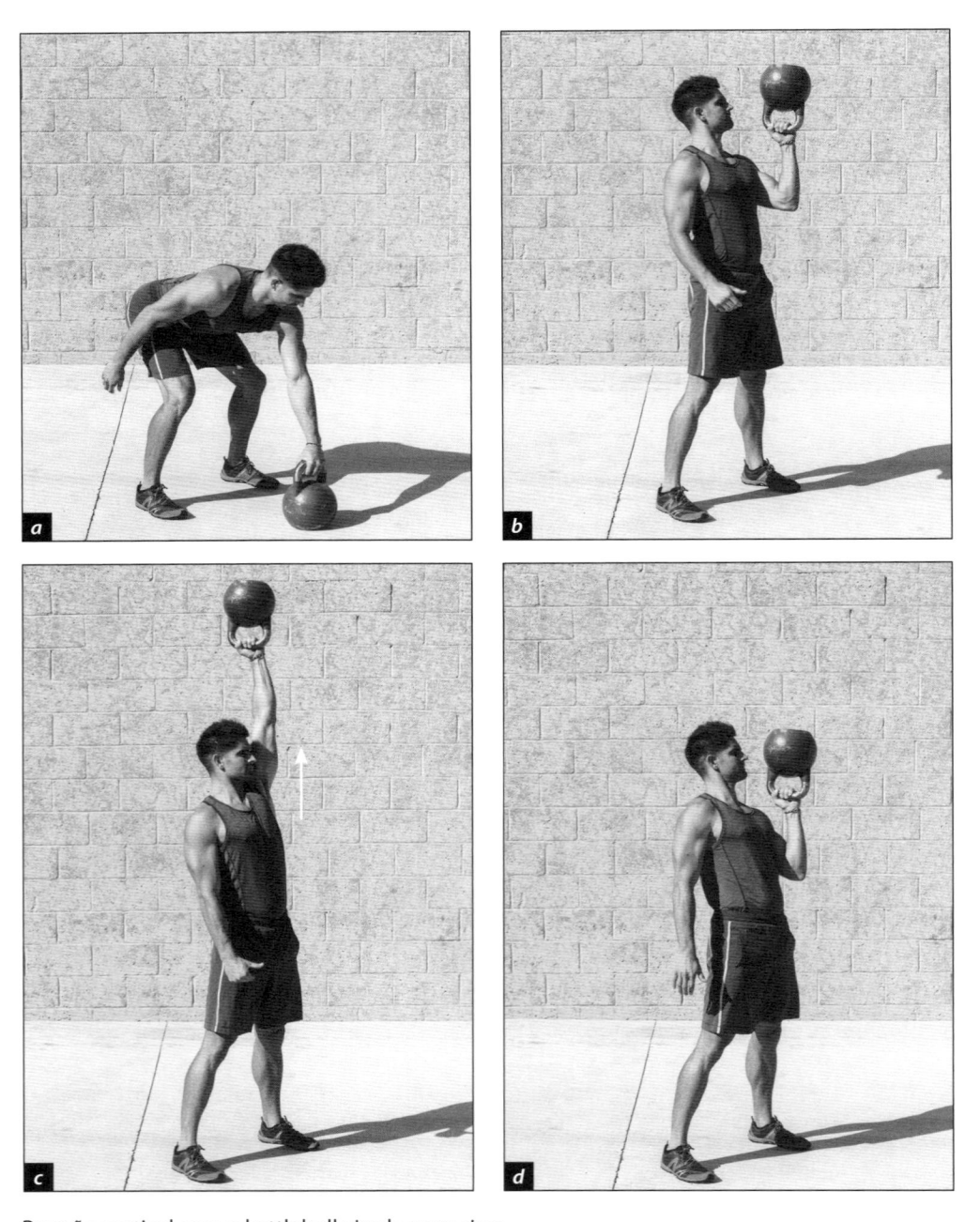

Figura 8.2   Pressão vertical com o kettlebell virado para cima.

(continua)

pressão vertical com kettlebell. Abaixe o kettlebell para o nível do peito controlando-o (Figura 8.2d). Você pode executar a pressão vertical repetidamente a partir da posição com o kettlebell virado para cima ou permitir que o kettlebell balance para baixo e o arremesse novamente entre cada repetição.

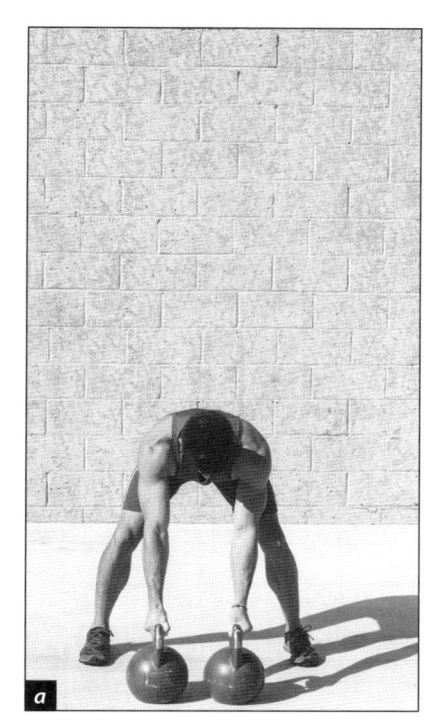

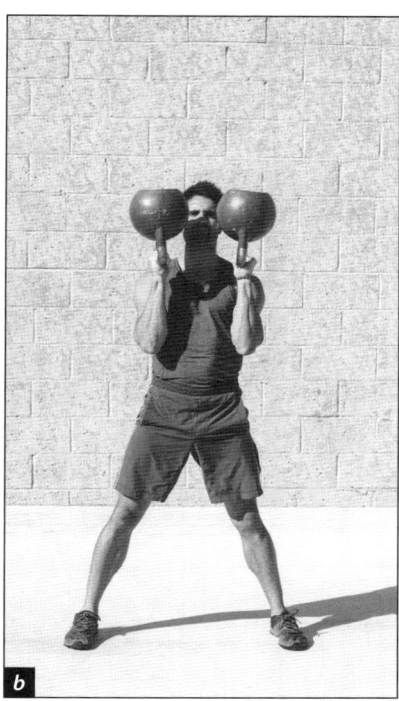

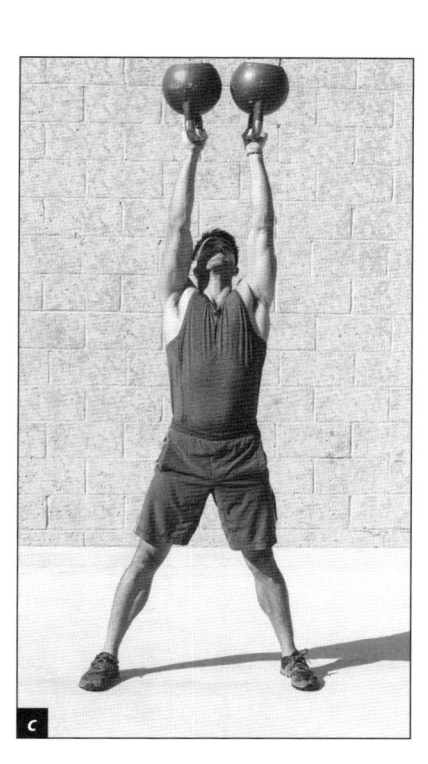

Pressão vertical dupla com o kettlebell virado para cima: A pressão vertical dupla com o kettlebell virado para cima é mais desafiadora do que a variedade simples, usando o dobro da carga e exigindo mais coordenação para controlar e equilibrar os kettlebells com as duas mãos. Com os dois kettlebells no chão a sua frente, pegue as alças com os dedos fechados e encaixe os quadris (Figura 8.3a). Arremesse ambos os kettlebells para a posição de *clean* com o fundo virado para cima (Figura 8.3b). Mantenha a tensão em todo o corpo e empurre os kettlebells diretamente para cima, para que a carga permaneça alinhada verticalmente sobre sua base de apoio (Figura 8.3c). Abaixe os kettlebells para a posição de *clean* para completar cada repetição.

Figura 8.3 Pressão vertical dupla com o kettlebell virado para cima.

(continua)

Pressão alternada vertical dupla com o kettlebell virado para cima *(Continuação)*

A pressão alternada vertical dupla: A pressão alternada vertical dupla com o kettlebell virado para cima adiciona um componente de coordenação para a pressão dupla com o kettlebell virado para cima. Com os dois kettlebells a sua frente no chão, pegue as alças com os dedos fechados e encaixe os quadris (Figura 8.4a). Arremesse ambos os kettlebells para a posição de *clean* com o fundo virado para cima (Figura 8.4b). Mantenha a tensão em todo o corpo e empurre os kettlebells diretamente para cima, mantendo o outro kettlebell na posição de *clean* com o fundo para cima (Figura 8.4c). Abaixe o kettlebell para a posição de *clean* com o fundo virado para cima enquanto simultaneamente empurra o outro kettlebell para a posição alta (Figura 8.4d). Na última repetição, abaixe o kettlebell que está no alto antes de tentar coloca-los no chão.

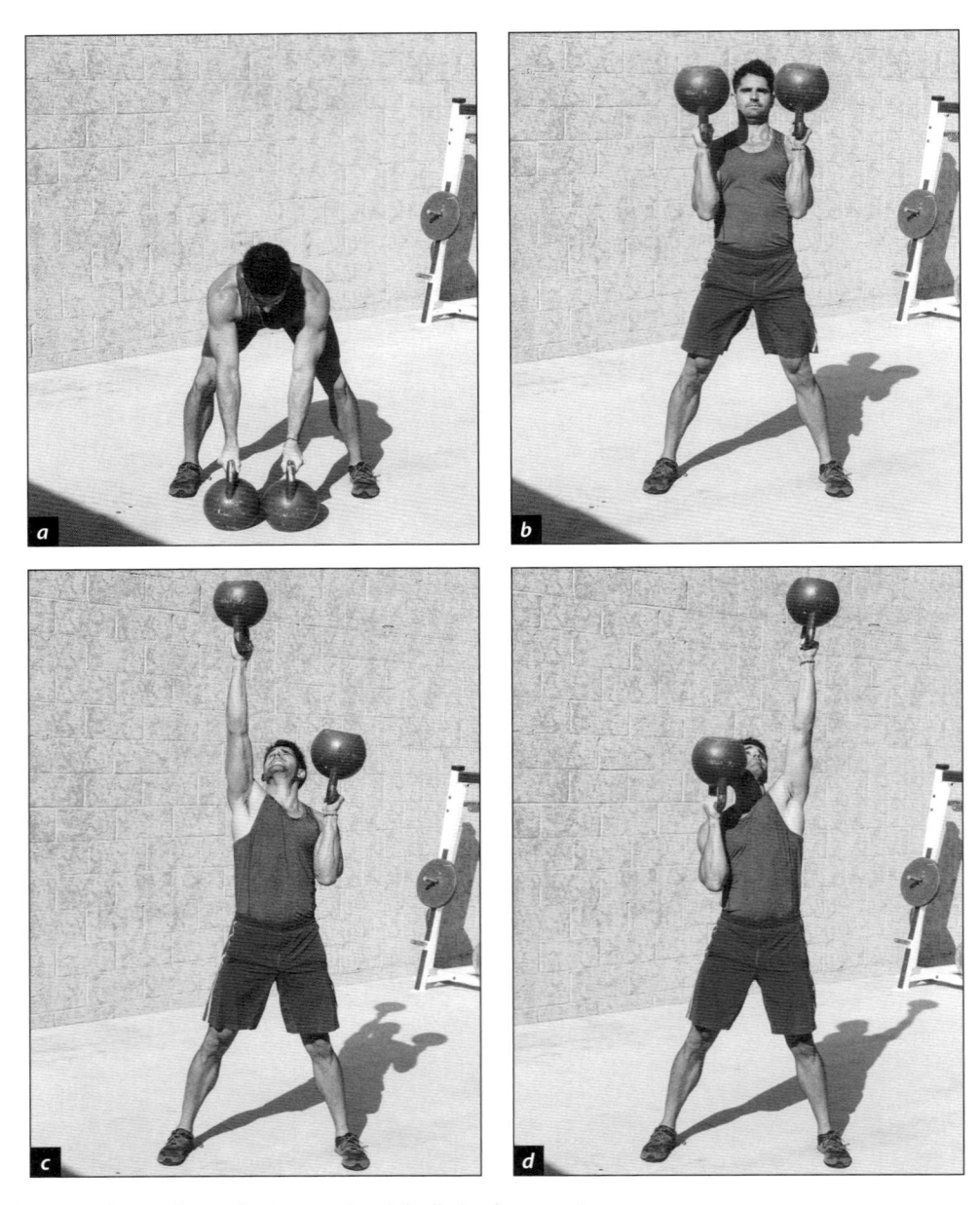

Figura 8.4   Pressão alternada vertical com o kettlebell virado para cima.

Princípios-chave

- Quando pressionar o kettlebell, mantenha a contração muscular em todas as áreas já previamente mencionadas de maneira a manter todo o corpo conectado.
- Tal como acontece com o *clean* com o kettlebell virado para cima, quando se utiliza um único kettlebell, é importante recorrer ao auxílio da mão livre.
- Ao realizar qualquer uma das variações de kettlebell duplo, se o kettlebell cair fora da posição vertical, dê um passo para o lado oposto ao que o kettlebell estiver caindo para evitar a colisão.

Erro comum	Correção do erro
Inabilidade em manter o posicionamento com o kettlebell virado para cima	Mantenha o cotovelo junto ao torso e a tensão da pegada, *core*, nádegas e dos grandes dorsais para estabilizar o corpo todo. Passe giz no kettlebell e assegure-se de que sua mão esteja colocada no centro da alça com o polegar para a frente na descida e na subida do balanço.
Empurrar os kettlebells para cima com o corpo excessivamente desviado para trás, permanecendo nessa posição durante o bloqueio	Depois de desviar para trás para iniciar a pressão, mantenha o corpo e a cabeça em um alinhamento vertical.
Falhar ao controlar os kettlebells caindo da posição com o fundo virado para cima	Reposicione seus pés para o lado para impedir que um kettlebell que esteja caindo atinja os joelhos ou o corpo.

CLEAN DUPLO ALTERNADO

O *clean* duplo alternado é um exercício avançado que requer um alto grau de consciência corporal, potência e coordenação. Existem duas variações baseadas no tempo para esse exercício: dois tempos e um tempo.

Variação em Dois Tempos: Para a variação em dois tempos inicie com os dois kettlebells a sua frente no chão, encaixe os quadris e faça a pegada com os dedos fechados nas duas alças (Figura 8.5a). Levante um kettlebell para o peito e deixe o outro pendurado (Figura 8.5b). Em seguida, deixe o kettlebell que está em cima cair (Figura 8.5c) e, então, leve o outro kettlebell para o peito (Figura 8.5d). O tempo dessa variação é o mesmo que o do *clean* simples, exceto que você alterna as mãos em cada repetição. O maior desafio é que você não será capaz de fazer o balanço para trás e terá que puxar o kettlebell para cima a partir de uma posição mais estática, chamada a *posição pendurada*, como mostrado na Figura 7.13. Isso significa que você não terá o benefício de utilizar-se do momento de inércia como ocorre no clean duplo. Ao invés disso, você terá de utilizar um movimento dominante com o joelho para impulsionar o kettlebell. Porque esse movimento é mais semelhante ao início do levantamento terra e requer um maior esforço para mover os kettlebells, o arremesso duplo alternado é mais utilizado como um exercício de potência, fazendo menos repetições e usando cargas mais desafiadoras.

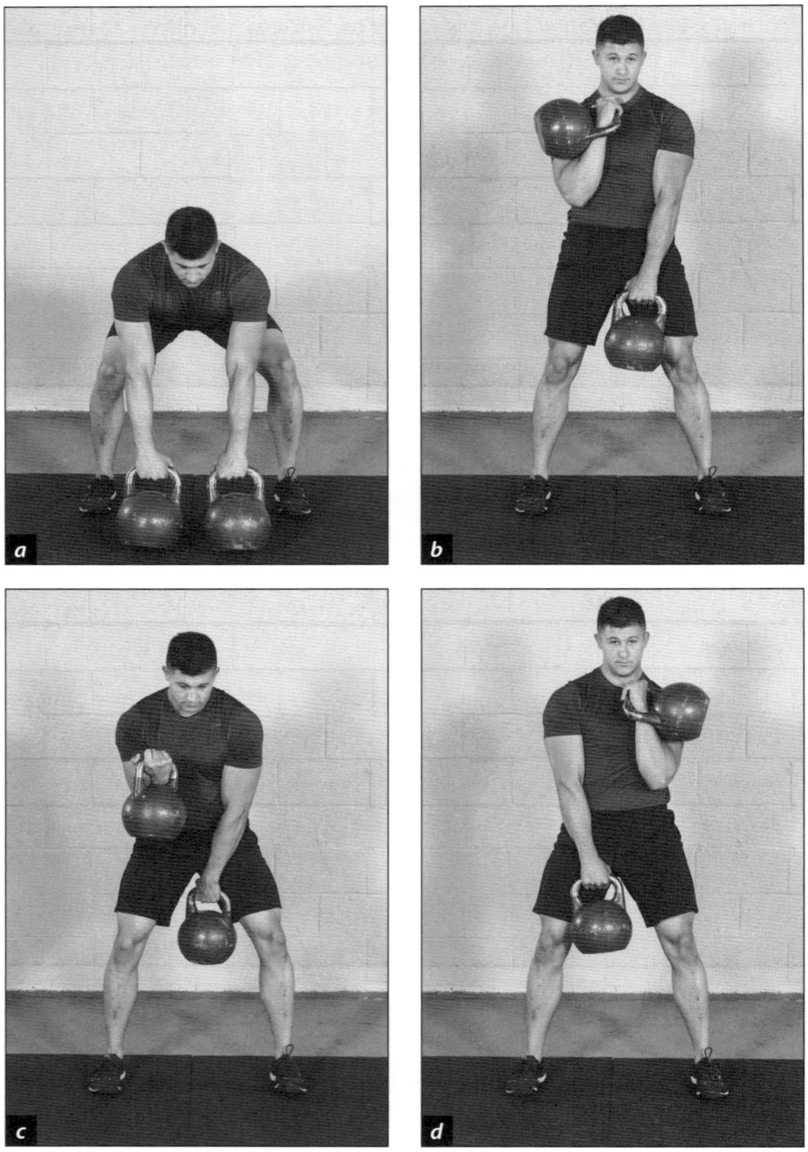

Ao realizar o arremesso duplo alternado em dois tempos, utilize a respiração anatômica com três ou mais ciclos respiratórios. Uma variação é começar a partir da posição de *clean*, inspire quando você desviar para trás e solte o kettlebell no balanço para baixo, expire na parte de trás do balanço para baixo, inspire durante o

Figura 8.5 Arremesso duplo alternado: variação em dois tempos.

balanço para cima e a inserção da mão e expire quando o kettlebell pousar na posição de *clean*. Outra variação é começar a partir da posição de *clean*, inspire quando você desviar para trás e solte o kettlebell no balanço para baixo, expire na parte de trás do balanço para baixo, inspire, expire quando você começar a inserção da mão e inspire e expire quando kettlebell pousar na posição de suporte. Respirações de recuperação podem ser feitas na posição de repouso para permitir a recuperação e a cadência adequadas.

Variação em um tempo: A variação em um tempo é mais desafiante e requer noção de tempo e coordenação mais precisos. Na variação em dois tempos, existe uma pausa quando o kettlebell repousa na posição de clean, assim, em efeito você ainda está se movendo somente um lado de seu corpo de cada vez. Para uma variação em um tempo, entretanto, não existe ponto de parada e um lado deve puxar quando o outro está empurrando. O subir e descer são contínuos durante toda a série e você deve manter o ritmo para sustenta-la. O segredo é concentrar-se somente em puxar a mão, uma vez que você não consegue estar atento a duas coisas ao mesmo tempo. Depois que você começar a puxar com a mão direita, o impulso leva-a para a posição de suporte. No arremesso comum, as pernas se fortalecem quando os kettlebells vão para a posição de *clean*. Contudo, nessa variação em um tempo, somente quando o kettlebell da mão direita estiver na posição de *clean*, você flexiona suas pernas e baixa o seu centro de massa, e quando você deixa o kettlebell baixar na descida, as pernas flexionam quando o peso vai para a posição de *clean*. Continue com esse modelo durante toda a série.

Ao realizar o *clean* alternado duplo em um tempo, utilize a respiração paradoxal com um ciclo de respiração devido ao movimento acelerado. Expire quando você baixar um kettlebell e simultaneamente leve o outro para cima na posição de suporte. Inspire rapidamente na posição de suporte e repita a série.

Princípos-chave

- Para a variação em dois tempos, utilize a mecânica da mola em pêndulo em relação a atividade do quadril e joelho. Para a variação em um tempo, torna-se necessário utilizar a mecânica baseada no agachamento devido a trajetória e o ritmo acelerado.
- Para a variação em dois tempos, a trajetória do balanço para cima e do balanço para baixo pode ser comparrada a letra J. Portanto, existe um componente circular para o movimento. Para a variação em um tempo, o balanço para cima e para baixo seguem uma trajetória vertical (reto para cima e para baixo). Para a variação em dois tempos, concentre-se em ambos, o braço que fará o movimento e o braço que não fará. Para esse último, o objetivo principal é a conectividade – manter o braço em contato com o torso.
- Uma característica mecânica importante durante a variação em um tempo é a descida para a posição de agachamento que inicia o movimento para os dois kettlebells – o kettlebell que descende e o kettlebell que acelera para cima.

Erro comum	Correção do erro
Não desviar para trás antes de descer o kettlebell no balanço para trás na variação em dois tempos	Balance na frente de um objeto (p. ex., uma parede, um colchonete) na distância do comprimento do braço; se você não desviar para trás, você baterá no objeto.
Deixar o braço não movimento ser levado para longe do tronco na variação em dois tempos	Pratique o movimento sem os kettlebells, mantenha seus cotovelos junto ao corpo durante toda a série.
Esforce-se para obter o tempo ao puxar simultaneamente um kettlebell para cima quando o outro descer na variação em um tempo	Flexione suas pernas e baixe o seu centro de massa rapidamente quando você deixar o kettlebell baixar na descida.

DUPLO *SNATCH*

O duplo *snatch* é um dos melhores exercícios para aumentar a explosão, a condução do quadril e a estabilidade alta. Esse exercício tem duas variações: o meio *snatch* duplo (levar a posição de *clean* na descida da posição acima da cabeça) e o *snatch* duplo completo (não levar à posição de *clean* na descida da posição acima da cabeça). *Meio snatch* significa levar o kettlebell ou kettlebells acima da cabeça e, então, baixá-los para a posição de *clean* antes de executar o balanço para baixo. O *snatch completo*, ou somente *snatch*, significa levar os kettlebells acima da cabeça e baixá-los no balanço para trás a partir do alto. O *snatch* completo requer mais extensivamente a estabilidade do *core*, que é a sua postura. Os kettlebells baixam mais rapidamente e com mais força do alto. Portanto, uma progressão normal para qualquer *snatch* duplo é primeiro praticar o meio *snatch* duplo, e somente progredir para o *snatch* completo duplo depois de ter total controle sobre o movimento.

Meio *snatch* duplo: Inicie com os dois kettlebells a sua frente no chão. Encaixe o quadril e segure as duas alças com a pegada dos dedos bloqueados (Figura 8.6a). Balance os kettlebells para trás entre as pernas (Figura 8.6b) e, depois, estenda rapidamente os joelhos e quadris quando levar o corpo para a frente, com os seus antebraços ainda juntos ao corpo (Figura 8.6c). Quando os kettlebells balançarem para a frente e para cima, os pesos (e braços) se afastam do corpo. Nesse momento, contraia os músculos do trapézio e puxe com os braços, movendo os kettlebells verticalmente para cima como em uma chaminé imaginária (Figura 8.6d). Quando os kettlebells estiverem se movendo para cima, insira as mãos nas alças quando os kettlebells estiverem na altura entre o pescoço e o alto da cabeça. Um posicionamento elevado adequado é importante pela eficácia e, portanto, pela capacidade de trabalho. Seus tríceps ficam voltados para a frente e os polegares para trás em um ângulo de 45 graus, os bíceps ficam próximos às orelhas, os braços ficam na vertical e a caixa torácica fica aberta. Da posição fixa elevada (Figura 8.6e), desvie o tronco para trás e levante-se levemente nas pontas dos pés quando você deixar baixar os kettlebells para o peito na posição de *clean* (Figura 8.6f). Dessa posição, desvie o tronco novamente quando descer os kettlebells e fizer o balanço para trás para completar a repetição. Como acontece com o *swing* duplo e o duplo *clean*, várias posições do polegar podem ser utilizadas nas porções do balanço para baixo e balanço para cima no meio *snatch* duplo. O ideal é virar o polegar para trás no final do balanço para baixo e fazer a transição para um ângulo de 45 graus (polegar para cima) no início da puxada de aceleração.

Ao executar esse exercício, utilize a respiração anatômica com três ou quatro ciclos de respiração. Uma variação com três ciclos é iniciar da posição elevada, inspirar quando desviar para trás e baixar os kettlebells, expirar quando eles repousarem na posição de suporte, inspirar quando baixá-los da posição de suporte, expirar na parte de trás do balanço para baixo, inspirar quando balançar para cima e expirar no bloqueio. Outra variação com quatro ciclos de respiração é iniciar da posição elevada, inspirar quando desviar para trás e baixar os kettlebells, expirar quando eles pousarem na posição de suporte, inspirar quando baixar da posição de suporte, expirar na parte de trás do balanço para trás, inspirar, expirar quando iniciar a puxada de aceleração, inspirar e expirar no bloqueio.

Treinamento com Kettlebell **151**

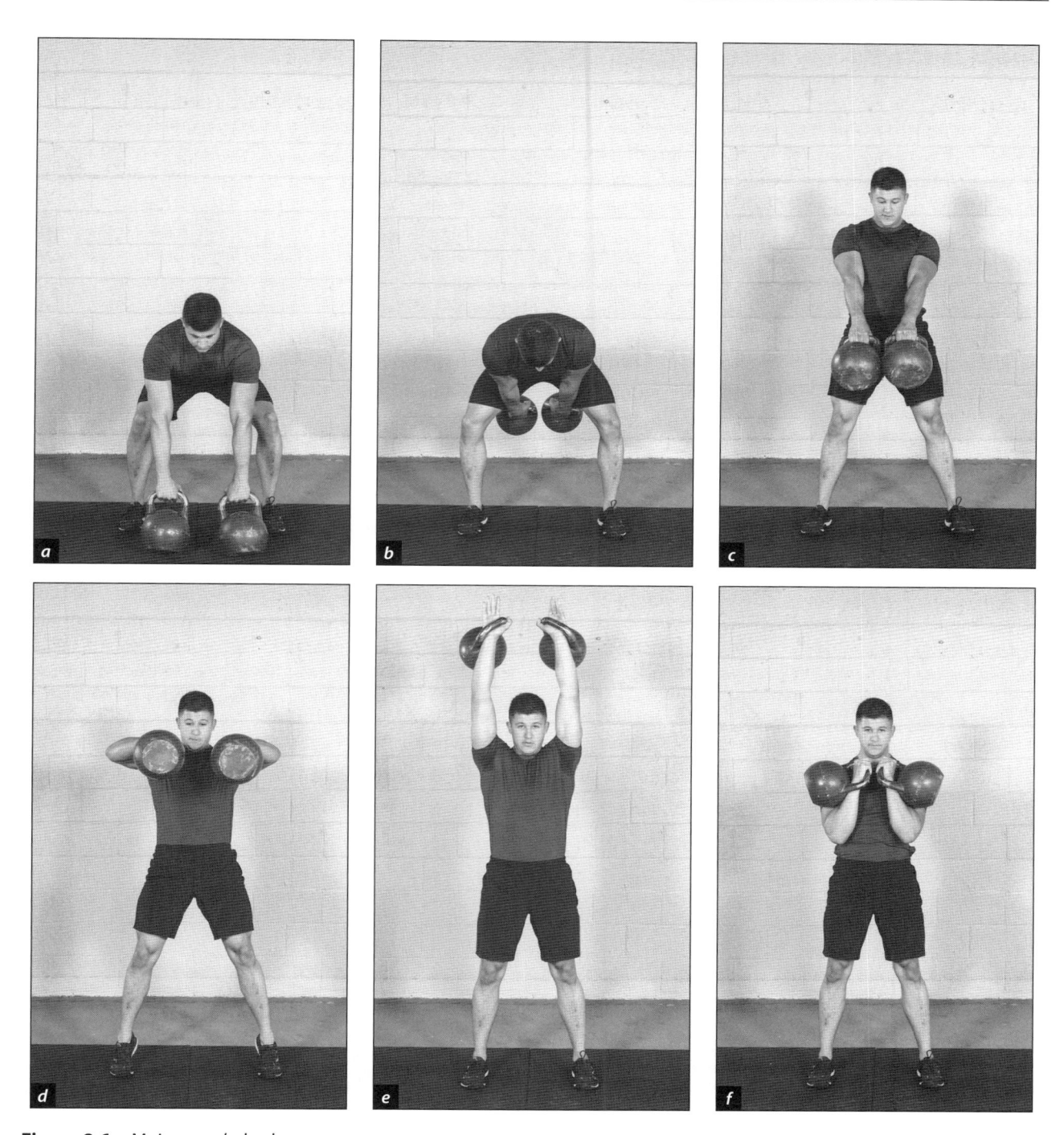

Figura 8.6 Meio *snatch* duplo.

(continua)

Duplo *snatch* *(Continuação)*

Duplo *snatch*: O duplo *snatch* com kettlebell é mais similar ao *snatch* com barra do que com o *snatch* simples. Utilize o *snatch* duplo para treinamento de força e potência, mas com menos repetições. O *snatch* duplo é um ótimo exercício, que deve ser utilizado com parcimônia e somente por levantadores fortes que tenham boa flexibilidade, força e aptidão. Isso porque a cintura escapular e o tronco podem rotar e absorver força satisfatoriamente no *snatch* simples. Com o *snatch* duplo, a amplitude de movimento é mais restrita para os ombros, as escápulas e a coluna. Esse movimento coloca muito mais tensão no corpo para balançar ambos os braços juntos acima da cabeça com tal força. Isso não é para assustá-lo; é simplesmente para mostrar a você as forças envolvidas e certificá-lo de respeitá-las. Você pode fazer o *snatch* duplo, mas não faça repetições ruins. Mantenha as repetições precisas e intensas e certifique-se de que tenha a aptidão ao exigir a perfeita forma. Evite desconforto nesse ou em qualquer levantamento.

Acompanhe a sequência completa nas Figuras 8.7 (a-b) e 8.8 (c-g). Inicie com os dois kettlebells no chão a sua frente. Encaixe o quadril e segure as duas alças com a pegada dos dedos bloqueados (Figura 8.7a). Balance os kettlebells para trás entre suas pernas (Figura 8.7b) e, depois, estenda rapidamente os seus joelhos e quadris quando levar o corpo à frente, com os antebraços ainda conectados ao seu corpo (Figura 8.8c). Quando os kettlebells balançarem para a frente e para cima, os pesos (e braços) se afastam do corpo. Nesse momento, contraia seus músculos do trapézio e puxe com os braços, movendo os kettlebells verticalmente para cima como em uma chaminé imaginária (ver figuras 8.8d, e). Quando os kettlebells estiverem se movendo para cima, insira suas mãos nas alças quando os kettlebells estiverem na altura do pescoço e o alto da cabeça. O alinhamento na posição elevada é com o tríceps voltado para a frente, os polegares ficam apontados para trás em um ângulo de 45 graus, os bíceps próximos às orelhas, os braços na vertical e a caixa torácica aberta. Devido à extrema inércia do arranque duplo completo, é importante manter o desvio quando abaixar o kettlebell da posição de *clean* no balanço para trás. Quando você desviar o tronco para trás, eleve-se levemente nas pontas dos pés e baixe os kettlebells (Figura 8.8f). Quando os tríceps estiverem em contato com a caixa torácica, encaixe os quadris e mantenha o olhar nos kettlebells e os balance para trás de você para completar a repetição (Figura 8.8g). Uma falha no desvio ou contar incorretamente a flexão do quadril pode resultar na perda de equilíbrio ou lesão. Redobre a atenção ao encaixar os quadris no balanço para trás. Como acontece com o meio *snatch* duplo, várias posições do polegar podem ser utilizadas no balanço para baixo e no balanço para cima.

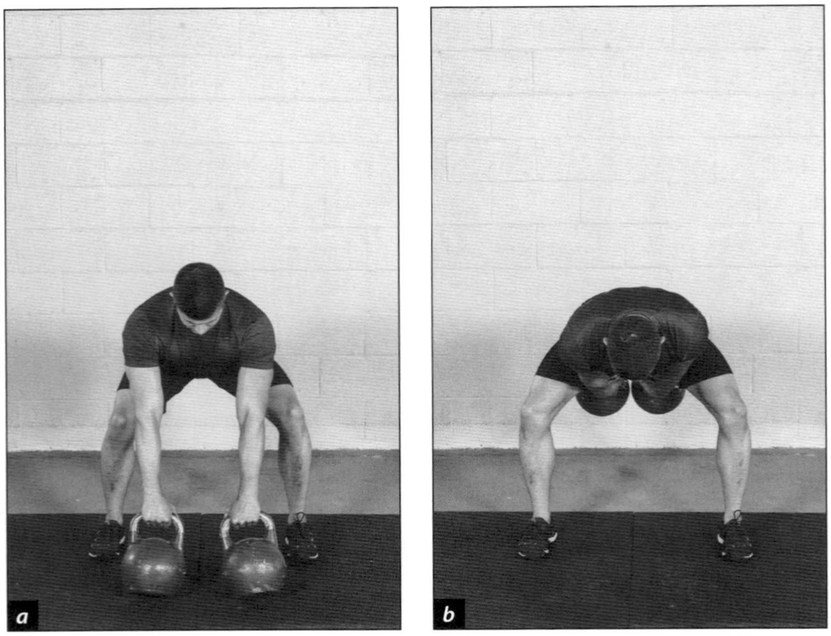

Figura 8.7 Duplo *snatch*.

(continua)

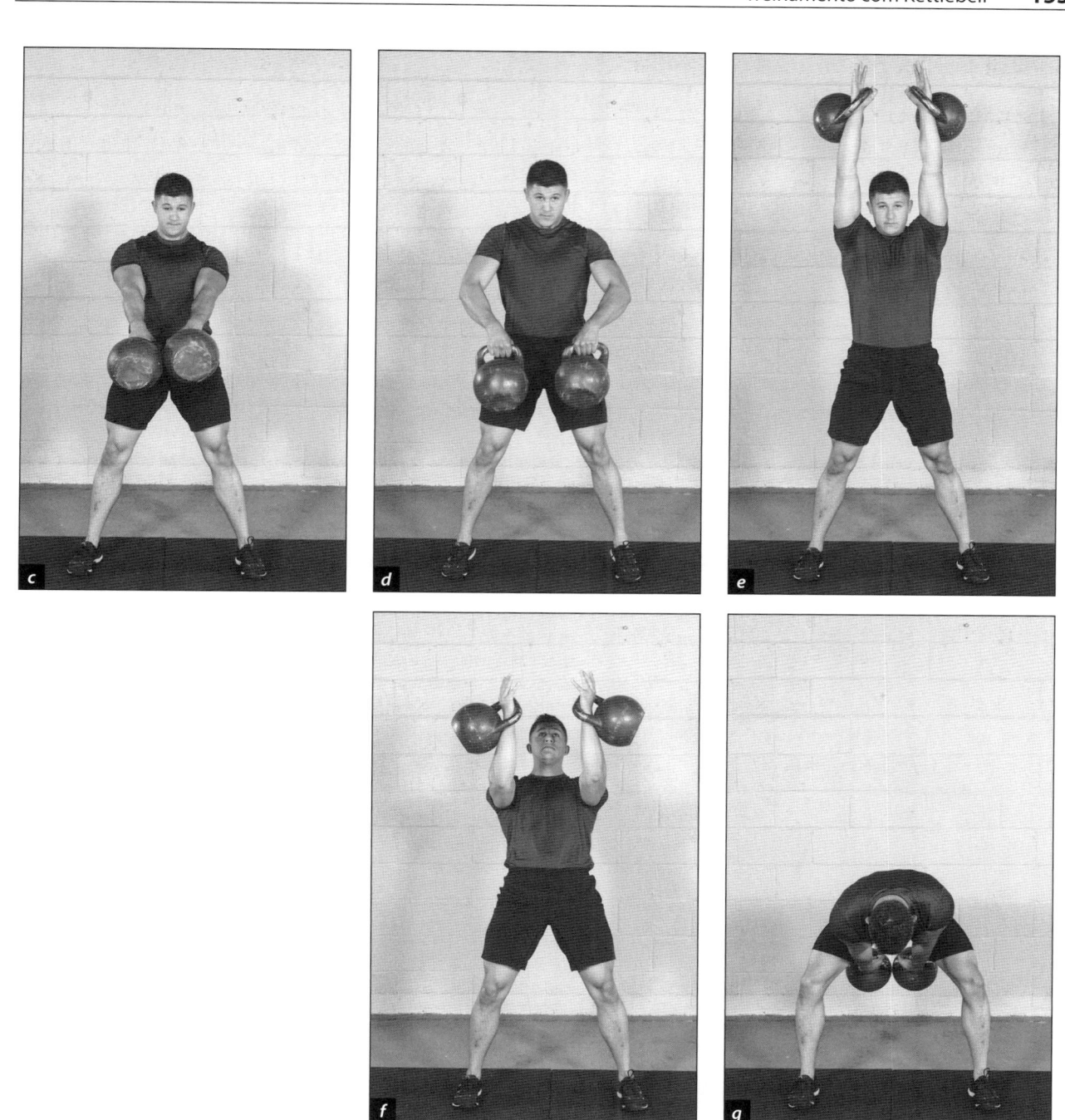

Figura 8.8 Duplo *snatch*.

Ao realizar esse exercício, utilize a respiração anatômica com dois ou três ciclos de respiração. Uma variação com dois ciclos começa da posição elevada, inspire quando desviar para trás e baixe os kettlebells. Expire na parte de trás do balanço para trás e inspire quando balançar para cima e expire no bloqueio.

Outra variação com três ciclos e inicia da posição elevada, inspire quando desviar para trás e baixe os kettlebells, expire na parte de trás do balanço para baixo, inspire, expire quando iniciar a puxada de aceleração, inspire e expire no bloqueio.

(continua)

Snatch duplo   *(Continuação)*

Princípios-chave

- Mantenha o contato entre o tronco e o braço no balanço para trás para alavancagem máxima e a transferência de potência.
- Alguns levantadores estendem para cima os dedos dos pés no começo da puxada de aceleração e descem um pouco antes dos kettlebells alcançarem a fixação. Essas ações adicionais são apropriadas para kettlebells mais pesados porque encurtam a distância que a carga tem para percorrer e aceleram a produção de potência.

Erro comum	Correção do erro
Sem contato entre o braço, os quadris e o tronco na subida do balanço	Se você tem um treinador ou está treinando alguém, uma dica verbal de "fique em contato" é útil. Prenda uma banda elástica em torno de seus braços para mantê-los juntos ao torso.
Falta de desvio na subida do balanço e enquanto desce o kettlebell no balanço para baixo	Se você tem um treinador ou está treinando alguém, uma dica verbal "desvie para trás" é útil. É também útil balançar em frente de um objeto (p. ex., uma parede ou um colchonete) a uma distância do comprimento do braço; se você não desviar para trás, mesma acertará o objeto.
Bater o punho ou antebraço no kettlebell	Você provavelmente insere sua mão antes, muito tarde ou em um ângulo incorreto. Utilize um exercício de inserção de mão onde você visualiza uma escada de mão com quatro degraus a sua frente no plano vertical. Gradualmente suba a escada, inserindo sua mão com uma pegada em garra. O degrau 1 é ao nível do peito, o 2 é na altura do rosto, o 3 é acima de sua cabeça, e o 4 é próximo ao topo, um pouco antes de onde seus braços alcançam a extensão máxima. Levante sua mão e libere os dedos para inserir a mão em cada nível, então, baixe-a no balanço para trás entre cada inserção.
Trajetória mais vertical do que horizontal no balanço para trás	Utilize a mecânica pendular nos quadris e joelhos. É também útil preceder o arranque duplo com um balanço baixo duplo.
Falta de fixação na posição elevada	Segure o kettlebell na posição de bloqueio por um tempo. Fique em pé parado em um lugar, caminhe nos sentidos horário e anti-horário, ou mova-se em volta da sala em qualquer sequência.
Trajetória exagerada no balanço para cima e para baixo	Faça o arranque em frente a uma parede como se o fizesse dentro de uma chaminé. Se você bater a parede, estará fazendo errado.

SNATCH DUPLO ALTERNADO

O *snatch* duplo alternado é um dos mais avançados movimentos que você pode fazer no treinamento com kettlebell e é altamente benéfico em múltiplos aspectos (p. ex., velocidade, potência, coordenação). Alto nível de consciência corporal, potência e coordenação são necessárias para executar de forma segura o arranque duplo alternado. Assim, atenção especial deve ser dada ao alinhamento, a respiração e a mecânica do movimento. Existem duas variações para esse exercício: em dois e um tempo.

Variação em dois tempos: Para a variação em dois tempos, faça o levantamento terra com dois kettlebells (Figura 8.9a), encaixe os quadris para balançar ambos os kettlebells entre as pernas (Figura 8.9b). Acelere e faça o *snatch* com um kettlebell acima da cabeça (Figura 8.9c). Desvie o tronco para trás para abaixar o kettlebell (Figura 8.9d), balance novamente ambos os kettlebells entre as pernas (Figura 8.9e) e faça o *snatch* com o outro kettlebell acima da cabeça (Figura 8.9f).

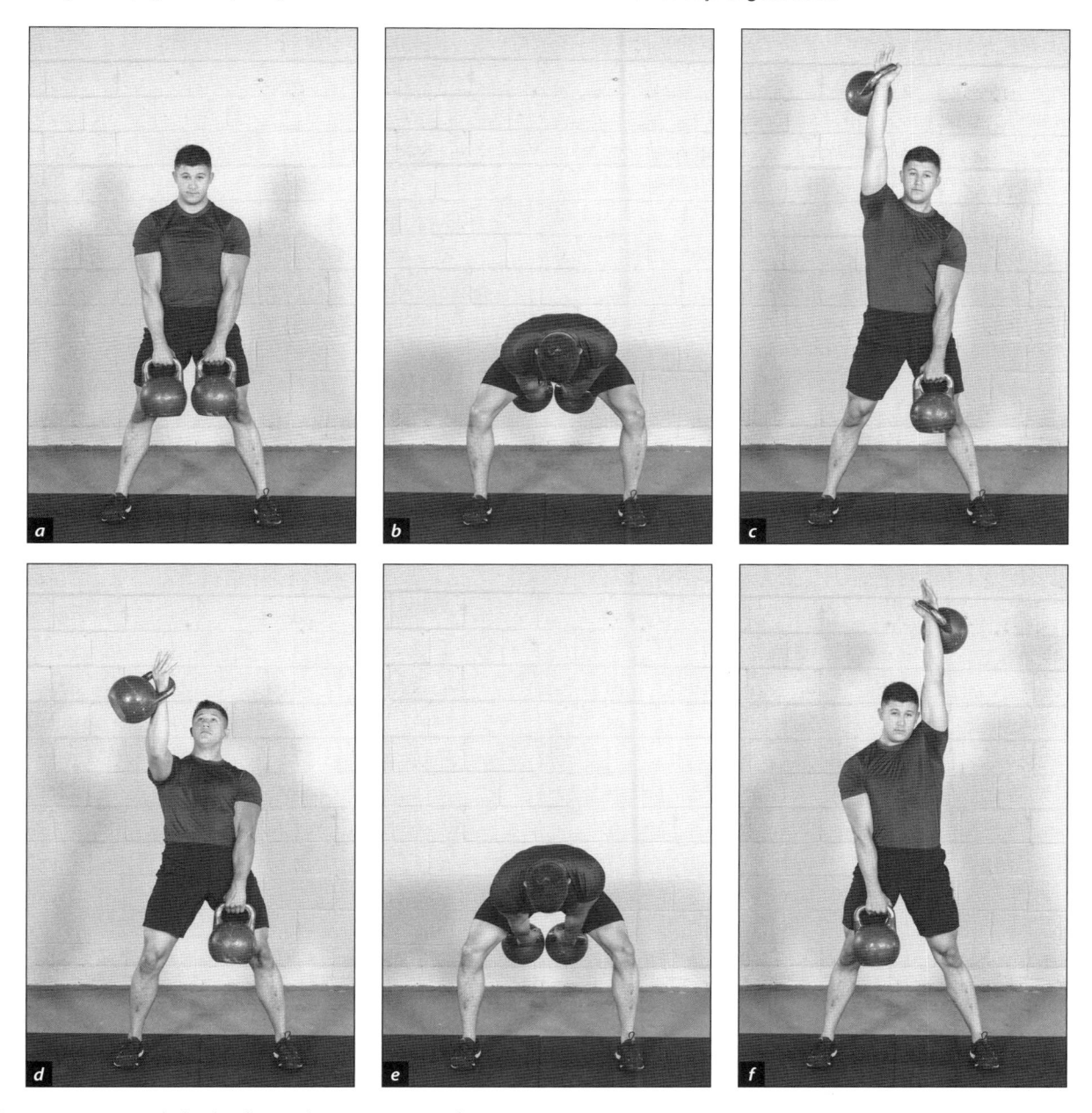

Figura 8.9 *Snatch* duplo alternado: variação em dois tempos.

(continua)

Snatch duplo alternado   *(Continuação)*

Ao executar esse exercício, utilize a respiração anatômica com três ou mais ciclos de respiração. Uma variação é iniciar na posição elevada, inspirar quando desviar para trás e baixar os kettlebells no balanço, expirar na parte de trás do balanço para baixo, inspirar quando você balançar para cima e inserir a mão e expirar quando os kettlebells pousarem na posição elevada. Outra variação é iniciar da posição elevada, inspirar quando você desviar para trás e baixar os kettlebells no balanço para baixo, expirar na parte de trás do balanço para baixo, inspirar e expirar quando você iniciar a inserção da mão, e expirar quando os kettlebells pousarem na posição elevada. Observe também que durante a variação em dois tempos, respirações de recuperação podem ser feitas na posição elevada para permitir a recuperação e a cadência adequadas.

Variação em um tempo: A variação em um tempo é mais intensa, e seu tempo e sua coordenação mais precisos deixam uma pequena margem para erros. Na variação em dois tempos, há uma pausa natural quando o kettlebell vai para a fixação na posição de bloqueio elevado. Durante a variação em um tempo, entretanto, não existe ponto de parada, e um lado deve puxar enquanto o outro estiver baixando. A variação em um tempo requer um ritmo contínuo para sustentar a série.

Para a variação em um tempo, faça um levantamento terra com dois kettlebells (Figura 8.10a), encaixe os quadris para balançar um kettlebell entre as pernas (Figura 8.10b). Acelere e faça um arranque com um kettlebell acima de sua cabeça (Figura 8.10c). Quando o kettlebell completa a fixação elevada, flexione as pernas e baixe seu centro de massa (Figura 8.10d); quando você deixar o kettlebell de cima baixar, o outro braço puxa e as pernas flexionam quando o kettlebell é puxado para a fixação entre as pernas (Figuras 8.10e, f). Concentre-se somente em puxar a mão enquanto deixa o braço elevado relaxar na descida. Uma vez que você inicie a puxar com uma mão, o impulso carrega-o para o bloqueio elevado (Figura 8.10g).

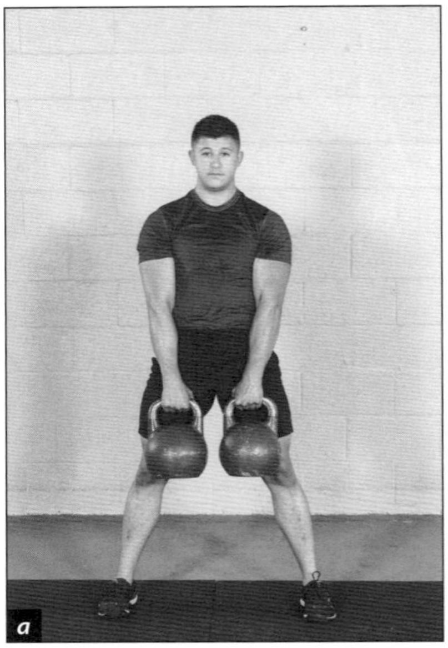

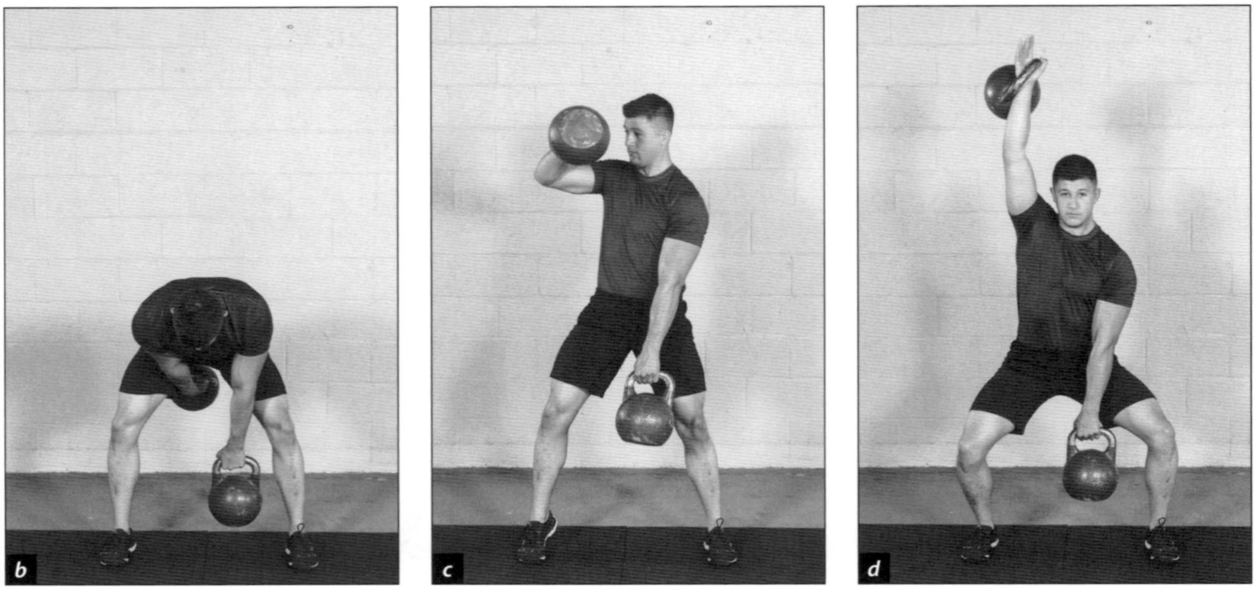

Figura 8.10   *Snatch* duplo alternado: variação em um tempo.

(continua)

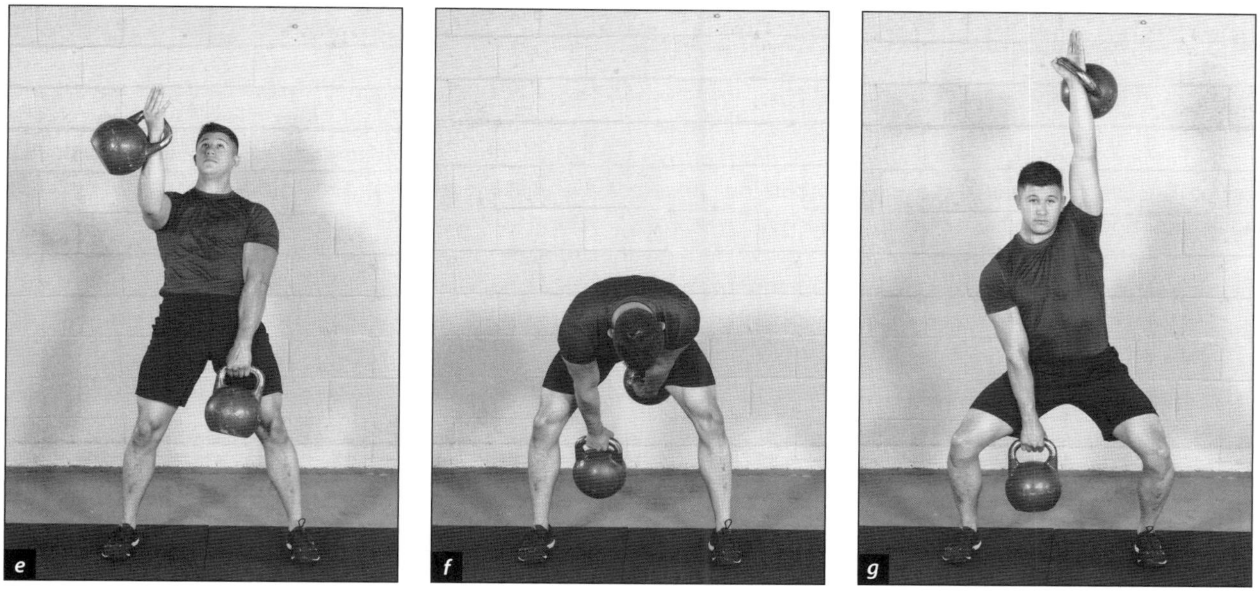

Figura 8.10 *Snatch* duplo alternado: variação em um tempo.

Ao executar esse exercício, utilize a respiração paradoxal ou um ciclo de respiração devido ao movimento acelerado. Expire quando baixar um kettlebell e simultaneamente levar o outro para cima para a posição elevada. Inspire rapidamente e repita a sequência. Não há espaço para respirações de recuperação durante a variação em um tempo porque é um movimento contínuo.

Princípios-chave

- Para a variação em dois tempos, como no *snatch* alternado, você não terá muito balanço para trás e terá que empurrar o kettlebell para cima da posição pendurada mais estática utilizando força direcionada ao quadríceps-dominante para acelerar os kettlebells.
- A variação em dois tempos é também similar ao *snatch* alternado, que é mais apropriado como exercício de potência, fazendo menos repetições e utilizando cargas mais desafiantes.
- Como acontece com o *snatch* alternado, utilize a mecânica da mola na variação em dois tempos e a mecânica do agachamento na variação em um tempo.
- Para a variação em um tempo, o movimento inicia com a descida no agachamento. Isso gera um impulso para os dois kettlebells.

Erro comum	Correção do erro
Não desviar para trás antes de baixar o kettlebell no balanço para trás na variação em dois tempos	Balance em frente a um objeto (p. ex., uma parede, um colchonete) a uma distância do comprimento do braço; se você não desviar para trás, você baterá no objeto.
Não manter o braço que não fez o arranque junto aos quadris e do torso na variação em dois tempos	Prenda uma banda elástica em volta do braço que não fez o arranque e do torso para manter o braço junto ao torso. Pratique em um lado e depois troque a faixa para o outro braço e pratique.
Esforçar-se para obter o tempo certo ao puxar simultaneamente um kettlebell para cima enquanto o outro baixa na variação em um tempo	Flexione suas pernas e baixe seu centro de massa rapidamente quando você baixar o kettlebell.

CLEAN COM ARRANQUE (*JERK*) DUPLO (C&JD)

O *clean* com arranque duplo (C&JD) é o principal exercício da geração de potência e desenvolve múltiplos atributos de condicionamento atlético, incluindo explosão, flexibilidade, integridade estrutural, força, noção de tempo, coordenação, capacidade respiratória e simetria bilateral. É um exercício clássico, mas classificado aqui como um exercício avançado porque requer um alto grau de tempo e controle, que podem ser desenvolvidos depois de se estabelecer um sólido fundamento nos movimentos básicos, como a pressão vertical, o *push press* e o agachamento. A limitação essencial no desempenho do C&JD é a deficiência bilateral, ou a disparidade na amplitude de movimento, força e coordenação entre as mãos. Em outras palavras, você pode ir tão longe quanto sua mão mais fraca puder levá-lo.

Lembre-se, como aprendemos no capítulo anterior, o segundo tempo do *clean* com pressão tem cinco componentes principais do movimento:

1. Meio agachamento (primeiro mergulho)
2. Empurrão (*bump*)
3. Subagachamento (segundo mergulho)
4. Fixação (posição em pé para bloqueio)
5. Descida para posição de *clean*

Para executar esse exercício, com os kettlebells no chão, segure as alças com os dedos bloqueados e encaixe os quadris na posição inicial (Figura 8.11a). Leve os kettlebells para o peito na posição de *clean* (Figura 8.11b). Da posição de *clean*, mova-se rapidamente em um meio agachamento ou primeiro mergulho enquanto expira (Figura 8.11c). É importante manter o contato entre os cotovelos, o torso, os calcanhares e o chão quando executar o meio agachamento para maximizar a transferência de potência da parte inferior para a parte superior do corpo. Do meio agachamento, estenda imediatamente os tornozelos, os joelhos, os quadris e o tronco no empurrão forçado, certificando-se em manter os cotovelos junto ao torso (Figura 8.11d). O empurrão envolve o que é chamado de *extensão quádrupla*, onde tornozelos, joelhos, quadris e torso se estendem ao máximo. A posição final envolve os quadris para cima e para a frente enquanto os ombros são mantidos para baixo e para trás.

Após a conclusão do empurrão, baixe imediatamente para o subagachamento

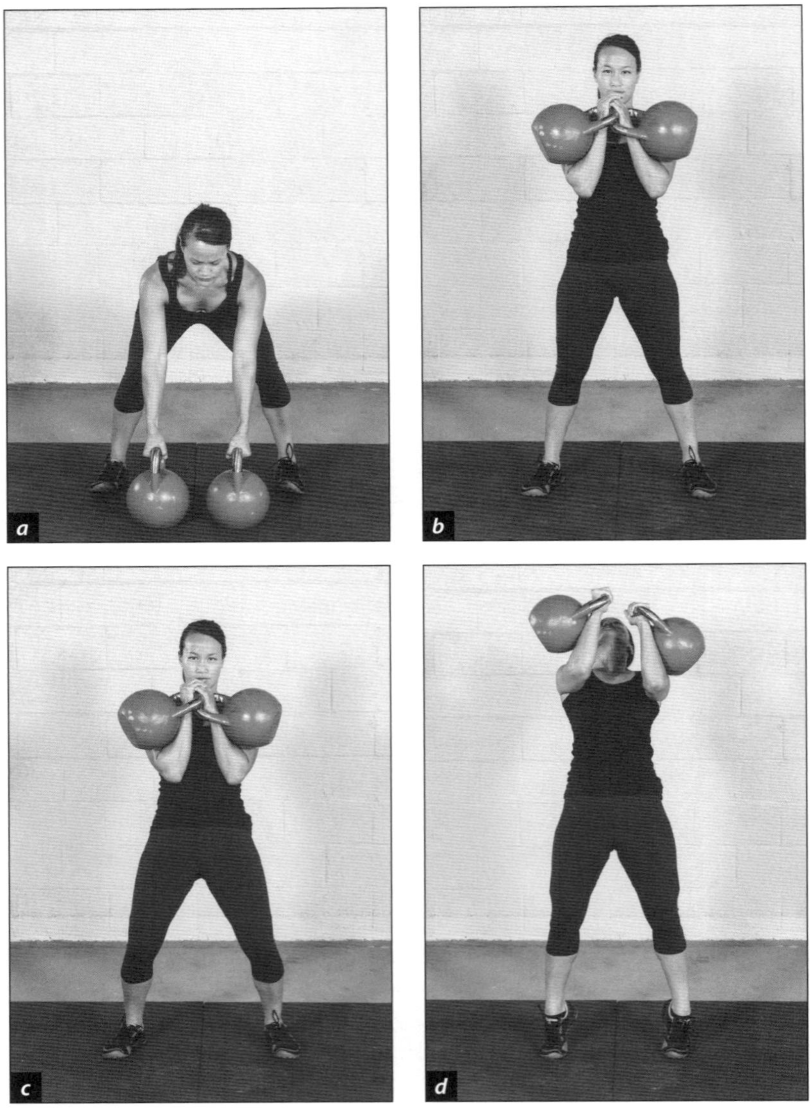

Figura 8.11 *Clean* com arranque (*Jerk*) duplo.

(continua)

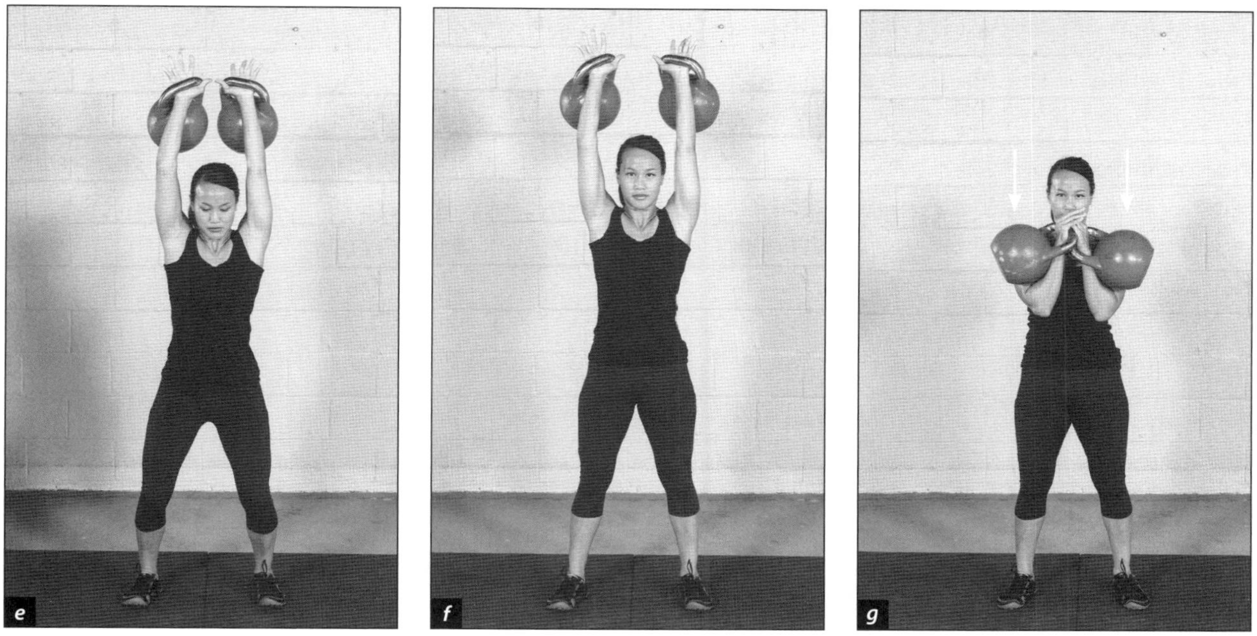

Figura 8.11 *Clean* com arranque (*Jerk*) duplo.

ou segundo mergulho (Figura 8.11e). Novamente, fique atento, pois o meio agachamento, o empurrão e o subagachamento podem ser executados à máxima velocidade e os cotovelos devem ficar totalmente bloqueados no subagachamento ao mesmo tempo em que os calcanhares tocam o chão. Para maximizar a eficiência, os braços são bloqueados na descida, na postura de agachamento, contrapondo o empurrar para cima ao executar o subagachamento. A profundidade do subagachamento depende da sua anatomia e condicionamento. As pessoas com pernas e tríceps fortes descerão mais baixo, enquanto competidores mais leves, cuja vantagem principal é a velocidade, provavelmente utilizarão um subagachamento mais alto.

Empurre os joelhos para trás para estender completamente as pernas na fixação, com os cotovelos e joelhos retos (Figura 8.11f). Existem duas mecânicas principais de movimentos para atingir a fixação, ou ficar em pé no bloqueio. Primeiro, simplesmente, fique em pé na postura elevada. Segundo, execute um rolamento de joelho, que envolve manter os quadris ao nível do subagachamento e somente rolar os joelhos para o bloqueio. A fixação na posição de bloqueio final envolve estender completamente os cotovelos, mantendo o braço muito próximo à linha central do corpo, rotando externamente os ombros (os tríceps virados para a frente e o polegar para trás em ângulo), e mantenha a caixa torácica aberta. Dependendo da mobilidade, o corpo pode estar em uma linha reta ou posicionado com o peito para a frente e a pelve inclinada para trás. A fixação ideal é com o bíceps próximo das orelhas. Cada levantador deve achar o seu melhor alinhamento sagital, de acordo com a estrutura.

Desça os kettlebells de volta na posição de *clean* (Figura 8.11g). Os tríceps relaxam e os kettlebells estão abaixados para a posição de *clean*, em uma descida suave e controlada. A força dos kettlebells que descem é absorvida quando você se ergue nas pontas dos pés, e leva o seu peito na direção dos kettlebells. Quando os cotovelos começam a pousar na posição de *clean*, os calcanhares estão baixados e a coluna torácica arredondada para espalhar a carga com segurança. Os joelhos também podem ser flexionados levemente. É ideal erguer-se nas pontas dos pés no início da descida ou permanecer com as plantas dos pés tocando completamente o chão durante toda a descida.

Ao executar esse exercício, utilize a respiração anatômica com quatro ou cinco ciclos. Inspire antes do primeiro mergulho, expire durante o meio agachamento, inspire no *bump*, expire no pouso para o subagachamento e, depois, para o bloqueio, faça um ciclo de respiração adicional na posição mais alta, inspire no início da descida e expire quando os cotovelos estiverem próximos, na posição de suporte. Se um subagachamento profundo for utilizado, faça um ciclo de respiração

(continua)

Clean com arranque (*Jerk*) duplo   *(Continuação)*

adicional entre o final do subagachamento e a fixação (i. e., cinco ciclos totais com um subagachamento profundo e quatro ciclos totais com um subagachamento raso e rápido).

Princípios-chave

- Mova as pernas tão rápido quanto possível para maximizar a transferência de potência do chão para cima.
- Mantenha o contato entre o tronco e os braços tanto quanto possível por meio da fase empurrão do segundo tempo do arremesso.
- Desacelere os kettlebells tanto quanto possível durante a descida para reduzir o impacto no corpo.

Erro comum	Correção do erro
Perder o contato entre o cotovelo, o quadril, os calcanhares e o chão ao descer no meio agachamento	Pratique o meio agachamento sem o segundo tempo do arremesso para tornar o movimento como um reflexo.
Descer lentamente quando baixar no meio agachamento	Concentre-se na descida do meio agachamento para ativar um reflexo alongado e facilitar um empurrão mais forte.
Empurrar para cima para bloquear em vez de descer para o subagachamento para bloquear os braços	Bloqueie sobre a cabeça uma barra sem pesos ou um cano de PVC de 1,5 m. Da posição em pé, pratique rapidamente descendo no subagachamento sem flexionar ou levantando os braços.
Transição lenta do subagachamento para o bloqueio	Utilize o agachamento bloqueado, isole e pratique o movimento de ascendência rapidamente do subagachamento para o bloqueio. Veja o agachamento com salto no Capítulo 7 para uma descrição detalhada desse exercício.

CLEAN COM ARRANQUE (JERK) DUPLO EM DOIS TEMPOS (C&JD2T)

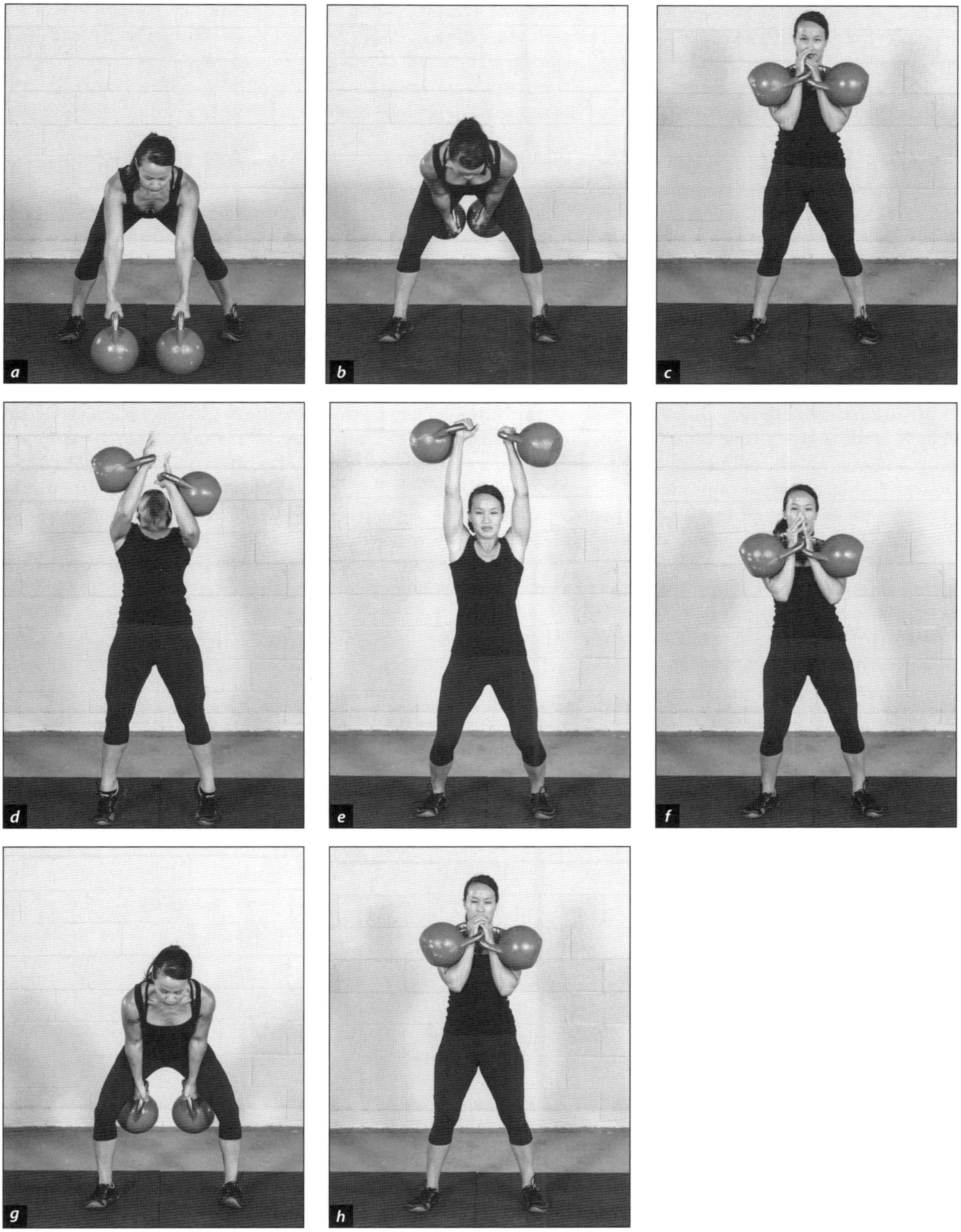

Figura 8.12 *Clean* com arranque duplo em dois tempos.

(continua)

Clean com arranque duplo em dois tempos (C&JD2T)   *(Continuação)*

O C&JD2T é o mais abrangente levantamento de kettlebell. A cadeia cinética inteira é envolvida na execução desse levantamento de corpo inteiro, e ao analisar os movimentos de cada articulação percebe-se uma mistura perfeita de estabilidade e mobilidade. Além disso, todas as fases do ciclo alonga-encurta são apresentadas em uma dada repetição, fazendo esse levantamento verdadeiramente pliométrico perfeito para aumentar a potência explosiva ou a capacidade de acelerar rapidamente. Por causa disso, o C&JD2T duplo é utilizado para desenvolvimento da potência em *cross-training* para muitos esportes.

Para executar esse exercício, inicie com os dois kettlebells a sua frente no chão. Segure cada um com uma pegada de dedos bloqueados e encaixe os quadris (Figura 8.12a). Pegue e balance os dois kettlebells entre as pernas (Figura 8.12b), depois balance para a frente e para cima para levá-lo até o peito e estabelecer a posição de *clean* sólida (Figura 8.12c). Faça um meio agachamento e imediatamente estenda as pernas e o tronco quando se erguer nas pontas dos pés para empurrar os kettlebells do peito (Figura 8.12d). Depois encaixe os quadris em um subagachamento enquanto os braços se estendem completamente no bloqueio (Figura 8.12e). Finalize a fixação do segundo tempo do arranque de modo que as pernas e os braços estejam completamente estendidos. Desvie o tronco para trás e baixe os kettlebells para a posição de *clean* (Figura 8.12f). Erguer-se nas pontas dos pés no início da descida é opcional. Desça da posição de *clean* no balanço para trás (Figura 8.12g). A maioria dos levantadores utiliza o polegar para a frente para o arremesso em dois tempos duplo. Entretanto, a posição polegar neutro também é aceitável. Leve, novamente, os kettlebells para a posição de clean (ver figura 8.12h).

Ao executar esse exercício, utilize a respiração anatômica com oito ou mais ciclos de respiração. Da posição de *clean*, inspire antes de descer no meio agachamento, expire durante, inspire quando estender suas pernas e o corpo durante o empurrão, expire quando encaixar os quadris para trás e descer no subagachamento, inspire quando suas pernas se estenderem na fixação, expire na conclusão da fixação. Faça um ciclo de respiração enquanto mantém a fixação, inspire quando o corpo desviar para trás, expire quando os kettlebells descerem na posição de *clean*, faça um ciclo de respiração enquanto está na posição de *clean*, inspire quando desviar para trás na descida dos kettlebells, expire com o balanço para trás, inspire e expire quando os kettlebells balançarem à frente, e inspire e expire quando os kettlebells forem levados para o peito. Faça tantas respirações de recuperação quanto forem necessárias antes da próxima repetição.

Princípios-chave

- Utilize a mecânica do quadril em pêndulo.
- Maximize a conexão entre os braços e o tronco.
- Mova as pernas tão rápido quanto for possível para maximizar a transferência de potência do chão para cima.
- Manter o contato entre o torso e os braços tanto quanto for possível através da fase do empurrão do segundo tempo do arranque.
- Desacelerar os kettlebells tanto quanto for possível durante a descida para reduzir o impacto do corpo.
- Faça múltiplas e contínuas respirações (oito ou mais ciclos de respiração por repetição) para manter sua respiração e frequência cardíaca sob controle.

Erro comum	Correção do erro
Executar o arranque para o peito em dois movimentos em vez de um	Leve os seus cotovelos para o ilíaco no mesmo momento em que os kettlebells tocam o peito.
Insuficiente flexibilidade para estender os quadris na posição de suporte	Pratique os exercícios de flexibilidade e mobilidade do Capítulo 6 ou pegadas de suporte deste capítulo.
Descer lentamente no meio agachamento	Concentre-se na descida do meio agachamento para ativar um reflexo de alongamento para facilitar um empurrão mais forte.
Executar uma pressão vertical para bloquear em vez de descer para o subagachamento para bloquear os braços	Bloqueie sobre a cabeça uma barra sem pesos ou um cano de PVC de 1,5 m. Da posição em pé, pratique descendo rapidamente no subagachamento sem flexionar ou levantar os braços.
Transição lenta do subagachamento para o bloqueio	Utilize o agachamento bloqueado, isole e pratique o movimento de subida rapidamente do subagachamento para o bloqueio. Veja o agachamento com salto do Capítulo 7 para uma descrição detalhada desse exercício.
Perda da pegada durante o arremesso	Pratique o exercício passeio do fazendeiro por um tempo para melhorar a resistência da pegada.

FLEXÃO DE BRAÇO COM O KETTLEBELL VIRADO PARA CIMA

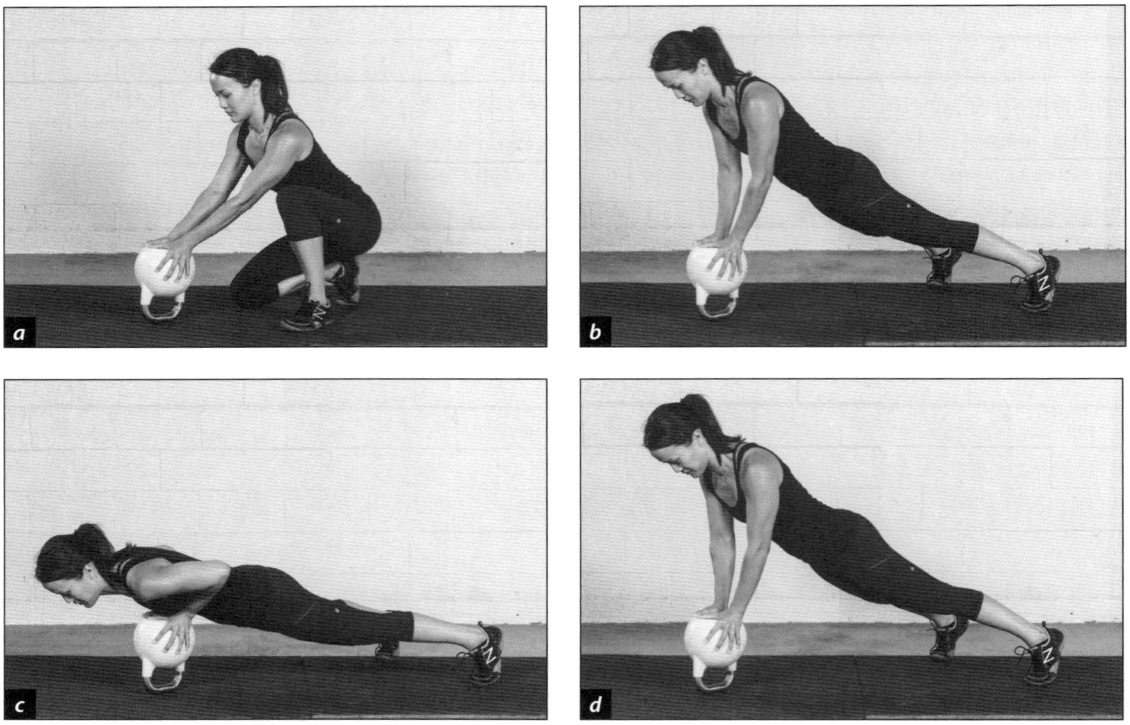

Figura 8.13 Flexão de braço com o kettlebell virado para cima.

A flexão de braço com o kettlebell virado para cima é um exercício para a parte superior do corpo, que desenvolve simultaneamente a força de pressão horizontal e a estabilidade do *core* anterior devido ao posicionamento e instabilidade do kettlebell e ao equilíbrio adicionado e necessário para executar o exercício. É considerado um exercício avançado por causa da habilidade envolvida para executá-lo corretamente e porque é arriscado para quem tem pouca estabilidade do *core* para controlar o kettlebell.

Para executar esse exercício, coloque o kettlebell no chão, de modo que ele fique equilibrado sobre a alça (Figura 8.13a). Você pode posicionar a alça ou no alinhamento vertical ou no alinhamento horizontal para ter mais de um desafio, ou no plano sagital ou no plano frontal, respectivamente. Se exercite em um chão cuja superfície não seja muito lisa para que o kettlebell não deslize. Coloque as duas mãos firmemente no fundo do kettlebell. Pessoas com mãos grandes terão que colocar os dedos pelas laterais, de modo que somente as palmas das mãos fiquem sobre o fundo e os dedos fiquem envolvendo os kettlebells pelos lados. Pessoas com mãos pequenas podem colocar as duas palmas diretamente sobre o fundo plano do kettlebell. Pressione firmemente para baixo pelo centro do kettlebell, coloque o seu corpo em uma posição de prancha, apoiado sobre suas mãos e nas pontas dos pés (Figura 8.13b). Mantenha esse equilíbrio e abaixe o corpo até o peito tocar levemente as mãos (Figura 8.13c). Depois empurre o kettlebell para baixo contra o chão e suba o corpo até que seus braços fiquem completamente estendidos, com os cotovelos totalmente bloqueados na posição mais alta (Figura 8.13d). O alinhamento adequado é com as palmas das mãos em linha com o centro do peito, os cotovelos junto ao tronco e as escápulas contraídas, com uma linha reta correndo da base do pescoço até os calcanhares. Mantenha os ombros encaixados em suas articulações girando os braços em uma rotação externa e contraindo os músculos grandes dorsais. Observe que a parte mais arriscada do exercício é levantar após a sua última série. Como o kettlebell suportou o peso corporal, você deve colocar, em primeiro lugar, os joelhos no chão para transferir o peso corporal para longe do kettlebell e, então, deixe o kettlebell rolar pelo chão.

Ao executar esse exercício, utilize respiração anatômica ou paradoxal, dependendo do seu nível de condicionamento. Para pessoas menos condicionadas, esse exercício pode se aproximar do esforço máximo com poucas repetições, assim, a respiração paradoxal manterá a coluna segura ao gerar alta pressão na cavidade torácica; inspire no caminho para baixo e expire no caminho para cima (um ciclo). Para as pessoas que são mais condicionadas, a respiração anatômica é a melhor combinação e facilitará a resistência; expire enquanto desce e inspire enquanto sobe.

Uma variação mais avançada desse exercício é a flexão com o kettlebell virado para cima duplo. Nessa variação, faça a flexão com um kettlebell apoiando cada mão. Ficar nessa posição é um pouco complicado, mas você encontrará um método que funcione com tentativa e erro. Eu particularmente gosto de descansar um kettlebell virado para cima contra minha coxa enquanto eu uso as duas mãos para deixar o outro kettlebell virado para cima. Então, deslize o segundo kettlebell na posição depois que o primeiro esteja estável. É uma maneira divertida de mesclar uma pressão horizontal para equilibrar o volume da pressão vertical contida na maioria dos levantamentos de kettlebell.

Princípios-chave

- Segurar o kettlebell em forma de garra. Como mencionado anteriormente, o relaxamento e a tensão no momento correto tendem a levar a um melhor desempenho. Portanto, esse exercício gera altos graus de tensão pela pegada, *core*, glúteos e grande dorsais para maximizar a integridade estrutural, a conectividade corporal e a potência.
- Devido à possibilidade dos kettlebells virarem, certifique-se de que sua área de treinamento seja segura – não deve haver nenhum objeto agudo, pontudo ou frágil ao redor, e deve ser uma área macia para pousar (como um colchonete de borracha) no caso de você escorregar.

Erro comum	Correção do erro
Não tensionar o suficiente para maximizar a conectividade corporal, a força e o alinhamento	Irradie tensão através de todo o corpo ao tensionar as mãos, músculos grandes dorsais, glúteos e *core*.
Mãos para fora do alinhamento com o peito e muito para a frente	Isso compromete a estabilidade e o desempenho dos ombros. Mantenha as mãos alinhadas com o centro do peito.
Não encaixar os ombros	Encaixe os ombros ao pressionar as duas palmas das mãos firmemente, apertando-as sobre o kettlebell.
Falhar em manter as escápulas contraídas	Isso desativa o peito e coloca muita tensão nos ombros. Concentre-se na retração escapular por meio da expansão da caixa torácica. Pense "peito grande".

LEVANTAMENTO TURCO COM AGACHAMENTO

Como mencionado no Capítulo 7, o levantamento turco tem sua origem nos apanhadores de uva da Turquia e é utilizado como um exercício condicionador do corpo todo aumentando a capacidade de tornar eficiente e forte as transições do chão para a posição em pé e vice-versa. Embora você possa não ser um apanhador de uvas, os padrões de movimento complexos do levantamento turco podem potencializar sua capacidade de movimento geral. O Capítulo 7 apresentou um modelo na postura tradicional entre deitar e ficar em pé. Aqui, a transição é um padrão de agachamento, e essa variação será mais desafiante para a maioria das pessoas porque exige maior mobilidade nos quadris, na parte superior da coluna e nos ombros.

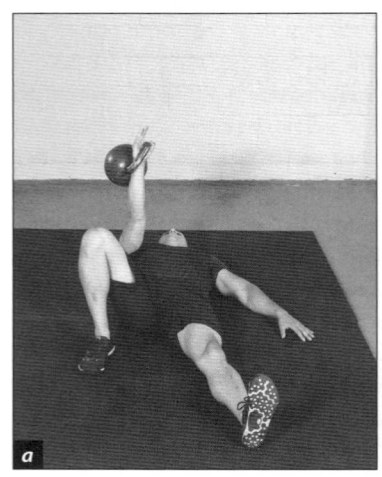

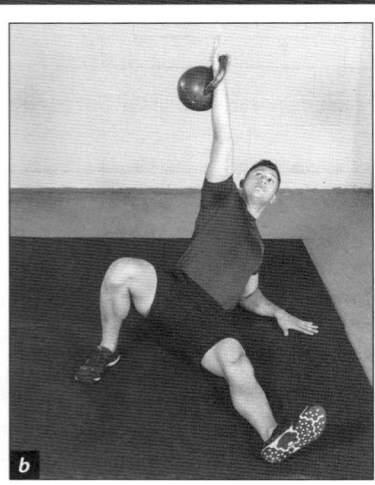

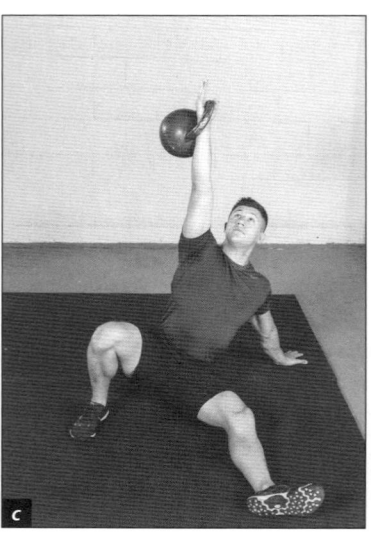

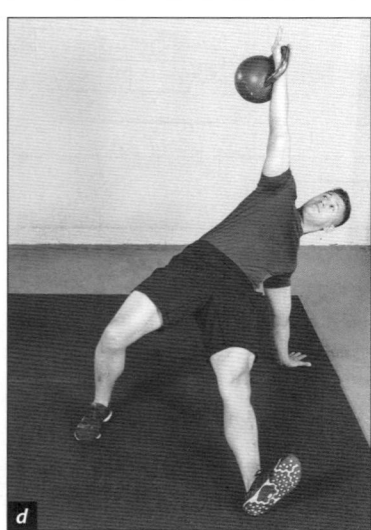

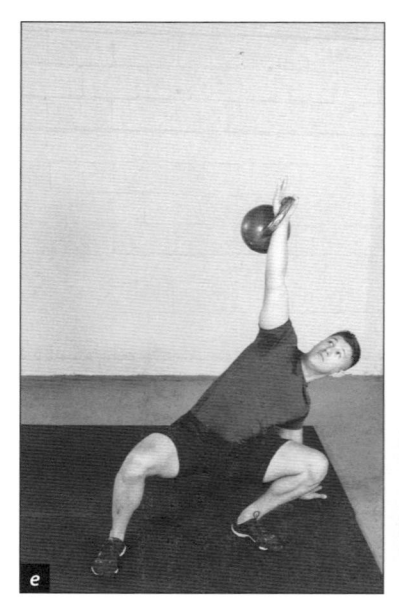

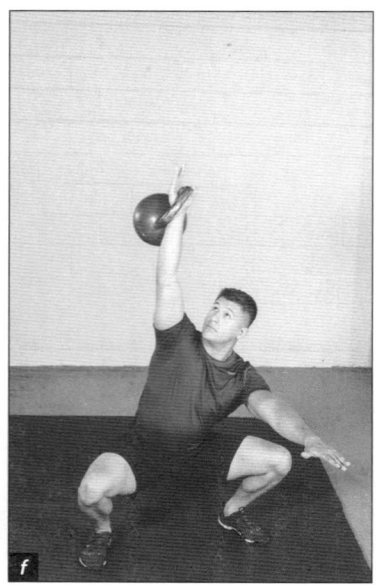

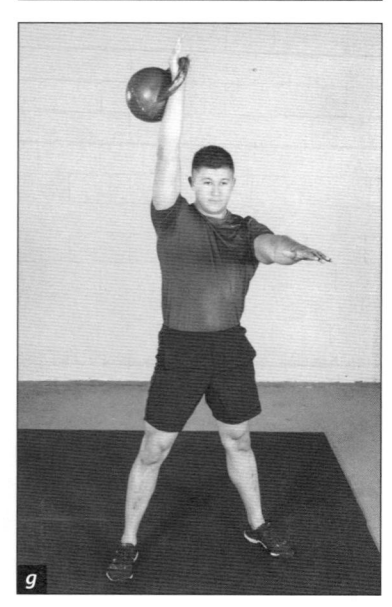

Figura 8.14 Levantamento turco com agachamento.

(continua)

Da mesma forma que você fez para o levantamento turco no Capítulo 7, inicie por deitar-se de costas. Levante o braço direito reto sobre o peito e flexione o joelho direito de modo que o pé fique com toda a sola no chão; o braço esquerdo fica todo no chão em um ângulo de 45 graus (Figura 8.14a). Inicie o movimento por flexionar levemente seus abdominais, depois o antebraço e, finalmente, a palma da mão (Figura 8.14b). Quando o seu peso corporal se transferir para a palma da mão esquerda, essa mão empurra firmemente o chão e o cotovelo esquerdo se estende, completamente bloqueado (Figura 8.14c). Esse é o primeiro ponto de parada e você está totalmente estável. Faça a transição ao levantar os quadris do chão estendendo-os maximamente (Figura 8.14d). É importante que a força mova verticalmente quando seus quadris se estendem; qualquer movimento a partir do ponto inicial para a frente do braço direito fará com que você perca o controle do kettlebell.

Agora, para o método de agachamento, o movimento muda. Seu peso é apoiado por dois pontos nesse estágio – a palma da mão esquerda e o pé direito. Mantenha esses dois pontos de contato estáveis e levante a perna esquerda estendida do chão. Mantenha seus quadris levantados, mova sua perna esquerda diretamente sob seu quadril esquerdo e firme bem o pé no chão (Figura 8.14e). Como essa é uma base muito mais estreita comparada com a variação a fundo, seu peso estará centrado atrás da palma da sua mão esquerda. Para completar essa fase, você precisará empurrar seu peso corporal para a frente da mão esquerda até que ele fique equilibrado unicamente sobre os pés. Complete essa fase ao levantar a mão esquerda do chão e estender o tronco ereto para cima (Figura 8.14f). Dessa posição de agachamento, complete a fase para cima do levantamento turco ao ficar em pé (Figura 8.14g).

Depois, reverta o movimento: agache-se diretamente para baixar o seu centro de massa ao encaixar os quadris e flexionar ambos os joelhos. Coloque a mão esquerda espalmada no chão atrás de você e sente-se para transferir seu peso para a palma da mão. Baixe os seus quadris ainda mais para sentar no chão. Complete o movimento ao baixar da palma da mão esquerda para o antebraço e, então, para o ombro enquanto simultaneamente estenda ambas as pernas a sua frente para voltar à posição deitada de onde iniciou o exercício.

Ao executar esse exercício, utilize a respiração natural. Não prenda a respiração em nenhum momento, mas, também, não tente cronometrar a respiração.

Princípios-chave

- Revise o agachamento elevado para familiarizar-se com os pontos de alinhamento principais dessa fase do levantamento turco.
- Mantenha sempre os seus olhos no kettlebell.
- Quando estiver aprendendo o levantamento turco, pratique-o sem o kettlebell e utilize um objeto como um bloco de ioga, uma garrafa de água ou um pé de tênis para treinar com um peso e garantir que o alinhamento vertical seja usado sempre.
- Garanta que o kettlebell fique na vertical durante todo o movimento.
- Mantenha o seu braço encaixado em seu ombro quando o braço estiver completamente estendido sobre a cabeça.
- Quando estiver aprendendo o levantamento turco, peça ajuda a um companheiro.
- Quando passar do chão para o início do agachamento, é importante apoiar-se com a mão livre atrás do torso para impedir de cair para trás.

(continua)

Levantamento turco com agachamento   *(Continuação)*

Erro comum	Correção do erro
Trazer o kettlebell sobre o seu rosto ao fazer a transição das mãos	Utilize ambas as mãos, leve o kettlebell por cima da sua cabeça para o outro lado.
Tentar sentar durante a primeira parte do movimento	Gire em um ângulo de 45 graus utilizando o cotovelo e o pé como alavancas.
Girar e pronar um ou os dois cotovelos	Pressione os dois pés contra o chão.
Permitir que os joelhos caiam para a frente na posição inferior do agachamento (colapso valgo)	Isso ocorre com frequência e deve ser evitado, pois pode levar ao rompimento do ligamento medial (interno) dos joelhos. É normalmente causado pela falta de ativação dos quadris, e não por um problema com os joelhos. Para ajudar a evitar isso, empurre os joelhos para os lados, quando você se abaixar, ou pegue um pedaço de cano plástico de 51 cm ou uma banda elástica leve, que seja fácil de esticar, e coloque, do lado de fora dos joelhos. Você terá que pressionar os joelhos para fora e para os lados para impedir que a banda caia e, portanto, evitar o colapso dos joelhos.

PRESSÃO VERTICAL SENTADO

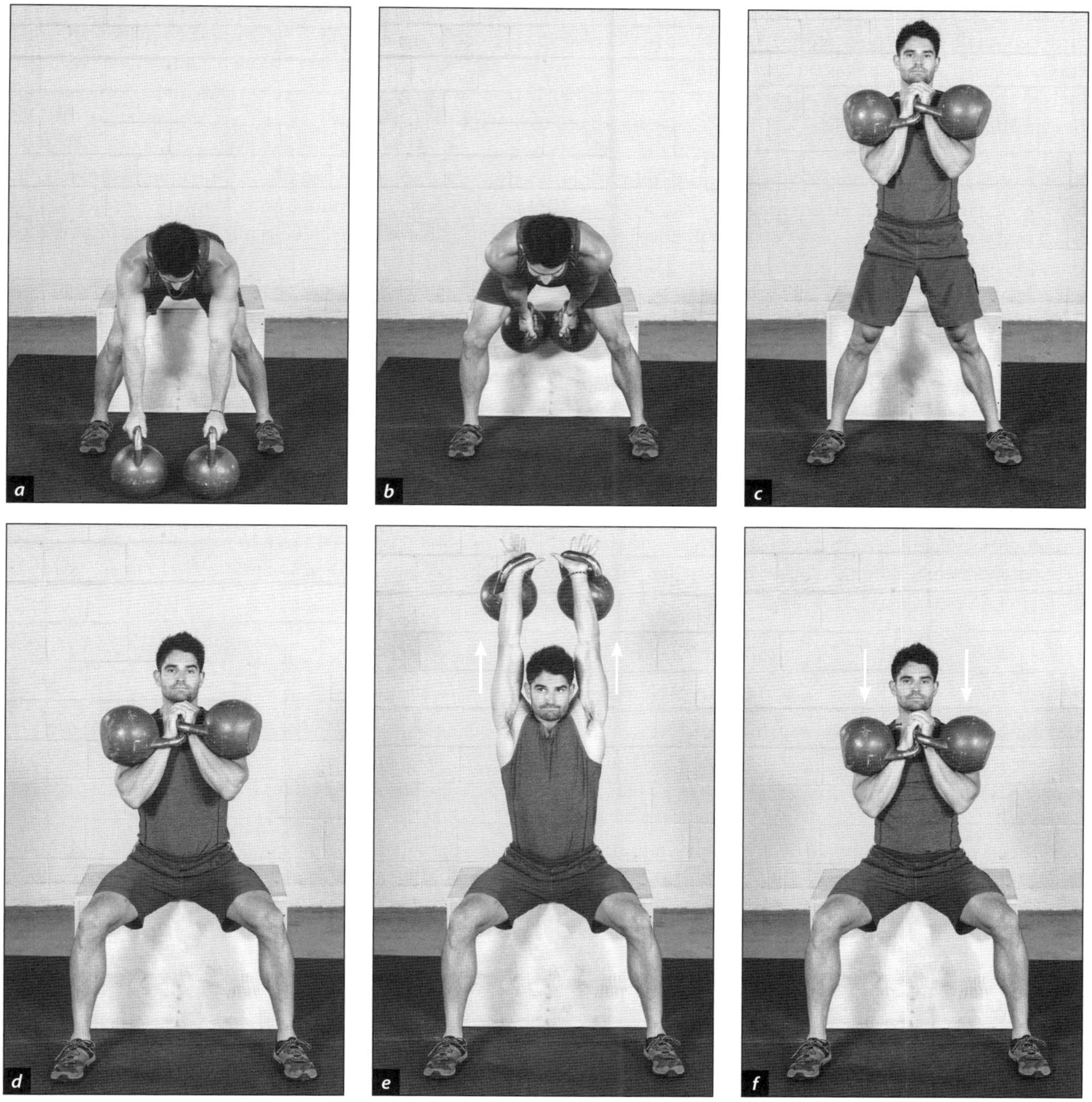

Figura 8.15 Pressão vertical sentado.

(continua)

Pressão vertical sentado (PVS)   *(Continuação)*

Um fantástico teste de força e resistência de membros superiores, a PVS exige estabilidade adicional dos músculos da parte central do corpo, pois remove o auxílio da perna, dado na pressão vertical em pé. A PVS é uma boa maneira de incluir algumas variações periódicas no seu programa de treinamento e pode ser selecionado como um componente vertical de pressão em qualquer programa bem elaborado de aptidão física. Mostraremos esse exercício utilizando dois kettlebells, mas você também pode realizar a pressão sentado com um só braço e um kettlebell.

Inicie com dois kettlebells a sua frente no chão e faça a pegada com os dedos bloqueados (Figura 8.15a). Encaixe os quadris para balançar os kettlebells para trás entre as pernas (Figura 8.15b) e, em seguida, leve-os para o peito (Figura 8.15c) e, finalmente, sente-se em uma caixa ou cadeira resistente sem apoiar-se (Figura 8.15d). Mantenha os pés no chão, faça a pressão diretamente para cima no bloqueio alto (Figura 8.15e). Abaixe os kettlebells até o peito para completar a repetição (ver figura 8.15f).

Ao realizar esse exercício, utilize a respiração anatômica com quatro ciclos. Inicie a partir da posição de *clean*, inspire profundamente antes da compressão inicial e depois expire quando baixar e flexionar a coluna torácica. Inspire quando levar os kettlebells até a caixa torácica e expire ao bloquear. Faça um ciclo completo de respiração enquanto estiver no bloqueio e adicione mais respirações de recuperação, se necessário. Inspire quando começar a baixar o kettlebell e expire quando pousá-lo novamente na posição de *clean*. Faça respirações de recuperação enquanto estiver na posição de suporte antes da próxima repetição.

Princípios-chave
- Manter a tensão em todo o corpo durante a pressão apertando a pegada, contraindo os músculos abdominais e os glúteos. Utilize a tensão muscular para levantamentos pesados e movimentos de tensão constante como a pressão sentado, aumentando o efeito dos músculos atuantes ao tensionar os músculos ao seu redor.
- Manter o braço junto ao ombro enquanto faz a pressão.

Erro comum	Correção do erro
Inclinar-se para trás durante a pressão	Mantenha os músculos abdominais firmes e contraídos, como se preparados para levar um soco.
Quadris balançam de um lado para o outro	Mantenha seus pés firmes no chão, os quadris paralelos à frente e os músculos abdominais tensionados.
Deficiência bilateral, a limitação de força e resistência do braço mais fraco, não dominante	Treine a pressão em pé e a pressão sentado com um braço por um tempo para desenvolver mais igualdade entre o braço dominante e o não dominante.

AGACHAMENTO OLÍMPICO

O agachamento olímpico é um ótimo exercício para o desenvolvimento completo, pois treina simultaneamente equilíbrio, flexibilidade, coordenação, estabilidade, mobilidade e força. Como pré-requisito, você deve se sentir confortável com o agachamento frontal, porque a mecânica da parte inferior do corpo envolvida é idêntica. O agachamento olímpico tem o desafio adicional de estabilizar a parte superior do corpo, suportando a carga acima da cabeça durante o agachamento.

Na versão sem carga, utilizando apenas um bastão, o agachamento olímpico é um teste padrão que é eficaz no desenvolvimento da amplitude de movimento necessário para a versão com kettlebell. O agachamento olímpico e suas variações também são frequentemente utilizados para o teste do movimento e para avaliação da qualidade desse movimento. Graças a combinação de movimento e estabilização envolvidos nesse exercício, um olho bem treinado pode identificar deficiências de movimentos variados apenas na execução do atleta. Esse padrão de movimento pode ser testado regularmente para observar a melhora, com a verificação de um programa bem planejado. Ao levantar um ou, principalmente, dois kettlebells acima da cabeça o condicionamento necessário se altera, assim como a avaliação para realizar o exercício avançado (com um kettlebell) quando comparado ao superavançado (duplo).

Antes de tentar o agachamento olímpico com kettlebell, você deve testar o padrão de movimento com um bastão, corda ou cano de PVC caso queira um bom controle na versão sem carga antes de se exercitar com as versões com kettlebell. Sinceramente, com um kettlebell será mais fácil do que apenas com o bastão, depois que você pegar o jeito certo de segurá-lo. Isso porque o agachamento olímpico unilateral permite uma quantidade significativa de rotação nos quadris, ombros e tronco, e a rotação adicional gera folga por todo o corpo, o que permite compensações posturais, a fim de conseguir posiciona-lo verticalmente abaixo da carga.

Antes de executar o agachamento olímpico com um kettlebell, você deve primeiro ser capaz de realizá-lo corretamente sem carga. As fases de progressão para o agachamento alto são descritas a seguir.

Fase 1 Segure um cabo de vassoura ou um cano de PVC, coloque suas mãos afastadas a uma distância de cerca uma vez e meia a largura dos ombros. Seus pés devem estar afastados um pouco mais do que a largura dos ombros. Estenda seus braços diretamente sobre a cabeça e deixe-os completamente retos (Figura 8.16a). Mantenha o seu peito levantado e os ombros puxados para trás, encaixe os quadris e faça um agachamento completo (Figura 8.16b). Certifique-se de manter seus pés no chão. Se os calcanhares começarem a levantar, você precisará praticar o agachamento alto com os calcanhares um pouco elevados, colocando uma anilha de peso de 2,25 ou 4,5 kg embaixo de cada calcanhar (Figura 8.16c). Trabalhe para aumentar a mobilidade do tornozelo até que você possa executar o agachamento alto com os pés no chão. Esta é a fase 1 do agachamento alto, chamado de *mãos afastadas, pés afastados*. Depois de ter dominado a fase 1, aumente o desafio com a fase 2.

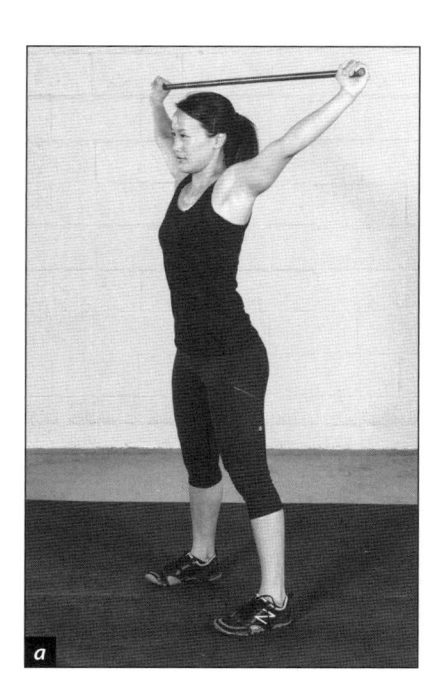

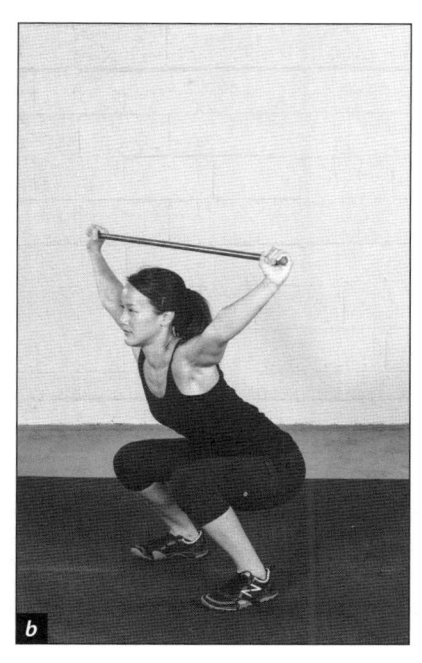

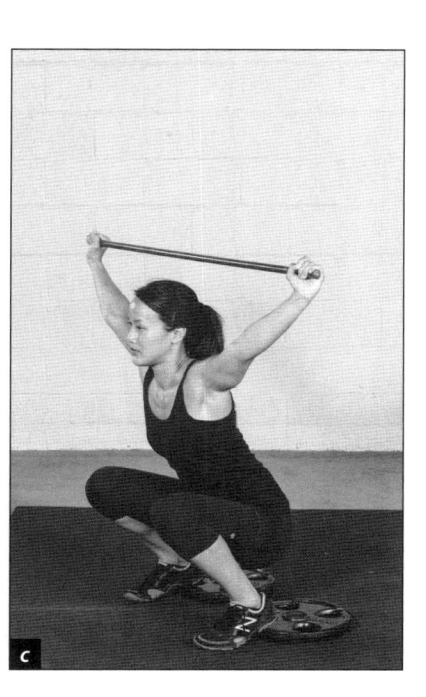

Figura 8.16 Fase 1 do agachamento alto: mãos e pés afastados.

(continua)

Agachamento olímpico *(Continuação)*

Fase 2 Segure o bastão com as mãos juntas e o afastamento dos pés ligeiramente maior do que a distância da largura dos ombros. Estenda seus braços acima da cabeça e deixe-os completamente retos (Figura 8.17a). Com o seu peito para fora e os ombros puxados para trás, encaixe os quadris e faça um agachamento completo (Figura 8.17b). Certifique-se de manter seus pés no chão. Esta é a fase 2 do agachamento alto, chamado de *mãos juntas, pés afastados*. Depois de ter dominado a fase 2, aumente o desafio com a fase 3.

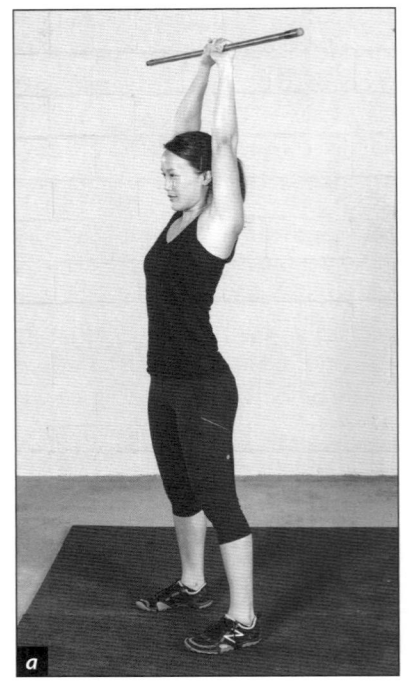

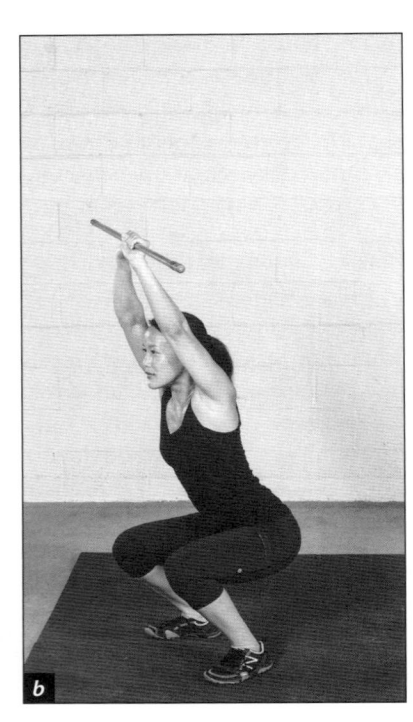

Figura 8.17 Fase 2 do agachamento olímpico: mãos juntas, pés afastados.

Fase 3 Segure um bastão, coloque suas mãos afastadas a uma distância de cerca de uma vez e meia a largura dos ombros e mantenha os pés juntos. Estenda seus braços sobre a cabeça e deixe-os completamente retos (Figura 8.18a). Mantenha o seu peito para fora e os ombros puxados para trás, encaixe os quadris e faça um agachamento completo (Figura 8.18b). Certifique-se de manter seus pés no chão. Esta é a fase 3 do agachamento alto, chamado de *mãos afastadas, pés juntos*. Depois de ter dominado a fase 3, tente a fase 4.

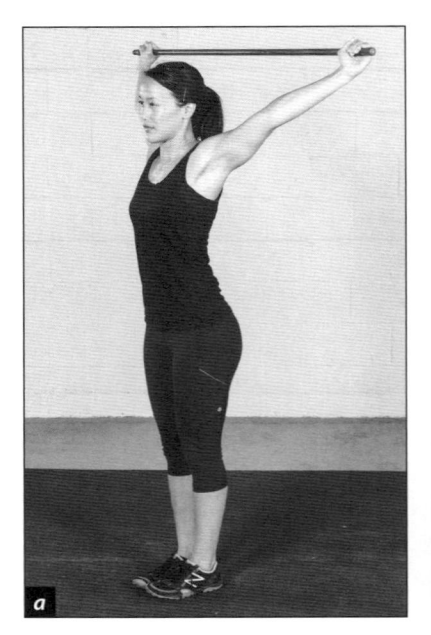

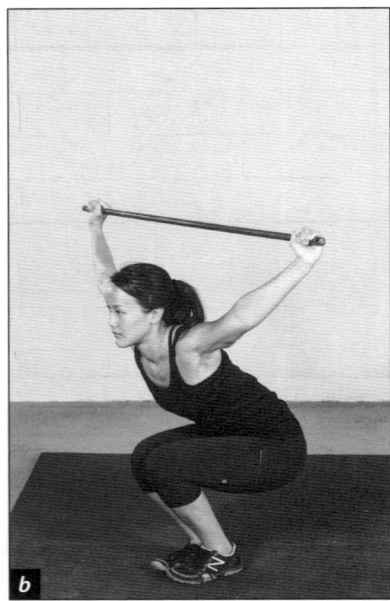

Figura 8.18 Fase 3 do agachamento alto: mãos afastadas, pés juntos.

(continua)

Fase 4 A fase 4 é extremamente desafiadora, e dominá-la demonstra um alto grau de flexibilidade e estabilidade dos músculos do *core* no agachamento alto. Segure o bastão com as mãos e os pés juntos. Estenda seus braços acima da cabeça e deixe-os completamente retos (Figura 8.19a). Mantenha o seu peito para fora e os ombros puxados para trás, encaixe os quadris e faça um agachamento completo (Figura 8.19b). Certifique-se de manter seus pés no chão. Esta é a fase 4 do agachamento alto, chamado de *mãos juntas, pés juntos*.

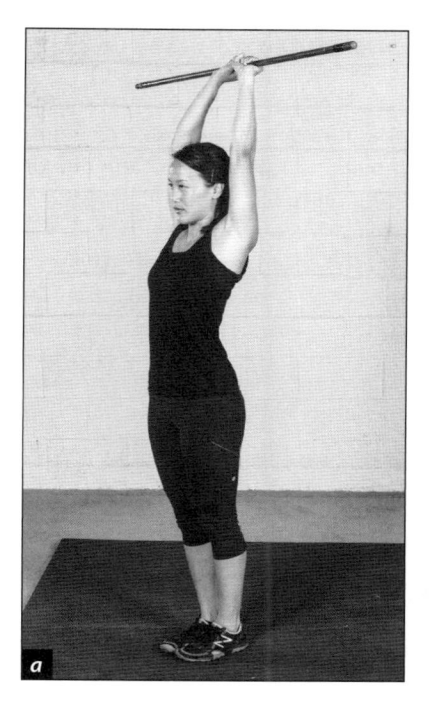

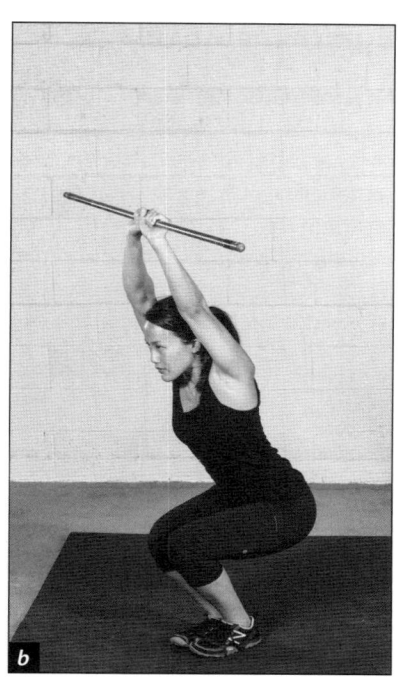

Figura 8.19 Fase 4 do agachamento alto: mãos e pés juntos.

Fases de 5 a 8 Para ajustar e aperfeiçoar o agachamento olímpico, você pode combinar as fases 1 a 4 com o agachamento de frente para uma parede (você aprendeu antes como um suplemento para o agachamento frontal). Para as fases de 5 a 8, então, fique de frente para a parede e faça as progressões de agachamento alto usando um bastão ou cano de PVC. A parede evitará qualquer desvio no plano sagital, porque bloqueará o bastão de mover-se para a frente, forçando, assim, o seu tronco a manter a extensão máxima até completar o agachamento. Qualquer um que consegue executar a fase 8 – de frente para a parede, as mãos e os pés juntos – tem um nível muito elevado de flexibilidade e controle total do corpo no modelo de agachamento olímpico e pode realizar com segurança qualquer variação do exercício.

Realizando as fases de progressão de agachamento alto como uma preparação, agora você pode integrar variações altas com o kettlebell. As fases 1 a 8 descritas anteriormente desenvolverão a flexibilidade e o controle corporal necessários para dominar o agachamento olímpico e devem ser praticadas regularmente. Depois que você dominou as oito fases, você pode passar para o agachamento alto simples com um kettlebell como descrito a seguir.

(continua)

Agachamento olímpico *(Continuação)*

Agachamento olímpico simples: Defina sua posição como se você fizesse o agachamento frontal, com os pés afastados a, aproximadamente, a uma distância da largura dos ombros. Vire os dedos dos pés para fora, tanto quanto necessário para ser capaz de se abaixar em uma completa posição de agachamento. Uma vez que sua postura for definida, leve um kettlebell na posição de bloqueio alto e mantenha o olhar nele (Figura 8.20a). Você pode fazer a pressão, o *clean*, *push press* ou arremesso (*snatch*) com um kettlebell para bloquear, independentemente do método que você escolher. Mantenha o seu braço travado e o olhar no kettlebell. Agache-se até que a parte posterior de suas coxas fiquem perpendiculares ao chão (Figura 8.20b). O braço que não está trabalhando fica para o lado, contrabalançando a carga. Comece a levantar-se a partir da posição inferior, pressionando os pés contra o chão e volte à posição em pé (Figura 8.20c). Repita no outro lado.

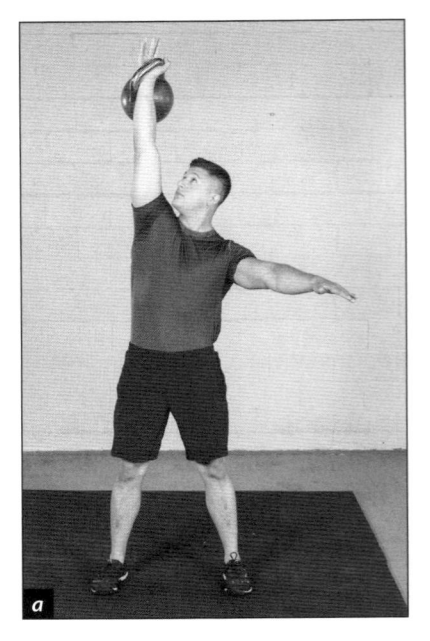

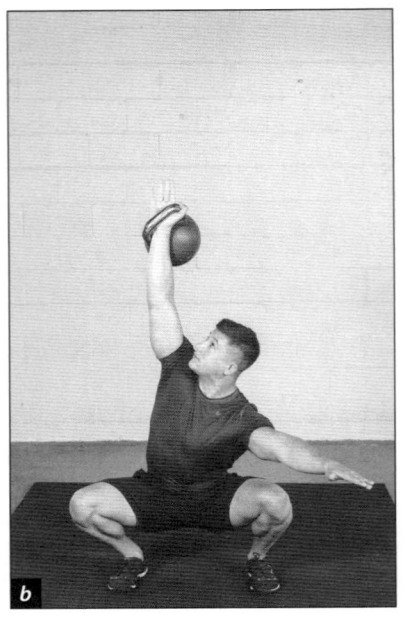

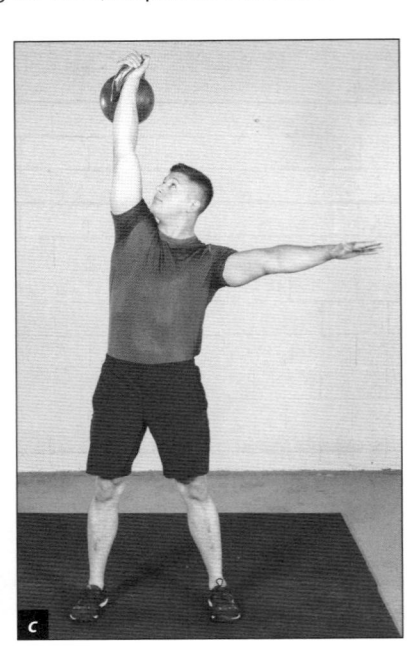

Figura 8.20 Agachamento olímpico simples.

No agachamento alto simples com kettlebell, é perfeitamente aceitável girar o tronco em direção ao braço atuante (Figura 8.21a). Isso permitirá ao tronco ter uma amplitude que pode faltar a sua cintura escapular e parte superior das costas. É também aceitável ter alguma flexão lateral em direção ao braço não atuante (Figura 8.21b), com a finalidade de criar amplitude ou espaço, de modo que você possa manter o kettlebell verticalmente centralizado sobre sua base de apoio.

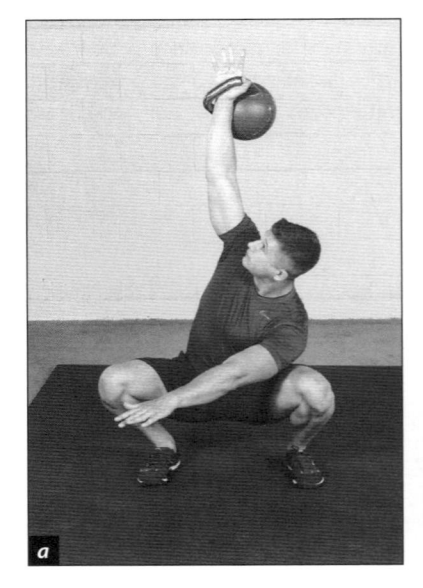

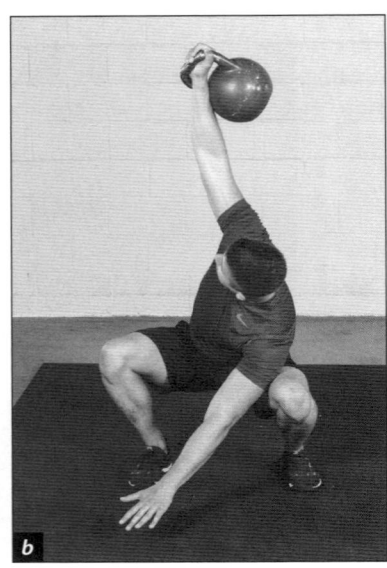

Figura 8.21 Variações da posição do corpo para o agachamento olímpico simples: (a) rotar o tronco em direção ao braço atuante; (b) flexionar lateralmente em direção ao braço não atuante.

(continua)

Agachamento olímpico duplo: Se o agachamento olímpico simples com kettlebell é avançado, o agachamento alto duplo com kettlebell é ainda mais, porque exige muito mais flexibilidade para ficar na posição. Defina a sua postura como se fosse para o agachamento olímpico simples com kettlebell (Figura 8.22a). Leve os dois pesos para bloquear por meio de: *clean* e *jerk*, *clean* e *press* (*clean* com pressão vertical), (*push press*, ou *snatch*) duplo. Mantenha o peito erguido e as escápulas contraídas (Figura 8.22b). Encaixar os quadris e agache-se (Figura 8.22c). Levante-se, pressionando os pés contra o chão e retorne à posição em pé (Figura 8.22d). Muitas pessoas não têm desenvolvida a amplitude de movimento necessária para realizar o agachamento olímpico duplo com kettlebell com segurança ou eficácia, ou seja, com boa execução. Nesse caso, passe algum tempo com variações de agachamento olímpico com apenas um bastão.

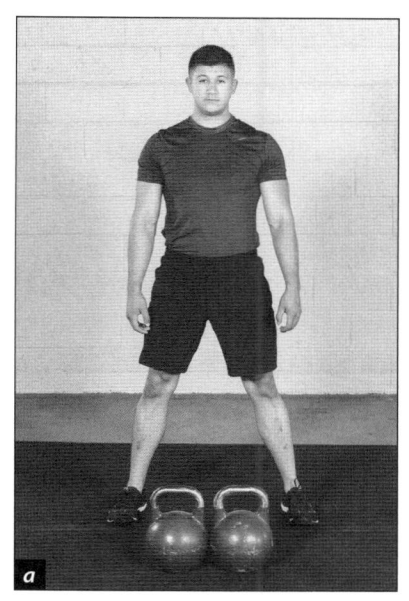

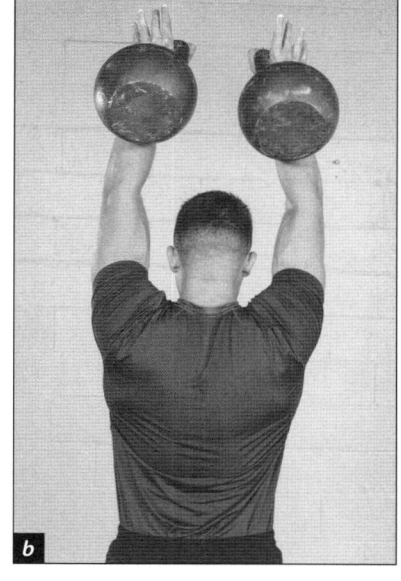

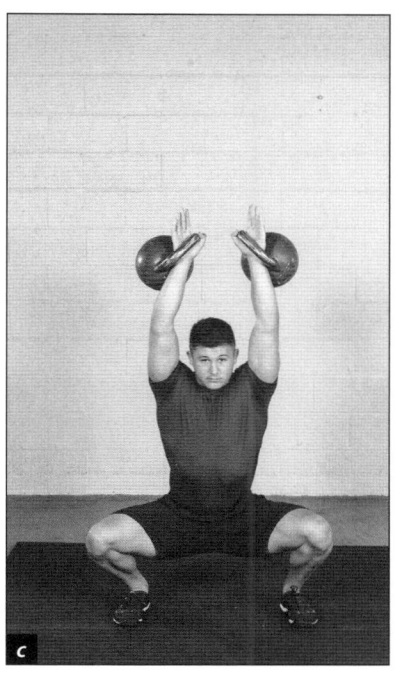

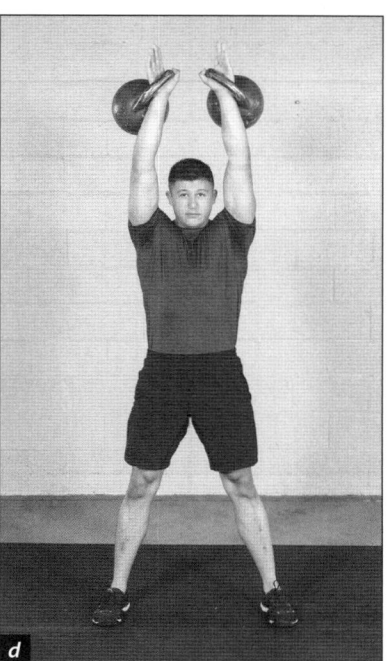

Figura 8.22 Agachamento duplo.

(continua)

Agachamento olímpico   *(Continuação)*

Ao realizar o agachamento olímpico simples ou o duplo, utilize a respiração paradoxal. Da posição inicial, inspire usando a barriga quando se agachar e expire quando ficar em pé. Outra variação é com dois ciclos de respiração por repetição, onde você inspira no alto, expire quando se agacha, inspira na posição inferior e expira quando fica em pé.

Princípios-chave

- Descer ativamente na posição inferior, puxando-se para baixo com os flexores do quadril.
- Estar atento ao alinhamento e a postura em todos os momentos.
- Manter os cotovelos bloqueados completamente e kettlebells fixados na posição elevada.
- Manter o peito para fora e os ombros puxados para trás e para baixo.
- Manter os joelhos alinhados verticalmente sobre os pés durante todo o movimento.
- Abrir os quadris para alcançar a profundidade máxima.
- Levantar-se usando os calcanhares.
- Estender totalmente os joelhos e os quadris na posição superior.

Erro comum	Correção do erro
Permitir a posição de joelho valgo durante a descida	Pressione os joelhos para os lados durante a descida. Utilize uma banda elástica de exercícios pelo lado de fora dos joelhos. Movimente os seus tornozelos e quadris antes de agachar-se.
Levantar os calcanhares na posição inferior do agachamento	Pressione os seus calcanhares para trás e para baixo no chão. Coloque anilhas de peso de 2,25 ou 4,5 kg embaixo dos calcanhares e realize o agachamento.
Braços soltos à frente no plano sagital durante a descida	Pratique o agachamento em frente a uma parede. Pratique exercícios de mobilidade de agachamento alto deste capítulo.

Pratique os exercícios avançados com kettlebell para o aumento da força, potência, resistência e coordenação. Os exercícios nos Capítulos 6, 7 e 8 fornecem toda a variedade que você precisa para explorar a gama de benefícios que o levantamento de kettlebell tem para oferecer. Nos próximos capítulos, você aprenderá como combinar kettlebells com outras ferramentas populares de treinamento funcional para trazer mais variedade aos seus programas, e como colocar os kettlebells junto com outras ferramentas para desenvolver programas eficazes de força e condicionamento.

Capítulo 9

CRIANDO UM PROGRAMA PERSONALIZADO DE CONDICIONAMENTO FÍSICO

As técnicas de treinamento corretas e a qualidade de sua prática são importantes, mas igualmente importante é a maneira como você coloca os vários exercícios juntos em um programa de condicionamento físico. Entretanto, precisamos fazer uma distinção aqui. Um programa em si, exige uma programação, um plano. É necessário ter um plano a fim de conseguir o condicionamento? Isso realmente depende de seus objetivos.

Um conceito de treinamento é chamado *treinamento instintivo*, o que significa fazer o que você sente que é certo fazer. Estude o livro e aprenda as técnicas, mas quando chegar a hora de entrar em sua própria sala de treinamento e pegar os pesos, você irá sair dela do mesmo jeito que entrou ou irá seguir uma programação para manter-se no caminho certo? Esta é uma interessante questão porque existem pessoas que encontram o sucesso apenas fazendo alguma coisa todos os dias, sem muita estrutura. Um conceito que segue a linha do treinamento instintivo é encontrado na crença de que se alguma coisa é importante, você deve fazê-la todos os dias. Os agachamentos são importantes? Se forem, faça agachamentos todos os dias. Os movimentos de pressão são importantes? Faça-os todos os dias! Esse é um ótimo conceito na teoria. Na prática, no entanto, pode tornar-se oneroso. A parte cardíaca é importante, assim como a força, o equilíbrio e a flexibilidade. Agachamento, pressão, *clean* e o movimento a fundo são todos importantes. Obviamente, você não consegue fazer tudo o que é importante diariamente.

Na outra extremidade da gama do treinamento são altamente respeitados os profissionais de força e condicionamento que têm programas definidos que seus atletas seguem. Séries, repetições, períodos de descanso, frequência, volume e intensidade são precisamente delineados em um programa periodizado.

Qual abordagem é mais adequada para você, o método instintivo ou o estruturado? Em minha opinião, não é um programa rígido que determina o sucesso no condicionamento. Para os atletas de uma equipe, é necessário ter horários específicos, porque você está lidando com um grupo de pessoas. Como indivíduos, eles têm suas próprias necessidades, pontos fortes e fracos, mas um treinador tem limitações ao trabalhar o ensino individual em um ambiente de grupo. O programa aborda alguns princípios gerais que toda a equipe segue durante toda a temporada.

Para um condicionamento e treinamento livre de lesões ao longo da vida, uma filosofia de como você deseja se movimentar e como quer se sentir irá mantê-lo no caminho. Como professor ou treinador, o conselho mais valioso que eu posso dar é colocar ênfase na qualidade em primeiro lugar, em seguida, na quantidade e, depois, aprender a analisar e a adaptar-se aos vários fatores, a fim de ajustar seus resultados de treinamento para atender às suas mudanças de metas. Não há um programa perfeito, mas existem programas que podem funcionar perfeitamente, se forem combinados com o conhecimento do que funciona para objetivos ou metas específicas. Muitos desses programas funcionarão para você, se segui-los ao pé da letra pelo menos por um tempo. Alguns deles podem precisar ser mexidos um pouco ou até mesmo muito.

A prática, a experimentação, o registro (anotações em um diário de treinamento é crucial), a revisão – são todos os passos necessários ao longo do caminho para força e condicionamento físico duradouros. Com esse objetivo em mente, as amostras de programas listadas aqui devem ser pensadas seriamente como regras. Elas funcionarão, mas cessarão de funcionar sem o conhecimento de como adaptá-las.

TIPOS DE PROGRAMAS DE TREINAMENTO

Para a saúde e condicionamento geral, os pontos focais mais comuns para os programas de treinamento são a perda de gordura, a força, a resistência muscular e a potência. Embora existam muitos programas possíveis que efetivamente realizam esses objetivos, existem algumas orientações para abordar cada um. Os programas mais eficazes de perda de gordura são baseados em um treino em circuito de alta intensidade; os programas de força muscular dependem de menor volume e de cargas mais pesadas; os programas de força e resistência dependem de cargas moderadas e maior duração/maior volume de treinos. Aqui estão algumas orientações para o desenvolvimento de programas de treinamento para perda de gordura, aumento da força muscular e da resistência, respectivamente.

Programas de perda de gordura

Programas tradicionais de perda de gordura envolviam um longo e lento treinamento cardiorrespiratório, como corrida, ciclismo e outras formas de estado aeróbio. O Dr. Kenneth Cooper, fundador do famoso Instituto Cooper, foi determinante para promover o condicionamento aeróbio para o coração e pulmões saudáveis, a circulação e o controle de peso. O Dr. Cooper desenvolveu os termos *aeróbio* e o método aeróbio de treinamento. James Fixx escreveu o *best-seller O Guia Completo de Corrida*, em meados da década de 1970, o que ajudou a estabelecer ainda mais a mania do condicionamento por meio da corrida. Atualmente, correr é uma das formas mais comuns – se não a mais comum – de exercício para a saúde – defendem os vigilantes do peso. A corrida requer apenas um par de tênis e sair para correr.

Apesar da corrida e outros exercícios aeróbios serem certamente eficazes para a perda de peso, depois de um certo ponto, pelo menos, alguma porção do peso perdido será muscular. Isso porque a longa duração do exercício aeróbio eleva os níveis de cortisol, que é um hormônio do estresse. Quanto mais tempo durar o treino, mais cortisol é liberado. O cortisol tem um efeito catabólico no tecido muscular, o que significa que pode causar avaria ou perda muscular. Além disso, o treinamento aeróbio prolongado pode aumentar a inflamação e fazer pouco para aumentar a perda de gordura. Devido à natureza catabólica da atividade aeróbia de longa duração, a introdução de treinamento de alta intensidade com intervalos e de curta duração tem-se revelado muito eficaz para programas de perda de gordura. Esses tiros intensos e curtos de potência, repetido várias vezes com pouco ou nenhum descanso entre as séries, têm uma qualidade mais anabólica ou de fortalecimento muscular com pouca ou nenhum dos efeitos catabólicos encontrados no treinamento aeróbio de longa duração.

De um modo geral, a resposta hormonal ideal ao exercício ocorre até cerca de 45 minutos de exercícios. Os hormônios mais importantes para a força, ganho muscular e perda de gordura são a testosterona e o hormônio do crescimento. Após 45 minutos ou mais de exercícios prolongados, esses níveis hormonais começam a cair e o cortisol começa a aumentar. O cortisol faz o contrário dos anabólicos hormônios do crescimento e testosterona, causando o esgotamento catabólico dos tecidos musculares. Como tal, o treinamento de resistência, prolongado, lento e em distância, pode ser contraproducente para a perda de gordura e pode, até mesmo, fazer você ficar mais gordo quando o corpo começar a perder o duramente conquistado tônus muscular.

Um interessante e influente estudo foi realizado pelo Dr. Izumi Tabata em 1966. Em seu estudo, ele selecionou 7 indivíduos e pediu a eles para executarem exercícios de treinamento 5 dias por semana, durante 6 semanas. Cada sessão incluiu 8 séries de um exercício específico e foi realizada em alta intensidade. Cada série de treinamento era de 20 segundos de duração, seguidos de 10 segundos de descanso e, no total, cada treino do Tabata tinha 4 minutos de duração. O outro grupo executou 60 minutos de treinamento cardiorrespiratório (aeróbio), 5 dias por semana durante 6 semanas. Após a conclusão do estudo de 6 semanas, Tabata descobriu que o grupo cardiorrespiratório que treinou por maior tempo em uma intensidade moderada mostrou apenas uma pequena melhora na capacidade aeróbia e nenhuma melhoria na capacidade anaeróbia. Entretanto, o grupo HIIT (sigla em inglês para Treinamento Intervalado de Alta Intensidade) mostrou melhorias em ambas capacidades, aeróbia e anaeróbia.

Esses protocolos de Tabata se tornaram uma forma popular de treinamento de alta intensidade para entusiastas do exercício e atletas de alto nível. O protocolo feito por Tabata consistia de 5 minutos de aquecimento, 8 minutos de exercícios de intensidade máxima de 20 segundos seguidos por 10 segundos de descanso, e 2 minutos de desaquecimento. Entretanto, o estudo do Dr. Tabata foi feito em atletas de resistência altamente treinados. Para a população em geral, ele é muito intenso e a maioria das pessoas provavelmente não aguenta o exercício. Portanto, a maioria das adaptações dos protocolos de Tabata utilizam 8 intervalos (séries de 4 minutos após o aquecimento). Quanto mais curto, mais intenso é o treinamento baseado no intervalo. Assim, o protocolo de Tabata ou o treinamento intervalado queimam muitas calorias, mas evitam os picos de cortisol associados à perda de massa muscular, permitindo mais recuperação enquanto você descansa após o treino, que é quando a fase anabólica de recuperação de produção do crescimento e força ocorre.

Existem vantagens e desvantagens em programas de perda de gordura, tanto aeróbio como anaeróbio. Programas mais eficazes de perda de gordura, portanto, incorporam uma mistura de exercícios aeróbios e anaeróbios.

Programas de força e resistência muscular

Em minha experiência, nada funciona de forma mais eficaz do que o treinamento do kettlebell para objetivos de força e resistência muscular, um ponto que foi enfatizado ao longo do livro. É, precisamente, a mistura de carga, velocidade e duração que dá utilidade a versatilidade para o treinamento com kettlebell. Se o seu objetivo é uma mistura de força e resistência, um programa com kettlebell progressivo e consistente é, provavelmente, tudo o que você precisa. Séries com halteres, barras e de peso corporal também podem ser realizados para aumento de força e resistência muscular.

Programas de treinamento de força e potência

Para conseguir força máxima, as barras ainda são os equipamentos mais indicados, pois podem atingir cargas mais pesadas em todos os levantamentos básicos, incluindo o agachamento, o levantamento terra, o supino, o *clean*, o *snatch* e a pressão vertical. Os kettlebells têm um lugar, assim como os sacos de areia e os métodos de treinamento de atletismo de força, mas as barras são definitivamente a base se o seu objetivo é atingir a força máxima e potência por um programa de treinamento.

Para melhorar a potência, você terá mover uma carga tão rapidamente quanto possível por meio de uma gama completa de movimentos. *Medicine balls* são uma ótima ferramenta para isso porque elas podem ser aceleradas com máxima velocidade e, em seguida, liberadas no ponto de extensão completo, expressando, assim, plenamente a sua potência no movimento. Lembre-se que *potência* é definida como a quantidade de trabalho realizado por unidade de tempo e, por conseguinte, existe uma distinção entre força e potência. Força, ou a quantidade de força que é produzida, é um componente da potência e é a velocidade do movimento que diferencia a potência da força. Portanto, programas para o desenvolvimento de potência devem incluir movimentos de velocidade total.

PROJETO DE UM PROGRAMA DE CONDICIONAMENTO FÍSICO

Iniciar um programa de condicionamento físico é um passo importante para sua saúde e bem-estar. Antes de começar a treinar com kettlebells, o ideal é criar um programa que você possa seguir. Projetar um programa requer seguir algumas considerações sobre seus objetivos e potencial atual. Aqui estão algumas orientações para você ter em mente ao projetar um programa de treinamento com kettlebell.

- Tenha uma ideia do seu nível atual de condicionamento físico para que você tenha um ponto de partida a partir do qual seja possível medir o seu progresso. Existem alguns testes simples que você pode fazer para determinar seus pontos de partida, como aprendemos no Capítulo 4.

- Antes de escrever o seu próprio programa ou seguir um modelo de programa prescrito, você precisa esclarecer o seu foco ou objetivo mais importante para esse período de tempo. Você quer perder peso? Ou você tem alguma meta de desempenho como, por exemplo, terminar um triatlo? Ter um objetivo específico manterá você focado em seu progresso. Se, por exemplo, você precisa perder 9 kg, pode querer priorizar um programa que enfatize a perda de gordura para os próximos 3 meses. Se você alcançar seus objetivos de perda de gordura, o seu próximo programa pode se concentrar na progressão de força e resistência. Além disso, é útil ter uma abordagem geral que permita ter a flexibilidade de misturar e combinar ferramentas e métodos de treinamento, enquanto se dedica aos seus objetivos principais de condicionamento físico.
- É importante começar devagar e progredir gradualmente. Se você tiver qualquer lesão ou alguma patologia, não se esqueça de primeiro consultar um médico para saber as orientações apropriadas para o seu programa de condicionamento físico. Escolha kettlebells que são apropriados para o seu atual nível e que permitirão fazer progressos pelos próximos 3 a 6 meses. Ouça o seu corpo. Se você sentir dor, falta de ar, tonturas ou náuseas, faça uma pausa. Você pode estar trabalhando muito frequente ou intensamente.
- Você vai precisar de um programa bem elaborado que abranja força, resistência e amplitude de movimento. Mantenha o controle de seus objetivos e progressos utilizando um diário ou livro de registros. Se sentir que o seu progresso estagnou, você pode ter que aumentar a frequência ou a intensidade de seus treinos. Estabeleça novos objetivos para manter-se motivado ao longo do tempo.
- Dê tempo para a recuperação entre as sessões para que você possa descansar de forma adequada e sempre reserve um tempo para aquecimento adequado no início do treino e para o resfriamento no final. Se você não está se sentindo bem, pode precisar ter um ou dois dias de descanso antes de seu próximo treino.

Quando projeto programas de condicionamento físico geral, a filosofia orientadora que sigo é abordar todos os principais padrões de movimento. Se olharmos para todos os tipos de movimento que são exigidos de você, podemos chegar a um sistema de classificação. Essa classificação ajuda a agrupar os vários exercícios de condicionamento para que você possa ter certeza de usar movimentos complementares para exercitar o seu corpo em cada amplitude de movimento: empurrar e puxar verticalmente, empurrar e puxar horizontalmente, flexão de quadril e do joelho, estabilidade da linha média (*core*) e mobilidade dinâmica.

Existem várias categorias de movimentos que seu corpo faz e há pelo menos alguns exercícios funcionais de alta qualidade para cada movimento, como você pode ver na Tabela 9.1. Esses exemplos não esgotam todas as possibilidades, mas, no entanto, você descobrirá que aderindo aos grupos de movimento mostrados na tabela, abordará toda força e condicionamento necessários sem faltar variedade.

Se você entender o conceito dos sete padrões de movimento, pode substituir kettlebells por qualquer outro tipo de resistência com carga como as barras ou os halteres.

Para saúde e condicionamento físico, na minha experiência e opinião profissional, o principal objetivo é buscar o equilíbrio no desenvolvimento do corpo, bem como o seu conjunto de habilidades. O treinamento com kettlebell é uma especialização que oferece vantagens particulares para o seu nível de condicionamento físico geral. Um programa de kettlebell de qualquer tipo irá naturalmente enfatizar os movimentos que empurram e os que puxam verticalmente sobre os movimentos que utilizam o plano horizontal.

Com a predominância de movimentos verticais no treinamento com kettlebell, você desejará adicionar alguns movimentos horizontais para dar atenção a outros ângulos de movimento. Há também uma predominância de movimento nos planos sagital e frontal*; assim, incluir alguns movimentos no plano transversal é uma boa ideia para manter o equilíbrio.

Com esta filosofia de trabalho e uma rica variedade de exercícios funcionais para escolher, nós podemos facilmente construir programas de exercícios efetivos e bem elaborados para atender qualquer objetivo de condicionamento físico.

---

*N. de R. T.: O Plano sagital divide o corpo em lados esquerdo e direito. O plano frontal, também conhecido como pleura vertical, divide o corpo em anterior e posterior.

Tabela 9.1 Classificação de movimentos

Empurrar verticalmente	Pressão vertical unilateral, pressão vertical dupla (bilateral), *push press* unilateral, *push press* duplo (bilateral), arranque (*jerk*) unilateral, arranque (*jerk*) bilateral, pressão vertical unilateral sentado, pressão vertical bilateral sentado, pressão vertical alternada sentada ou em pé (1)*, mergulhos, flexão de braços em parada de mão ou em barras paralelas (1)
Puxar verticalmente	*Snatch* uni e bilateral, *clean* uni e bilateral, barras, levantamento terra
Empurrar horizontalmente	Supino no banco ou no solo, qualquer variação de flexões de braços (apoios) (2)
Puxar horizontalmente	Remada uni e bilateral, remada renegada, remada invertida
Membros inferiores – joelho dominante	Agachamento frontal, duplo agachamento frontal, agachamento *goblet*, agachamento com balanço, agachamento com salto com kettlebell
Quadril dominante	*Swing* unilateral (com um braço), *swing* bilateral (com os dois braços), levantamento Terra (3), levantamento Terra unipodal (com uma perna), *good morning* (4), agachamento *pistol* (agachamento unipodal), *swing* alternando as mãos
Estabilidade do *core* e mobilidade dinâmica	Agachamento Olímpico, agachamento Olímpico unilateral, moinho, levantamento Turco (TGU), *pull over* deitado, pranchas de frente com o kettlebell invertido, prancha lateral, remada renegada

*N. de R. T.:
1 – Exercício não demonstrado neste livro; mergulhos e barras paralelas são a mesma coisa do ponto de vista cinesiológico. A diferença é que os mergulhos são executados perpendicularmente a um banco plano e o outro movimento entre duas barras paralelas. Exercícios para a cadeia cinética que empurra no plano vertical: peito, tríceps e parte anterior dos ombros.
2 – Exercício não demonstrado neste livro. Apoios ou flexões de braço são exercícios para membros superiores que acionam a cadeia cinética que empurra horizontalmente.
3 – O levantamento Terra pode ser classificado tanto como sendo um exercício para membros superiores ou inferiores. Para M.S. é classificado como um movimento que puxa verticalmente.
Para M.I. é classificado como quadril dominante.
4 – Exercício não descrito neste livro. O *good morning* é um movimento quadril dominante porque é uma flexão seguida de extensão do quadril com uma carga nos ombros. O movimento tem esta denominação em função de lembrar o cumprimento feito pelos povos orientais.
5 – Exercício não descrito neste livro. Posição inicial: o *pull over* deitado é executado na posição supina ("barriga para cima") com ambos os braços elevados sobre a cabeça com os cotovelos travados na posição estendida. Segurando o kettlebell nesta posição, estenda os ombros (baixe os braços) até que o kettlebell esteja posicionado sobre sua cabeça ao nível dos olhos. Retorne-o até a posição inicial lentamente e repita pelo número de repetições desejada.
6 – Exercício não descrito neste livro. A prancha lateral é executada em decúbito lateral apoiando-se o antebraço no solo e a lateral do pé. Levante o quadril do solo de modo que a posição do corpo se assemelhe a forma de um triângulo retângulo sendo que a coluna faz o papel da hipotenusa do triângulo. Mantenha a coluna cervical, torácica e lombar alinhadas como se estivesse deitado em uma prancha de lado.

CRIAR UM REGISTRO DE TREINAMENTO

Existem várias maneiras de registrar o seu progresso. O importante é que você o faça e utilize um sistema que seja fácil de controlar os seus treinos. Então, quando parar o seu progresso, você pode verificar as semanas e meses anteriores para ver exatamente o que você fez e o que precisa mudar para retomá-lo. Minha sugestão é manter um registro com as seguintes informações:

- Data
- Nome do exercício
- Carga utilizada
- Número de repetições
- Número das séries
- Duração das séries
- Duração do descanso entre cada série
- Tempo total de treino
- Carga total

Com a informação registrada em seu diário de treino, você pode ver exatamente o quanto se exercitou, que peso utilizou, o volume e a duração total. Com o tempo, você deve ver alguns ou todos esses números crescerem, como cargas mais pesadas, as mesmas cargas com mais repetições ou mais séries, períodos de descanso mais curtos, e assim por diante. Isso permitirá que você veja o seu progresso facilmente. Você também pode registrar sua carga total a cada treino, a cada semana e a cada mês. Como tendência geral, a carga total deve aumentar pelo menos um pouco a cada mês. Quando para de aumentar, é um bom indicador de que você precisa ter uma semana ou duas de descanso para deixar o seu corpo se recuperar. Depois você pode voltar a treinar revigorado e renovado.

AMOSTRAS DE PROGRAMAS DE TREINAMENTO

A seguir estão algumas amostras de programas de treinamento que abordam os interesses comuns de perda de gordura, força e resistência muscular e desenvolvimento de força e potência. Você pode acompanhar cada um dos programas exatamente como são, modificar os pesos, as repetições, as séries ou a duração de qualquer exercício, ou, ainda, elaborar novos programas. Essas amostras de treinos são para iniciar o treinamento, assim você terá uma ideia do que fazer. Com a experiência, você terá o conhecimento e a confiança para criar alguns de seus próprios programas de treinamento. As possibilidades são ilimitadas.

Amostra de programa inicial de perda de gordura

Essa seção descreve três programas que abordam a perda de gordura. O primeiro programa é para praticantes iniciantes, o segundo para praticantes intermediários e o terceiro é para praticantes avançados (Figuras 9.1 a 9.3).

Treinamento com Kettlebell **183**

Figura 9.1 Programa inicial de perda de gordura

Aquecimento
1. Passagem ao redor do corpo (p. 77): 30 segundos em cada direção com kettlebell leve
2. *Halo* (p. 78): 30 segundos em cada direção com kettlebell leve.
3. Levantamento terra com kettlebell (p. 81): 10 repetições.
4. Agachamento globet (p. 97): 10 repetições.
5. Exercícios de mobilidade articular (p. 46): rotar todas as articulações principais (ombros, quadris, pescoço) de 10 a 20 vezes.

Parte principal
1. *Swing* (p. 82): protocolo de Tabata como descrito na p. 178 para 20 segundos com 10 segundos de descanso antes de alternar os braços. Repetir por 4 séries com 1 minuto de recuperação.
2. Pressão vertical (p. 90): protocolo de Tabata como descrito na p. 178 para 20 segundos com 10 segundos de descanso antes de alternar os braços. Repetir por 4 séries com 1 minuto de recuperação.

Resfriamento
1. Corrida fácil por 10 minutos.
2. Alongamento por 5 minutos: 30 segundos em cada lado para cada alongamento (alongamento dos ombros atrás das costas, p. 62; alongamento de tríceps, p. 63; alongamento em pé do joelho no peito, p. 64; e alongamento em pé do quadríceps, p. 65).

Figura 9.2 Programa intermediário de perda de gordura

Aquecimento
1. Levantamento terra com kettlebell com uma perna e dois braços (p. 102): 8 repetições em cada lado.
2. Moinho (p. 130): 10 repetições em cada lado.
3. Exercícios de mobilidade articular (p. 46): rotar todas as articulações principais (ombros, quadris, pescoço) de 10 a 20 vezes.

Parte principal
Execute tantas rodadas quanto for possível em 10 minutos:
1. *Swing* duplo (p. 105): 15 repetições com kettlebells de peso médio.
2. Duplo *clean* (p. 108): 15 repetições com kettlebells de peso médio.
3. Agachamento frontal duplo (p. 112): 15 repetições com kettlebells de peso médio.
4. Giro russo (p. 139): 40 giros com kettlebells de peso médio.

Resfriamento
1. Corrida fácil por 10 minutos.
2. Alongamento por 7 minutos: 1 minuto por alongamento (alongamento em pé dos isquiotibiais, p. 65; alongamento em pé do joelho no peito, p. 64; alongamento em pé do quadríceps, p. 65; extensão da coluna, p. 67; alongamento lombar em quatro apoios, p. 68; alongamento joelho no peito tríceps, p. 67; e flexão do quadril, p. 66).

Figura 9.3 Programa avançado de perda de gordura

Aquecimento
1. Corrida fácil por 5 minutos.
2. Exercícios de mobilidade dinâmica (p. 56): o braço gira para a frente e para trás por 30 segundos, aplausos dinâmicos por 30 segundos, a perna balança em cada direção por 30 segundos.
3. Agachamento olímpico simples (p. 174): 30 segundos para cada lado.
4. Flexão da quadril (p. 66): manter por 1 minuto.
5. Alongamento de panturrilhas (p. 66): 1 minuto por perna.

Parte principal
1. Duplo *snatch* (p. 150): protocolo de Tabata como descrito na p. 178 para 20 segundos com 10 segundos de descanso. Repetir por 4 séries.
2. Flexão de braço com o kettlebell virado para cima (p. 164): protocolo de Tabata como descrito na p. 178 para 20 segundos com 10 segundos de descanso. Repetir por 4 séries.

Resfriamento
Alongamentos estáticos: 30 segundos para cada lado ou 10 repetições de cada exercício (alongamento em pé do quadríceps, p. 65; alongamento em pé dos isquiotibiais, p. 65; alongamento em pé do joelho no peito, p. 64; alongamento de panturrilhas, p. 66; e flexão do quadril, p. 66).

Amostras de programas de força e resistência

Essa seção oferece três programas que abordam força e resistência. O primeiro programa é para iniciantes, o segundo para praticantes intermediários e o terceiro é para praticantes avançados (Figuras 9.4 a 9.6).

Figura 9.4	Programa inicial de força e resistência
Aquecimento	1. Corrida fácil por 5 minutos. 2. Exercícios de mobilidade articular (p. 46): rotar todas as articulações principais (ombros, quadris, pescoço) de 10 a 20 vezes ou por 5 minutos.
Parte principal	Execute 10 repetições de cada um dos seguintes exercícios em cada lado do corpo sem parar. Repetir por 3 rodadas com 1 minuto de descanso entre cada rodada. Uma rodada consiste em balanço simples (p. 82), arremesso simples (p. 84), *press* simples (p. 90), arranque (p. 94) e agachamento globet (p. 97).
Resfriamento	Alongamento por 7 minutos: execute cada alongamento por 1 minuto (alongamento dos ombros atrás das costas, p. 62; alongamento em pé do joelho no peito, p. 64; alongamento em pé dos isquiotibiais, p. 65; alongamento em pé do quadríceps, p. 65; extensão da coluna, p. 67; postura de criança, p. 68; e flexão de quadril, p. 66).

Figura 9.5	Programa intermediário de força e resistência
Aquecimento	1. Corrida fácil por 5 minutos 2. Agachamento globet (pg 97): 1 série de 10 repetições com um kettlebell de peso leve a moderado.
Parte principal	1. Duplo *clean* (p. 108): 10 séries de 10 repetições com dois kettlebells de peso moderado e 1 minuto de descanso entre as séries. 2. Clean & Jerk (p. 115): 5 séries de 10 repetições em cada braço com um kettlebell de peso moderado e 1 minuto de descanso entre cada série. 3. Agachamento frontal duplo (p. 112): 10 séries de 10 repetições com dois kettlebells de peso moderado e 1 minuto de descanso entre as séries.
Resfriamento	Alongamento por 7 minutos: execute cada alongamento por 1 minuto (alongamento dos ombros atrás das costas, p. 62; alongamento flexão do pescoço, p. 63; alongamento lateral do pescoço, p. 64; alongamento em pé do joelho no peito, p. 64; alongamento em pé dos isquiotibiais, p. 65; alongamento em pé do quadríceps, p. 65; extensão da coluna, p. 67; alongamento lombar em quatro apoios, p. 68; e, flexão do quadril, p. 66).

Figura 9.6	Programa avançado de força e resistência
Aquecimento	1. Agachamento com o peso corporal (p. 97): 1 minuto 2. Flexão de braços: 30 segundos.
Parte principal	1. Agachamento olímpico simples (p. 174): 5 séries de 5 repetições em cada lado com 1 minuto de descanso entre cada série. 2. Clean & jerk duplo (p. 161): 10 séries de 10 repetições com 1 minuto de descanso entre as séries. 3. Passeio do fazendeiro (p. 123): 1 série tão longa quanto for possível com dois kettlebells pesados.
Resfriamento	1. Corrida fácil por 5 minutos. 2. Alongamento por 9 minutos: execute cada alongamento por 1 minuto (alongamento dos ombros atrás das costas, p. 62; alongamento flexão do pescoço, p. 63; alongamento lateral do pescoço, p. 64; alongamento em pé do joelho no peito, p. 64; alongamento em pé dos isquiotibiais, p. 65; alongamento em pé do quadríceps, p. 65; extensão da coluna, p. 67; alongamento lombar em quatro apoios, p. 68; e, flexão da coluna, p. 66).

Amostras de programas de força e potência

Nessa seção há três programas que abordam força e potência. O primeiro programa é para iniciantes, o segundo para praticantes intermediários e o terceiro é para praticantes avançados (Figuras 9.7 a 9.9).

Figura 9.7 Programa de força e potência para iniciantes

Aquecimento	1. Corrida fácil por 5 minutos. 2. Passagem por entre as pernas fazendo a figura do oito (p. 79): 1 minuto em cada direção com um kettlebell leve. 3. Exercícios de mobilidade articular (p. 46): 20 repetições de cada (circundução de quadris, giros de tronco, flexões laterais, flexões de cintura, giro de ombros, inclinações e rotações de pescoço, saltos sobre o tornozelo)
Parte principal	Execute 5 séries de 5 repetições de cada exercício com um kettlebell de peso moderado, descansando não mais do que 1 minuto entre cada série. Uma série consiste em balanço simples (p. 82), arremesso simples (p. 84), *press simples* (p. 90), meio-arranque (p. 95) e agachamento frontal (p. 98).
Resfriamento	Alongamento por 9 minutos: execute cada alongamento por 1 minuto (alongamento dos ombros atrás das costas, p. 62; alongamento flexão do pescoço, p. 63; alongamento lateral do pescoço, p. 64; alongamento em pé do joelho no peito, p. 64; alongamento em pé dos isquiotibiais, p. 65; alongamento em pé do quadríceps, p. 65; extensão da coluna, p. 67; alongamento lombar em quatro apoios, p. 68; e flexão do quadril, p. 66).

Figura 9.8 Programa intermediário de força e potência

Aquecimento	1. Corrida fácil por 5 minutos. 2. Agachamento peso corporal (p. 97): 1 série por 30 segundos. 3. Exercícios de mobilidade articular (p. 46): 20 repetições de cada (circundução de quadris, giros de tronco, flexões laterais e de cintura, giro de ombros, inclinações e rotações de pescoço, saltitos sobre o tornozelo).
Parte principal	1. Apoio na posição de *clean* (p. 126): mantenha-se na posição de suporte por 2 minutos com dois kettlebells leves, descanse 1 minuto, mantenha-se na posição de *clean* por 2 minutos com dois kettlebells de peso moderado, descanse por 2 minutos, mantenha-se na posição de suporte por 1 minuto com dois kettlebells pesados. 2. Apoio elevado (p. 126): mantenha o apoio alto por 1 minuto com dois kettlebells leves, descanse 1 minuto, mantenha o apoio alto por 1 minuto com dois kettlebells de peso moderado. 3. Pressão vertical com o kettlebell virado para cima (p. 144): faça 2 séries de 5 repetições por mão, descansando 1 minuto entre as séries. 4. Remadas renegadas (p. 128): faça 3 séries de 10 repetições, descansando 1 minuto entre as séries. 5. Agachamento com salto e kettlebell (p. 121): faça 3 séries de 15 repetições, descansando 1 minuto entre cada série. 6. Passeio do fazendeiro (p. 123): segurar dois kettlebells pesados o máximo possível por 1 série.
Resfriamento	1. Corrida fácil por 5 minutos. 2. Alongamento por 9 minutos: execute cada alongamento por 1 minuto (alongamento dos ombros atrás das costas, p. 62; alongamento e flexão do pescoço, p. 63; alongamento lateral do pescoço, p. 64; alongamento em pé do joelho no peito, p. 64; alongamento em pé dos isquiotibiais, p. 65; alongamento em pé do quadríceps, p. 65; extensão da coluna, p. 67; alongamento lombar em quatro apoios, p. 68; e flexão do quadril, p. 66).

Figura 9.9	Programa avançado de força e potência
Aquecimento	1. Agachamento com peso corporal (p. 97): 1 série de 30 repetições. 2. Pular corda (p. 45): 1 minuto. 3. Exercícios de mobilidade dinâmica (p. 56): giro de braços nas duas direções, p. 57; expansão do peito e arco das costas, p. 58; abridor vertical de peito, p. 58; aplauso dinâmico, p. 59; balanços de perna, p. 60.
Parte principal	1. Levantamento turco com agachamento (p. 166): 5 repetições com cada braço. 2. Agachamento olímpico duplo (p. 175): 5 séries de 5 repetições, descansando 1 minuto entre as séries. 3. *Clean* alternado duplo (p. 148): 1 minuto, descanse 1 minuto. 4. *Snatch* alternado duplo (p. 155): 1 minuto, descanse 1 minuto. 5. *Clean* com arranque duplo (p. 161): 5 séries de 10 repetições, descansando 1 minuto entre as séries.
Resfriamento	1. Corrida fácil por 10 minutos. 2. Alongamento por 9 minutos: execute cada alongamento por 1 minuto (alongamento dos ombros atrás das costas, p. 62; alongamento flexão do pescoço, p. 63; alongamento lateral do pescoço, p. 64; alongamento em pé do joelho no peito, p. 64; alongamento em pé dos isquiotibiais, p. 65; alongamento em pé do quadríceps, p. 65; extensão da coluna, p. 67; alongamento em quatro apoios, p. 68; e flexão do quadril, p. 66).

Seguindo a filosofia de integração total do corpo, sendo consciente dos sete padrões de movimento comuns e utilizando a rica variedade de exercícios iniciais, intermediários e avançados com kettlebell descritos neste livro, você poderá facilmente montar seus próprios programas de exercícios para manter-se motivado e evitar o tédio. Quando você combinar os exercícios com kettlebell com outras ferramentas de treinamento, terá praticamente uma gama quase ilimitada de movimentos e ferramentas para escolher. Sua saúde e seu condicionamento físico são importantes, e com o *Treinamento com Kettlebell* como seu guia, você terá todas as informações práticas necessárias para atingir os seus objetivos de perda de gordura, aumento da força e resistência ou da força e potência.

Capítulo 10

PROGRAMAS DE TREINAMENTO ESPECÍFICOS PARA O ESPORTE

O treinamento com kettlebell não é apenas benéfico para melhorar o condicionamento físico geral, mas, também, pode complementar a preparação de força e condicionamento de atletas de muitos esportes. Embora alguns esportes tenham um foco restrito, enfatizando uma qualidade sobre todas as outras, a maioria dos esportes exige uma variedade de habilidades, amplitudes de movimento e sistemas de energia. Por exemplo, o halterofilismo concentra-se na qualidade peculiar de desenvolver força máxima, ou no limite; e a maratona foca em maximizar a aptidão cardiorrespiratória e resistência. Mas muitos outros esportes exigem uma combinação integrada de qualidades. Por essa razão, o treinamento com kettlebell é um ótimo complemento para o condicionamento da maioria dos atletas – que é por natureza uma combinação de força, potência, resistência e mobilidade. Ao mesmo tempo, para que um programa de *cross-training* com kettlebell (ou qualquer outro programa) seja eficaz, os sistemas de energia e padrões de movimento do esporte em questão precisam ser levados em conta também.

Uma obviedade da maioria dos programas de treinamento é que tudo funciona até que pare de funcionar. Isso significa que fazer algo diferente terá um efeito de adaptação até certo ponto. Se você não está acostumado a treinar de um determinado modo, com a prática você melhora a sua força, condicionamento e coordenação. Essas adaptações iniciais são em grande parte neurológicas, significando melhorias precoces que podem ser atribuídas à sincronização melhorada das células nervosas e fibras musculares, em vez da hipertrofia muscular (aumento do tamanho do músculo). Mas depois de certo tempo, talvez algumas semanas, ou um mês ou mais, você alcance um platô e o progresso mensurável retarda ou até mesmo para. Você já não é mais capaz de usar um kettlebell mais pesado ou realizar mais repetições Uma vez que seu corpo se ajusta a esse novo nível, a sua força ou resistência pode até diminuir. Seu corpo se adaptou ao programa que você está seguindo, e algo terá de ser modificado para que haja progressão.

Através dos exercícios selecionados e muitas repetições, programas específicos treinam os padrões de movimentos primários e os sistemas de energia do esporte, em particular, trabalham o corpo de forma integrada que o complementam. Antes de entrarmos nos programas específicos, vamos rever alguns princípios dos exercícios básicos.

PRINCÍPIOS DOS EXERCÍCIOS BÁSICOS

Antes de prosseguir nas recomendações para esportes específicos, uma revisão rápida de importantes princípios de exercícios é necessária para que você possa entender como o corpo se adapta ao treinamento e, portanto, como estabelecer objetivos realistas e práticos. O conhecimento é poder. Quanto mais você souber sobre o que esperar de um programa de exercícios, mais será capaz de fazer melhorias consistentes em seu condicionamento físico. Esses princípios são os seguintes:

- *Princípio das diferenças individuais* – Somos todos únicos e temos diferenças na forma como o nosso corpo responde, inclusive aos mesmos estímulos.
- *Princípio de supercompensação* – Os músculos responderão à resistência (estresse) ficando mais fortes, maiores e mais hábeis.
- *Princípio da resistência progressiva* – Esse princípio consiste em sobrecarga e progressão e é a combinação dos dois princípios:
    - *Princípio da sobrecarga* – Um estresse maior do que o normal é necessário para que o corpo se adapte.
    - *Princípio da progressão* – Para aumentar a força e o condicionamento físico, as exigências (p. ex., a carga, a duração, o volume total) devem aumentar gradualmente. Há um nível ideal de sobrecarga que levará a progredir no condicionamento físico. Pouca carga não provoca melhorias, e muita carga provavelmente leva a lesões.
- *Princípio da adaptação* – Seu corpo se adaptará à crescente demanda física (ficando mais forte, mais condicionado, mais flexível e assim por diante).
- *Princípio da reversibilidade* – Seu corpo fica mais forte com o uso e mais fraco com o desuso (use-o ou perca-o). Esse princípio é o oposto da adaptação e é também chamado de *princípio do destreinamento*.
- *Princípio da especificidade* – Você fica melhor em uma habilidade específica ao praticá-la. As escolhas de seus exercícios devem combinar com seus objetivos.

SISTEMAS DE ENERGIA

Os programas de treinamento com kettlebell devem ser elaborados com exercícios que sejam compatíveis aos sistemas de energia e aos padrões motores utilizados no esporte. Existem três sistemas de energia primários que o seu corpo utiliza:

- O *sistema ATP-CP* (abreviação de adenosina trifosfato e fosfato de creatina) fornece uma fonte de energia imediata para atividades que duram até 30 segundos. Esse sistema é anaeróbio.
- O sistema glicolítico fornece energia para atividades que vão de 30 segundos até 2 minutos. É também chamado de *sistema anaeróbio láctico*.
- O *sistema aeróbio*, também chamado de *sistema oxidativo*, fornece energia para as atividades que são sustentadas por mais de 2 minutos.

Para a grande maioria dos esportes, especialmente esportes em equipe, os sistemas de energia primária necessários são anaeróbios. As exceções incluem atividades como corridas de longa distância, esqui, *cross-country*, ciclismo de estrada, natação em longa distância e triatlos. Por causa disso, os programas de *cross-training* selecionados devem utilizar mais protocolos baseados em intervalo em vez do protocolo LSD* (longo, lento e distância, da sigla em inglês, *Long, Slow, Distance*) que antes era um pilar em muitos programas de condicionamento esportivo. Ao mesmo tempo, muitos esportes que usam predominantemente energia anaeróbia também exigem uma base sólida de condicionamento aeróbio. No tênis, hóquei, luta greco-romana e outros esportes, as jogadas e os pontos são feitos por esforços anaeróbios curtos, rápidos e explosivos, mas por causa da necessidade de manter o esforço durante todo um jogo ou parte dele, a energia aeróbia é necessária para terminar o jogo. Portanto, uma combinação de exercícios anaeróbios e aeróbios é adequada para a maioria dos programas de treinamento com kettlebell para condicionamento esportivo, como visto nas amostras de programas neste capítulo.

---

*N. de R. T.: Também chamado de *Steady State Cardio* ou treinamento aeróbio contínuo.

Lado a lado com esses princípios de exercício, um programa de condicionamento esportivo bem elaborado deve conter a sigla FITT, como aprendemos no Capítulo 3:

- *Frequência*: com que frequência você deve treinar?
- *Intensidade*: quanta carga você deve utilizar e qual a porcentagem de esforço máximo deve ser dada em um determinado treino?
- *Tempo*: Quanto tempo deve durar a sessão de treinamento?
- *Tipo*: Que tipo de exercício você deve fazer para complementar o seu esporte – treinamento de força, treinamento de resistência, treinamento de potência, treinamento de flexibilidade ou uma combinação de todos esses treinamentos? Os seus exercícios devem ser anaeróbios, aeróbios ou uma combinação de sistemas de energia?

Um ponto importante a ter em mente com o treinamento GPP (Preparação Física Geral, da sigla *General Physical Preparation*) para outros esportes, ou *cross-training*, é que a melhoria no esporte em si é o único objetivo significativo. O Treinamento GPP é o princípio que fornece uma base de condicionamento físico completa que permite lidar com as demandas de uma determinada tarefa, incluindo força, flexibilidade, resistência muscular, resistência aeróbia, velocidade e composição corporal. Para um atleta, não há nenhum valor em simplesmente se exercitar; em vez disso, ele se exercita para melhorar a sua força e o seu condicionamento para ser capaz de um melhor desempenho em seu esporte. Exercitar-se apenas por exercitar-se seria prejudicial para um atleta de competição, porque ele gastaria uma energia valiosa que seria mais bem utilizada na prática da especialidade esportiva. Além disso, a primeira regra para o *cross-training* atlético é não lesionar o atleta, ou seja, "mantê-lo no campo de jogo". A última coisa que deveria acontecer é o atleta se lesionar na sala de musculação ou no ginásio! Nesta linha, a maioria das sessões de *cross-training* com kettlebell deve ser de duração relativamente curta para permitir ao atleta tempo suficiente para se recuperar entre as sessões e poupar energia suficiente para treinos e jogos.

AMOSTRA DE PROGRAMAS DE CONDICIONAMENTO ESPORTIVO COM KETTLEBELL

Agora que você tem uma compreensão dos princípios básicos dos exercícios e sistemas de energia envolvidos, nós fornecemos algumas amostras de programas de treinamento com kettlebell para o futebol americano, basquete, boxe, golfe, hóquei, *kickboxe*, futebol, tênis, atletismo, vôlei e luta greco-romana. Juntamente com cada programa, nós também trataremos brevemente do padrões de movimento primários e das qualidades empregadas no esporte.

Utilize os modelos de treinamento deste capítulo como ponto de partida para desenvolver os seus treinos de condicionamento esportivo com kettlebell, e deixe a sua compreensão dos princípios dos exercícios, os sistemas de energia e os padrões de movimento orientá-lo a reunir todos os seus próprios programas eficazes de *cross-training*.

Figura 10.1	Programa de treinamento com kettlebell para futebol americano
\multicolumn{2}{|l|}{O futebol americano é um esporte quase exclusivamente anaeróbio, usando explosão linear e movimentos laterais com duração média de 10 segundos ou menos. Potência linear e potência lateral dos membros inferiores e força para empurrar os membros superiores são fundamentais para os atletas de futebol americano. As habilidades incluem pular, arremessar, pegar, bloquear, bater e chutar.}
Aquecimento	1. Exercícios de agilidade com o peso corporal (p. 45): 30 segundos (pular para a frente e para trás, arrastar lateralmente os pés, saltos sobre as duas pernas). 2. Agachamento com o peso corporal (p. 97): 30 segundos. 3. Flexões de braços: 30 segundos. 4. Exercícios de mobilidade articular (p. 46): 30 segundos de cada (rotações de ombros, inclinações, rotações e circundução de pescoço e de quadris, giros de tronco, flexões laterais e de cintura, circundução de cintura fazendo a figura do oito, enrolar a coluna, inclinação lateral do tronco (p. 55), circundução de joelhos, saltos sobre os tornozelos). 5. Exercícios de mobilidade dinâmica (p. 56): 30 segundos de cada (giros de braço, expandir o peito e arquear as costas, flexão/extensão de ombros, aplauso dinâmico, flexão e extensão dos joelhos, balanços de perna).
Parte principal	Execute toda a série de um dado exercício antes de mudar para o seguinte. Siga as orientações de descanso dadas para cada exercício. 1. *Swing* duplo (p. 105): 10 repetições com kettlebells leves, 10 repetições com kettlebells de peso moderado, 10 repetições com kettlebells pesados; descanse 15 segundos entre as séries. 2. *Clean & Jerk* duplo (p. 161): 10 repetições com kettlebells de peso moderado, 5 repetições com kettlebells pesados por 3 séries; descanse 1 minuto entre as séries. 3. Duplo *snatch* (p. 150): 3 séries de 5 repetições com kettlebells pesados; descanse 1 minuto entre as séries. 4. Agachamento frontal duplo (p. 112): 3 séries de 10 repetições com kettlebells pesados; descanse 1 minuto entre as séries. 5. Levantamento terra com kettlebell unipodal (p. 102): 3 séries de 5 repetições em cada perna com kettlebells pesados; descanse 1 minuto entre as séries. 6. *Swing* duplo (p. 105): 10 repetições por 3 séries com kettlebells pesados; descanse 1 minuto entre as séries.
Resfriamento	*Alongamento*: 1 minuto de cada (alongamento dos ombros atrás das costas, p. 62; alongamento dos ombros, p. 62; alongamento flexão do pescoço, p. 63; alongamento lateral do pescoço, p. 64; alongamento em pé do joelho no peito, p. 64; alongamento em pé do quadríceps, p. 65; alongamento em pé dos isquiotibiais, p. 65; alongamento joelho no peito, p. 67; e alongamento lombar em quatro apoios, p. 68).

Figura 10.2 Programa de treinamento com kettlebell para basquete

O basquete exige uma forte base aeróbia para as constantes corridas que envolve; entretanto, o salto é anaeróbio e exige potência explosiva nos membros inferiores (MI). Potência nos MI, e resistência, agilidade lateral, resistência de ombros, estabilidade dos músculos do *core* e mobilidade dinâmica são necessários para atletas de basquete.

Aquecimento
1. Passagem ao redor do corpo (p. 77): 1 minuto em cada direção com um kettlebell leve.
2. *Swing* simples (p. 82): 1 minuto em cada mão com um kettlebell leve.
3. Passagem por entre as pernas fazendo a figura do oito (p. 79): 1 minuto em cada direção com um kettlebell leve.

Parte principal
Execute o seguinte circuito de 3 rodadas, descansando 1 minuto entre cada rodada:
Levantamento turco (p. 136): 5 repetições em cada lado com um kettlebell leve.
1. Pressão vertical simples (p. 90): 5 repetições com cada braço com um kettlebell leve.
2. Moinho duplo (p. 134): 5 repetições em cada lado com dois kettlebells leve.
3. *Push press* (p. 92): 10 repetições com cada braço com um kettlebell de peso moderado.
4. *Clean* (p. 84): 10 repetições com cada braço com um kettlebell de peso moderado.
5. Agachamento *globet* (p. 97): 30 segundos com um kettlebell de peso moderado.
6. Levantamento terra com kettlebell (p. 81): 15 repetições com dois kettlebells de peso moderado.
7. Agachamento com salto e kettlebell (p. 121): 15 repetições com um kettlebell leve.

Resfriamento
Alongamento: 1 minuto de cada (alongamento dos ombros atrás das costas, p. 62; alongamento de tríceps, p. 63; alongamento flexão do pescoço, p. 63; alongamento lateral do pescoço, p. 64; alongamento em pé do joelho no peito, p. 64; alongamento em pé do quadríceps, p. 65; alongamento em pé dos isquiotibiais, p. 65; alongamento de panturrilhas, p. 66; extensão da coluna, p. 67; flexão do quadril, p. 66; e, alongamento lombar em quatro apoios, p. 68)

Figura 10.3	Programa de treinamento com kettlebell para boxe
\multicolumn{2}{l}{O boxe é principalmente anaeróbio devido aos golpes potentes envolvidos, mas também requer uma base sólida de desenvolvimento aeróbio, a fim de se destacar ao longo dos 12 assaltos de uma luta profissional. Os requisitos de condicionamento são grandes: resistência e agilidade dos membros inferiores do corpo, resistência de ombro e tríceps, um *core* e pescoço estáveis e estabilidade do punho e do antebraço. Movimentos incluem torcer, lançar-se, rotação e extensão.}
Aquecimento	1. Agachamento com o peso corporal (p. 97): 1 minuto. 2. Treino sombra do boxe (p. 45): 1 minuto. 3. Saltar (p. 45): 1 minuto. 4. Exercícios de mobilidade articular (p. 46): 20 segundos cada (flexão e extensão dos dedos, rolamentos de punhos entrelaçados, flexão e extensão de antebraços, circundução de cotovelos, rolamentos de ombros, inclinações, rotações e circundução de pescoço, circundução de quadril, torções do tronco, flexões laterais, flexões de cintura, circundução de cintura fazendo a figura do oito, rolamento de coluna, flexão lateral do tronco, circundução de joelhos, saltos sobre os tornozelos). 5. Exercícios de mobilidade dinâmica (p. 56): 30 segundos em cada (giros de braços, expansão do peito e arqueamento das costas, flexão/extensão de ombros, aplauso dinâmico).
Parte principal	Execute o seguinte circuito por 3 rodadas com 1 minuto de descanso. 1. *Clean* com o fundo para cima (p. 142): 5 repetições com cada mão com um kettlebell leve, descanse 30 segundos, 5 repetições com cada mão com um kettlebell de peso moderado. 2. *Clean* com arranque (*Jerk*) duplo (p. 158): 1 minuto com dois kettlebells leves. 3. Agachamento globet (p. 97): 1 minuto com um kettlebell leve. 4. Remadas renegada (p. 128): 10 repetições com dois kettlebells de peso moderado. 5. Pressão vertical com o kettlebell virado para cima (p. 144): 5 repetições por mão com um kettlebell de peso moderado, descanse 1 minuto e repita. 6. Flexão de braço com o kettlebell virado para cima (p. 164): 15 repetições. 7. Agachamento *globet* (p. 97): 1 minuto com um kettlebell de peso moderado. 8. *Clean* e arranque (*Jerk*) simples (p. 115): 90 segundos com cada mão com um kettlebell de peso moderado. 9. *Swing* (p. 82): 90 segundos com cada mão com um kettlebell de peso moderado.
Resfriamento	*Alongamento*: 1 minuto de cada (alongamento dos ombros atrás das costas, p. 62; alongamento de ombros, p. 62; alongamento de tríceps, p. 63; alongamento flexão do pescoço, p. 63; alongamento lateral do pescoço, p. 64; alongamento em pé do joelho no peito, p. 64; alongamento em pé do quadríceps, p. 65; alongamento em pé dos isquiotibiais, p. 65; extensão da coluna, p. 67; flexão do quadril, p. 66; e alongamento lombar em quatro apoios, p. 68)

Figura 10.4	Programa de treinamento com kettlebell para golfe
	O golfe é essencialmente anaeróbio. A tacada (*driving*) do golfe dura menos de 2 segundos e, assim, depende do sistema ATP-CP. Existe um componente de rotação pesado para os movimentos de *driving*, *chipping* e *putting**. Há também um componente aeróbio durante a caminhada de buraco em buraco, a não ser, é claro, que um carrinho de golfe seja usado. Além disso, a mobilidade da cintura escapular, a flexibilidade do tronco para o torque rotacional, um *core* sólido para a estabilidade da linha média e punhos firmes para tacadas precisas são recomendados e devem ser considerados no programa.
Aquecimento	1. Exercícios de mobilidade articular (p. 46): 20 segundos cada, para um total de 5 minutos (circundução de cotovelos, rolamentos de ombro, inclinações e rotações de pescoço, circundução de quadril, torções de tronco, flexões laterais, flexões da cintura, circundução de cintura fazendo a figura do oito, flexão lateral do tronco, circundução de joelhos, saltos sobre os tornozelos). 2. Exercícios de mobilidade dinâmica (p. 56): 20 segundos cada, no total de 5 minutos (giros de braços, expansão do peito e arqueamento das costas, flexão/extensão de ombros, aplauso dinâmico, balanços de pernas).
Parte principal	Execute o seguinte circuito com pouco ou nenhum descanso entre os exercícios e descanse 1 minuto entre cada circuito completado. Exercite até 3 rodadas. 1. *Halo* (p. 78): 10 repetições em cada direção com um kettlebell leve. 2. *Swing* duplo (p. 105): 15 repetições com kettlebells de peso moderado. 3. Moinho alto (p. 133): 5 repetições de cada lado com um kettlebell leve. 4. *Clean* com o kettlebell virado para cima (p. 142): 5 repetições com cada mão com um kettlebell de peso moderado. 5. Pressão vertical simples (p. 90): 5 repetições com cada braço com um kettlebell de peso moderado. 6. Agachamento *goblet* (p. 97): 10 repetições com um kettlebell de peso moderado. 7. Giro russo (p. 139): 20 repetições com um kettlebell leve. 8. *Swing* simples (p. 82): 10 repetições com cada mão com um kettlebell de peso moderado.
Resfriamento	*Alongamento*: 30 segundos de cada (alongamento dos ombros atrás das costas, p. 62; alongamento de ombros, p. 62; alongamento de tríceps, p. 63; alongamento em pé do joelho no peito, p. 64; alongamento em pé do quadríceps, p. 65; alongamento em pé dos isquiotibiais, p. 65; e alongamento das panturrilhas, p. 66).

---

*N. de T.: *Driving*, *chipping* e *putting* são jogadas do golfe, sem tradução para o português.

Figura 10.5	Programa de treinamento com kettlebell para hóquei

O hóquei utiliza uma mistura razoável de energia anaeróbia e aeróbia, e se torna mais aeróbio no decorrer da partida devido à patinação contínua envolvida. Os arremessos a gol e as tentativas de defesas do goleiro são exemplos de tiros de curta duração que usam energia anaeróbia. O movimento lateral, a potência dominante do quadril, a estabilidade do *core*, a força em uma perna e o equilíbrio são algumas das qualidades mais importantes para jogadores de hóquei.

Aquecimento	1. Agachamento com o peso corporal (p. 97): 25 segundos. 2. Pular corda (p. 45): 1 minuto. 3. Exercícios de mobilidade articular (p. 46): 20 segundos cada (flexão e extensão dos dedos, rolamentos de punhos entrelaçados, flexão e extensão de antebraços, circundução de cotovelos, rolamentos de ombros, inclinações, rotações e circundução de pescoço, circundução de quadril, torções do tronco, flexões laterais, flexões de cintura, circundução de cintura fazendo a figura do oito, rolamento de coluna, flexão lateral do tronco, circundução de joelhos, saltos sobre os tornozelos). 4. Exercícios de mobilidade dinâmica (p. 56): 30 segundos cada (giros de braços, expansão do peito e arco das costas, abridor vertical de peito, aplauso dinâmico, flexão e extensão dos joelhos, balanços de pernas).
Parte principal	Execute o seguinte circuito por 3 rodadas com 1 minuto de descanso entre cada rodada, exercitando-se até 5 rodadas. 1. *Swing* simples (p. 82): 10 repetições com cada mão com um kettlebell leve, descanse 30 segundos, 10 repetições com cada mão com um kettlebell de peso moderado, descanse 45 segundos, 10 repetições de cada mão com um kettlebell pesado. 2. *Clean* com o kettlebell virado para cima (p. 142): 5 repetições com cada mão com um kettlebell pesado. 3. *Clean & Jerk* (arranque) lateral simples (p. 115): 10 repetições com cada braço com um kettlebell de peso moderado, descanse 1 minuto, 10 repetições com cada braço com um kettlebell pesado. 4. *Clean* alternado duplo (p. 148): 20 repetições com dois kettlebells de peso moderado. 5. Levantamento terra de kettlebell com uma perna contralateral com um braço (p. 103): 8 repetições com cada perna com um kettlebell de peso moderado. 6. *Swing* duplo (p. 105): 30 segundos com um kettlebell pesado.
Resfriamento	*Alongamento*: 1 minuto de cada (alongamento dos ombros atrás das costas, p. 62; alongamento de ombros, p. 62; alongamento de tríceps, p. 63; alongamento flexão do pescoço, p. 63; alongamento lateral do pescoço, p. 64; alongamento em pé do joelho no peito, p. 64; alongamento em pé do quadríceps, p. 65; alongamento em pé dos isquiotibiais, p. 65; alongamento de panturrilhas, p. 66; extensão da coluna, p. 67; flexão do quadril, p. 66; e alongamento lombar em quatro apoios, p. 68).

Treinamento com Kettlebell **195**

Figura 10.6 Programa de treinamento com kettlebell para *kickboxe*

O *kickboxe* usa padrões de movimento e demandas de energia semelhantes ao boxe. Além disso, são necessários fortes flexores de quadril e quadríceps para chutar.

Aquecimento	1. Corrida fácil por 5 minutos. 2. Rotações articulares (p. 46): 20 segundos para cada (rolamentos de ombros, inclinações, rotações e circundução de pescoço, circundução de quadril, torções de tronco, flexões laterais, flexões da cintura, circundução de cintura fazendo a figura do oito, circundução de joelhos, saltos sobre os tornozelos). 3. Exercícios de mobilidade dinâmica (p. 56): 30 segundos cada (giros de braços, expansão do peito e arqueamento das costas, flexão/extensão de ombros, aplauso dinâmico, flexão e extensão dos joelhos, balanços de pernas).
Parte principal	Passe de um exercício para o seguinte com menos de 1 minuto de descanso. 1. *Swing* simples (p. 82): 1 minuto cada mão com um kettlebell leve. 2. Moinho duplo (p. 134): 10 repetições de cada lado com um kettlebell leve. 3. Agachamento *goblet* (p. 97): 1 minuto com um kettlebell leve 4. Duplo *clean & jerk* em dois tempos duplo (p. 161): 1 minuto com dois kettlebells leves. 5. Agachamento *goblet* (p. 97): 1 minuto com um kettlebell de peso moderado. 6. Levantamento terra com kettlebell com uma perna (p. 102): 10 repetições com cada perna com dois kettlebells de peso moderado. 7. Duplo *clean & jerk* em dois tempos duplo (p. 161): 1 minuto com dois kettlebells de peso moderado. 8. Agachamento *goblet* (p. 97): 1 minuto com um kettlebell pesado. 9. Giro russo (p. 139): 30 repetições com um kettlebell leve. 10. Agachamento com salto e kettlebell (p. 121): 20 repetições com um kettlebell leve. 11. Moinho duplo (p. 134): 10 repetições de cada lado com dois kettlebells de peso moderado. 12. Agachamento com salto e kettlebell (p. 121): 15 repetições com um kettlebell de peso moderado. 13. *Swing* duplo (p. 105): 1 minuto com um kettlebell moderado, descanse 1 minuto, 1 minuto com um kettlebell pesado.
Resfriamento	*Alongamento*: 1 minuto de cada (alongamento dos ombros atrás das costas, p. 62; alongamento de ombros, p. 62; alongamento de tríceps, p. 63; alongamento flexão do pescoço, p. 63; alongamento lateral do pescoço, p. 64; alongamento em pé do joelho no peito, p. 64; alongamento em pé do quadríceps, p. 65; alongamento em pé dos isquiotibiais, p. 65; extensão da coluna, p. 67; flexão do quadril, p. 66; e alongamento lombar em quatro apoios, p. 68).

Figura 10.7	Programa de treinamento com kettlebell para futebol
\multicolumn{2}{l}{O futebol tem uma forte base aeróbia por causa das corridas prolongadas envolvidas, mas também utiliza tiros anaeróbios rápidos. A agilidade e a integridade das articulações dos membros inferiores, a agilidade e força dos membros superiores do corpo, um pescoço estável e estabilidade do *core* são qualidades de movimentos importantes para atletas de futebol.}	
Aquecimento	1. Corrida fácil por 5 minutos. 2. Exercícios de mobilidade articular (p. 46): 20 segundos de cada (rolamentos de ombros, inclinações, rotações e circundução de pescoço, circundução de quadril, torções de tronco, flexões laterais, flexões da cintura, circundução de cintura fazendo a figura do oito, circundução de joelhos, saltos sobre os tornozelos). 3. Exercícios de mobilidade dinâmica (p. 56): 30 segundos cada (giros de braços, expansão do peito e arco das costas, flexão/extensão de ombros, aplauso dinâmico, flexão e extensão dos joelhos, balanços de pernas).
Parte principal	O futebol envolve movimento contínuo para períodos prolongados. Faça os seguintes exercícios com o mínimo de descanso possível. 1. *Swing* simples (p. 82): 1 minuto com cada braço com um kettlebell leve. 2. Levantamento turco (p. 136): 5 repetições com cada braço com um kettlebell leve, 3 repetições com cada braço com um kettlebell de peso moderado. 3. Agachamento *goblet* (p. 97): 1 minuto com um kettlebell leve, descanse 30 segundos, 30 segundos com um kettlebell de peso moderado. 4. Pressão vertical simples (p. 90): repetições máximas de 1 minuto em cada mão com um kettlebell leve. 5. Levantamento terra de kettlebell com uma perna contralateral com um braço (p. 103): 2 séries de 5 repetições com um kettlebell de peso moderado. 6. Duplo *clean* (p. 108): 30 segundos, com dois kettlebells leves, descanse 1 minuto, 30 segundos com dois kettlebells de peso moderado. 7. Agachamento com salto com kettlebell (p. 121): 3 séries de 15 repetições com um kettlebell leve, descanse 30 segundos entre as séries. 8. *Swing* simples (p. 82): 1 minuto com cada mão com um kettlebell leve, descanso de 1 minuto, 1 minuto com cada mão com um kettlebell de peso moderado.
Resfriamento	*Alongamento*: 1 minuto em cada posição (alongamento em pé do joelho no peito, p. 64; alongamento em pé do quadríceps, p. 65; alongamento em pé dos isquiotibiais, p. 65; alongamento de panturrilhas, p. 66; extensão da coluna, p. 67; flexão do quadril, p. 66; e alongamento lombar em quatro apoios, p. 68).

Figura 10.8 Programa de treinamento com kettlebell para tênis

O tênis usa uma mistura de sistemas de energia anaeróbia e aeróbia e, portanto, os atletas devem ter um programa de condicionamento físico bem elaborado. Quanto mais longo for um determinado *set* e mais tempo durar o jogo, maior o envolvimento aeróbio. O sistema primário, entretanto, é o anaeróbio, que é utilizado nos movimentos laterais e em várias jogadas. Padrões de movimentos primários e qualidades incluem o movimento a fundo à frente, para trás e lateral; estabilidade do *core*; resistência de perna; e força e estabilidade do braço e ombro.

Aquecimento
1. Corrida fácil por 5 minutos.
2. Exercícios de mobilidade articular (p. 46): 20 segundos de cada para um total de 5 minutos (flexão e extensão dos dedos, rolamentos de punhos entrelaçados, flexão e extensão de antebraços, circundução de cotovelos, rolamentos de ombros, inclinações e rotações de pescoço, circundução de quadril, torções de tronco, flexões laterais, flexões da cintura, circundução de cintura fazendo a figura do oito, abridores laterais da caixa torácica, circundução de joelhos, saltos sobre os tornozelos).
3. Exercícios de mobilidade dinâmica (p. 56): 20 segundos cada para um total de 3 minutos (giros de braços, expansão do peito e arqueamento das costas, abridor vertical de peito, aplauso dinâmico, balanços de pernas).

Parte principal
Execute o seguinte circuito com pouco ou nenhum descanso entre os exercícios e descanse 1 minuto entre cada circuito completo, exercitando-se até 2 rodadas.
1. Passagem ao redor do corpo (p. 77): 30 segundos em cada direção com um kettlebell leve.
2. Apoio alto (p. 126): 30 segundos em cada lado com um kettlebell leve.
3. *Clean* com o kettlebell virado para cima (p. 142): 5 repetições com cada mão com um kettlebell leve, 5 repetições com cada mão com um kettlebell de peso moderado.
4. Passagem por entre as pernas fazendo a figura do oito (p. 79): 30 segundos em cada direção com um kettlebell leve.
5. *Clean* simples (p. 84): 30 segundos com cada mão com um kettlebell leve, descanse 30 segundos, 30 segundos com cada mão com um kettlebell de peso moderado.
6. *Push press* (p. 92): 30 segundos com cada mão com um kettlebell leve, descanse 30 segundos, 30 segundos com cada mão com um kettlebell de peso moderado.
7. Levantamento terra com kettlebell com uma perna (p. 102): 5 repetições com cada perna com dois kettlebells leves.
8. Arremesso (*snatch*) (p. 94): 1 minuto com cada mão com um kettlebell leve.
9. Levantamento terra com kettlebell com uma perna (p. 102): 5 repetições com cada perna com dois kettlebells de peso moderado.
10. Agachamento com salto e kettlebell (p. 121): 3 séries de 10 repetições com um kettlebell leve, descanse 30 segundos entre as séries.
11. Giro russo (p. 139): 30 repetições com um kettlebell leve.
12. *Swing* simples (p. 82): 30 segundos de cada lado com um kettlebell de peso moderado, 30 segundos com um kettlebell pesado.

Resfriamento
Alongamento: 30 segundos para cada (alongamento dos ombros atrás das costas, p. 62; alongamento de ombros, p. 62; alongamento de tríceps, p. 63; alongamento em pé do joelho no peito, p. 64; alongamento em pé do quadríceps, p. 65; alongamento em pé dos isquiotibiais, p. 64; alongamento de panturrilhas, p. 66; e alongamento lombar em quatro apoios, p. 68).

Figura 10.9 Programa de treinamento com kettlebell para atletismo: corredores de meia distância

O atletismo é uma categoria extremamente diversificada de esporte. Alguns eventos são anaeróbios, como as provas de corridas de velocidade, de saltos e de arremessos, e alguns são aeróbios, como os eventos de meia distância. De todos os atletas de pista e campo, o decatleta deve ter a maior base de habilidades e sistemas de energia, porque ele precisa desempenhar, em alto nível, 10 eventos que incorporam corridas de velocidade, saltos, corridas de meia distância e arremessos. As corridas de meia distância envolvem distâncias de 800 metros até cerca de 3 mil metros. Essas corridas utilizam principalmente o sistema de energia aeróbio, ou seja, há um consumo alto de oxigênio. Os corredores de meia-distância precisam terminar fortes a sua prova, que é uma corrida anaeróbia a toda velocidade, na última parte. Assim, a maioria dos condicionamentos envolve o desenvolvimento do sistema aeróbio, com alguma força suplementar necessária para a potência anaeróbia.

Aquecimento	1. Corrida fácil por 8 minutos. 2. Exercícios de mobilidade articular (p. 46): 30 segundos de cada (rolamentos de ombros, inclinações, rotações e circundução de pescoço, circundução de quadril, torções de tronco, flexões laterais, flexões da cintura, circundução de cintura fazendo a figura do oito, rolamentos de coluna, flexão lateral do tronco, circundução de joelhos, saltos sobre os tornozelos). 3. Exercícios de mobilidade dinâmica (p. 56): 30 segundos cada (giros de braços, expansão do peito e arqueamento das costas, flexão/extensão de ombros, aplauso dinâmico, flexão e extensão dos joelhos, balanços de pernas).
Parte principal	Execute o seguinte circuito por 2 rodadas e descanse 1 minuto entre cada rodada, exercitando-se até 4 rodadas. 1. Apoio na posição de suporte *clean* (p. 126): 1 minuto, com dois kettlebells leves. 2. *Swing* simples (p. 82): 1 minuto por mão com um kettlebell leve. 3. Moinho (pg 130): 10 repetições de cada lado com um kettlebell leve. 4. Duplo *clean* com arranque (*Jerk*) em dois tempos duplo (p. 158): 1 minuto, com dois kettlebells leves 5. Levantamento terra com kettlebell com uma perna e dois braços (p. 102): 10 repetições com cada perna com dois kettlebells leves. 6. Agachamento *goblet* (p. 97): 1 minuto com um kettlebell leve. 7. Giro russo (p. 139): 30 giros com um kettlebell leve.
Resfriamento	*Alongamento*: 1 minuto para cada (alongamento dos ombros atrás das costas, p. 62; alongamento de ombros, p. 62; alongamento de tríceps, p. 63; alongamento flexão do pescoço, p. 63; alongamento lateral do pescoço, p. 64; alongamento em pé do joelho no peito, p. 64; alongamento em pé do quadríceps, p. 65; alongamento em pé dos isquiotibiais, p. 64; alongamento de panturrilhas, p. 66; extensão da coluna, p. 67; flexão do quadril, pg 66; e alongamento lombar em quatro apoios, p. 68).

Figura 10.10 Programa de treinamento com kettlebell para atletismo: corredores de velocidades e atletas de saltos

O atletismo é uma categoria extremamente diversificada de esporte. Alguns eventos são anaeróbios, como as provas de corridas de velocidade, de saltos e de arremessos, e alguns são aeróbios, como os eventos de meia distância. De todos os atletas de pista e campo, o decatleta deve ter a maior base de habilidades e sistemas de energia, porque ele precisa desempenhar um alto nível em 10 eventos, que incorporam corridas de velocidade, saltos, corridas de meia distância e arremessos. Os corredores de velocidade e atletas de saltos utilizam fibras musculares de contração rápida e energia anaeróbia. Seus eventos são de alta intensidade e duração curta.

Aquecimento
1. Corrida fácil por 5 minutos.
2. Exercícios de mobilidade articular (p. 46): 30 segundos de cada (rolamentos de ombros, inclinações, rotações e circundução de pescoço, circundução de quadril, torções de tronco, flexões laterais, flexões da cintura, circundução de cintura fazendo a figura do oito, rolamentos de coluna, flexão lateral do tronco, circundução de joelhos, saltos sobre os tornozelos).
3. Exercícios de mobilidade dinâmica (p. 56): 30 segundos cada (giros de braços, expansão do peito e arqueamento das costas, abridor vertical de peito, aplauso dinâmico, flexão e extensão dos joelhos, balanços de pernas).

Parte principal

Execute o seguinte circuito por 2 rodadas e descanse 30 segundos entre cada rodada, exercitando-se até 5 rodadas.
1. Apoio na posição de suporte *clean* (p. 126): 1 minuto, com dois kettlebells leves.
2. *Swing* duplo (p. 105): 30 segundos com um kettlebell leve.
3. Agachamento *goblet* (p. 97): 30 segundos com um kettlebell leve.
4. *Swing* duplo (p. 105): 30 segundos com kettlebells de peso moderado.
5. Duplo *clean* com arranque (*Jerk*) duplo (p. 158): 30 segundos com kettlebells de peso moderado.
6. Agachamento *goblet* (p. 97): 30 segundos com um kettlebell de peso moderado.
7. Levantamento terra com kettlebell com uma perna contralateral a um braço (p. 103): 1 série de 8 repetições com cada perna com um kettlebell de peso moderado.
8. *Clean* simples (p. 84): 30 segundos com cada mão com um kettlebell de peso moderado.
9. Agachamento com salto com kettlebell (p. 121): 20 repetições com um kettlebell de peso moderado.
10. *Clean & Jerk* unilateral (p. 118): 30 segundos com cada mão com um kettlebell pesado.
11. *Swing* duplo (p. 105): 30 segundos com um kettlebell pesado.

Resfriamento

Alongamento: 1 minuto para cada (alongamento dos ombros atrás das costas, p. 62; alongamento de ombros, p. 62; alongamento de tríceps, p. 63; alongamento flexão do pescoço, p. 63; alongamento lateral do pescoço, p. 64; alongamento em pé do joelho no peito, p. 64; alongamento em pé do quadríceps, p. 65; alongamento em pé dos isquiotibiais, p. 64; alongamento de panturrilhas, p. 66; extensão da coluna, p. 67; flexão do quadril, p. 66; e alongamento lombar em quatro apoios, p. 68).

Figura 10.11   Programa de treinamento com kettlebell para atletismo: arremessadores

O atletismo é uma categoria extremamente diversificada de esporte. Alguns eventos são anaeróbios, como as provas de corridas de velocidade, de saltos e de arremessos, e alguns são aeróbios, como os eventos de meia distância. De todos os atletas de pista e campo, o decatleta deve ter a maior base de habilidades e sistemas de energia, porque ele precisa desempenhar um alto nível em 10 eventos que incorporam corridas de velocidade, saltos, corridas de meia distância e arremessos. Eventos de arremessos exigem um esforço combinado de força de membros superiores e inferiores e são realizados em movimentos rápidos e explosivos. Esse esforço de alta potência depende dos sistemas de energia anaeróbio, e o treinamento imita a produção rápida e de alta intensidade.

Aquecimento

1. Passagem ao redor do corpo (p. 77): 30 segundos em cada direção com um kettlebell leve.
2. Passagem por entre as pernas fazendo a figura do oito (p. 79): 30 segundos em cada direção com um kettlebell leve.
3. *Swing* simples (p. 82): 1 minuto com cada mão com um kettlebell leve.

Parte principal

Passar de um exercício para o seguinte com não mais de 30 segundos de descanso entre cada série, mantendo a frequência cardíaca elevada.

1. Levantamento turco (p. 136): 5 repetições de cada lado com um kettlebell leve, 3 repetições de cada lado com um kettlebell de peso moderado, 3 repetições de cada lado com um kettlebell pesado.
2. Moinho duplo (p. 134): 2 séries de 5 repetições de cada lado com kettlebells pesados.
3. *Clean* com o kettlebell virado para cima (p. 142): 5 repetições com cada mão com um kettlebell pesado.
4. Arremesso (*snatch*) (p. 102): 5 séries de 5 repetições com cada mão com um kettlebell pesado, descanse 30 segundos entre as séries.
5. *Clean & Jerk* (arranque) unilateral (p. 115): 3 séries de 10 repetições com cada mão com um kettlebell pesado; descanse 30 segundos entre as séries.
6. *Swing* duplo (p. 105): 30 segundos com kettlebells pesados, descanse 30 segundos, repita por 30 segundos.
7. Passeio do fazendeiro (p. 123): dois kettlebells pesados pelo máximo de tempo.

Resfriamento

Alongamento: 1 minuto para cada (alongamento dos ombros atrás das costas, p. 62; alongamento de ombros, p. 62; alongamento de tríceps, p. 63; alongamento flexão do pescoço, p. 63; alongamento lateral do pescoço, p. 64; alongamento em pé do joelho no peito, p. 64; alongamento em pé do quadríceps, p. 65; alongamento em pé dos isquiotibiais, p. 64; alongamento de panturrilhas, p. 66; extensão da coluna, p. 67; flexão do quadril, p. 66; e alongamento lombar em quatro apoios, p. 68).

Figura 10.12	Programa de treinamento com kettlebell para voleibol

O voleibol é principalmente anaeróbio por causa dos movimentos de fundo, agachamentos, saltos e deslocamentos laterais envolvidos. Também exige estabilidade da cintura escapular para os movimentos elevados extensos. Como na maioria dos esportes, uma boa base aeróbia é necessária para manter o desempenho durante toda a duração de uma partida.

Aquecimento	1. Exercícios de agilidade com o peso corporal (p. 45): 1 minuto cada (deslocamentos laterais e saltos para a frente e para trás). 2. Exercícios de mobilidade articular (p. 46): 20 segundos de cada (circundução de cotovelos, rolamentos de ombros, inclinações, rotações e circundução de pescoço, circundução de quadril, torções de tronco, flexões laterais, flexões da cintura, circundução de cintura fazendo a figura do oito, rolamentos de coluna, flexão lateral de tronco, circundução de joelhos, saltos sobre os tornozelos). 3. Exercícios de mobilidade dinâmica (p. 56): 30 segundos cada (giros de braços, expansão do peito e arqueamento das costas, flexão/extensão dos ombros, aplauso dinâmico, balanços de pernas).
Parte principal	Execute o seguinte circuito por 2 rodadas e descanse 1 minuto entre as rodadas, exercitando-se até 4 rodadas. 1. *Halo* (p. 78): 10 repetições em cada direção com um kettlebell leve. 2. Moinho alto (p. 133): 5 repetições de cada lado com um kettlebell leve. 3. *Clean & Jerk* duplo (p. 161): 15 repetições com dois kettlebells de peso moderado. 4. Arremesso (*snatch*) (p. 94): 20 repetições de cada mão com um kettlebell leve. 5. Agachamento com salto com kettlebell (p. 121): 15 repetições com um kettlebell leve. 6. *Swing* duplo (p. 105): 15 repetições com dois kettlebells de peso moderado
Resfriamento	*Alongamento*: 1 minuto para cada (alongamento dos ombros atrás das costas, p. 62; alongamento de ombros, p. 62; alongamento de tríceps, p. 63; alongamento flexão do pescoço, pg 63; alongamento lateral do pescoço, p. 64; alongamento em pé do joelho no peito, p. 64; alongamento em pé do quadríceps, p. 65; alongamento em pé dos isquiotibiais, p. 64; alongamento de panturrilhas, p. 66; extensão da coluna, p. 67; flexão do quadril, p. 66; e, alongamento lombar em quatro apoios, p. 68).

Figura 10.13	Programa de treinamento com kettlebell para luta greco-romana
\multicolumn{2}{l}{A luta greco-romana utiliza os três sistemas de energia perto dos níveis máximos, desse modo, um condicionamento bem elaborado é necessário. Arremessos, derrubadas e ataques dependem do sistema ATP; controle da luta de chão e o *clinch* utilizam o sistema glicolítico, e completar a um prolongado combate utiliza o sistema aeróbio. Estruturalmente, um lutador precisa de uma pegada forte e ombros fortes, bem como potência e resistência nas costas e pernas.}
Aquecimento	1. Corrida fácil por 5 minutos. 2. Exercícios de mobilidade articular (p. 46): 20 segundos de cada (flexão e extensão dos dedos, rolamentos de punhos entrelaçados, flexão e extensão de antebraços, circundução de cotovelos, rolamentos de ombros, inclinações, rotações e circundução de quadril, torções de tronco, flexões laterais, flexões da cintura, circundução de cintura fazendo a figura do oito, flexão lateral de tronco, circundução de joelhos, saltos sobre os tornozelos). 3. Exercícios de mobilidade dinâmica (p. 56): 30 segundos cada (giros de braços, expansão do peito e arqueamento das costas, abridor vertical de peito, aplauso dinâmico, flexão e extensão dos joelhos, balanços de pernas).
Parte principal	Realize os seguintes exercícios, conforme indicado com 1 minuto de descanso entre cada exercício. 1. Levantamento turco (p. 136): 2 séries de 3 repetições de cada lado com um kettlebell de peso moderado. 2. *Clean* com o kettlebell virado para cima (p. 142): 5 repetições com cada mão com um kettlebell de peso moderado, descanse 30 segundos, 5 repetições com cada mão com um kettlebell pesado. 3. *Clean* duplo (p. 108): 3 séries de 10 repetições com dois kettlebells de peso moderado; descanse 30 segundos entre as séries. 4. *Clean & Jerk* (arranque) duplo (p. 158): 3 séries de 10 repetições com dois kettlebells de peso moderado; descanse 30 segundos entre as séries. 5. Levantamento terra com kettlebell (p. 81): 3 séries de 20 repetições com dois kettlebells pesados. 6. Agachamento com salto com kettlebell (p. 121): 15 repetições com um kettlebell de peso moderado, descanse 1 minuto, 15 repetições com um kettlebell pesado, descanse 1 minuto, 15 repetições com um kettlebell de peso moderado. 7. *Swing* duplo (p. 105): 1 minuto com kettlebells pesados. 8. Passeio do fazendeiro (p. 123): dois kettlebells pesados pelo máximo de tempo.
Resfriamento	*Alongamento*: 1 minuto para cada (alongamento dos ombros atrás das costas, p. 62; alongamento de ombros, p. 62; alongamento de tríceps, p. 63; alongamento flexão do pescoço, p. 63; alongamento lateral do pescoço, p. 64; alongamento em pé do joelho no peito, p. 64; alongamento em pé do quadríceps, p. 65; alongamento em pé dos isquiotibiais, p. 64; extensão da coluna, p. 67; flexão da coluna, p. 66; e postura de criança, p. 68).

Apêndice
NUTRIÇÃO E HIDRATAÇÃO

Comer pelo valor calórico e comer para saúde e desempenho são fundamentalmente diferentes. Também, não há um tipo de planejamento alimentar ou dieta universalmente aceita pelos especialistas em nutrição, e as livrarias estão lotadas de livros de dieta. Qual delas é a melhor?

Escolher a melhor dieta para você é um processo de autodescoberta e experimentação; entretanto, uma coisa com a qual podemos contar é uma abordagem lógica para nutrição. Se alguma coisa faz sentido para você, parece bom e fornece bons resultados, você pode assumir que é uma boa maneira de se alimentar. Se você se sente saudável e forte, mantenha o equilíbrio na alimentação quanto ao tipo, quantidade e combinações que dão a você bons resultados. Mas se você se sente lento ou tem problemas de saúde, considere cuidadosamente o que você está comendo e tente se tornar mais informado sobre o que é mais saudável para o seu corpo.

Este não é um livro sobre nutrição, mas posso contar a você o que faz eu me sentir ótimo! Aqui estão algumas das dicas nutricionais que compartilho como parte de minha filosofia de alimentar-se de forma saudável. Você pode escolher em seguir algumas dessas ideias e desistir de outras, ou pode combinar algumas ideias com outras até descobrir a fórmula que funcione para você. A nutrição é uma parte crucial em nossas vidas, e uma abordagem nutricional saudável o ajudará a se recuperar mais rápido depois dos treinos e ter melhor desempenho durante eles.

Quando se trata de nutrição para treinamento com kettlebell, uma das primeiras coisas que você precisa considerar é a nutrição pré-treino. Meu conselho é comer antes do treinamento com kettlebell se você está com fome, mas não coma muito e nem logo antes de treinar. É uma boa ideia ter uma pequena quantidade de alimento facilmente digerível em seu estômago, mas não coma demais. É melhor não comer nada do que comer muito. Como regra geral, permita ao menos uma hora para digestão antes de treinar e coma alimentos que darão alguma energia, mas que não sejam muito pesados.

Algumas dessas ideias podem lhe interessar e você decidirá estudá-las mais profundamente. Novamente, não existe nenhum plano de alimentação que seja ideal para todo mundo, mas se você tem informações sobre nutrição, terá melhores chances de criar um plano alimentar que lhe forneça energia e vitalidade. Como Bruce Lee disse uma vez, "absorva o que é útil".

Alimentos ácidos e alcalinos

Uma abordagem ideal de alimentação presta atenção ao conteúdo alcalino e ácido dos alimentos. Essa filosofia de alimentação considera que existem certos alimentos que são mais ácidos e outros que são mais alcalinos. Como a saúde exige um pH equilibrado, os seguidores dessa abordagem se concentram no aumento da ingestão de alimentos alcalinos e redução da ingestão dos altamente ácidos. Os alimentos que são altamente ácidos incluem cafeína, bebidas com gás, álcool, carne vermelha, frituras, comida processada, laticínios e grãos. Os alimentos que são alcalinos incluem chás verdes e de ervas, água com limão, azeitonas e azeite de oliva, amêndoas, ervilhas, feijão verde, batata doce, aspargo, brócolis, cebola, limão, lima, uva, laranja, melancia, manga e mamão papaia.

Cafeína

Alguns estudos apoiam a ingestão de café e outros alimentos cafeínados, enquanto outros são contra. Tenha em mente que a cafeína estimula o sistema nervoso central, assim, se você realmente aprecia café ou outras formas de cafeína, uma boa ideia é moderar a sua ingestão. Não viva só de café e rosquinhas! Em alguns casos, um pouco de cafeína pode melhorar o desempenho porque pode despertá-lo e fazê-lo se sentir mais alerta; não consuma muito a ponto de deixá-lo nervoso ou agitado. Se você gosta de café, evite adicionar açúcar nele.

Combinação de alimentos

A combinação de alimentos vê quais alimentos devem ser combinados e quais devem ser ingeridos sozinhos. Leve em conta às diferentes taxas de digestão para diferentes categorias de alimentos, incluindo carne, laticínios, vegetais, amidos e frutas. Ao aprender como combinar alimentos adequadamente e quando ingeri-los, você poderá eliminar o estômago inchado, gases, constipação e outros problemas digestivos.

Glúten

Muitas pesquisas recentes tratam das consequências adversas à saúde de dietas altas em alimentos que contenham glúten, que no mundo moderno significa a grande maioria das dietas. O glúten está presente em grãos, que são usados em pães, cereais, massas, doces e milhares de alimentos industrializados. Se o alimento vier em uma caixa, um saco ou uma lata, é muito provável que contenha glúten. A maioria das carnes que são vendidas no comércio vem de animais que são alimentados com grãos, então, mesmo essas carnes fornecem o insalubre glúten. Se você cuida de sua saúde e vitalidade, considere comer somente carnes oriundas de animais que se alimentam de pasto e pesca. Se você deseja aprender sobre os efeitos adversos do glúten e como ter um estilo de vida livre dele, verifique o *Paleo Solution*, de Robb Wolf, na lista de *best-sellers* do *New York Times*.

Hidratação

Eu sempre recomendo água como a melhor coisa para beber, especialmente se for água limpa e filtrada. Muitas pessoas lutam com o ganho de peso e consomem calorias a mais por meio de sucos e outras bebidas doces. Isso não é um bom, porque essas bebidas adicionam calorias sem aumentar a saciedade. Você não estará errado ao beber água – a água não é calórica e é vital para uma grande variedade de processos corporais.

Sucos

A maioria dos especialistas em nutrição lhe dirá que sucos processados, especialmente os sucos de frutas contém muita sacarose e consumi-los aumenta o açúcar no sangue e os níveis de insulina. Concordo que os sucos processados, a maioria dos quais são de concentrados e mais doces que os sucos de frutas naturais, devem ser evitados. Mesmo sucos de frutas recém preparados têm muito açúcar e devem ser consumidos com moderação. Entretanto, sucos de vegetais, especialmente o suco da poderosa couve, são extremamente nutritivos e fornecem uma grande quantidade de benefícios antioxidantes e aumentam a imunidade. Considere ter um espremedor de sucos e ter algum suco verde fresco como primeiro alimento pela manhã. Em vez de sucos de vegetais frescos, a maioria das bem equipadas lojas de suplementos têm alimentos verde em pó de alta qualidade, que são feitos de sucos de vegetais desidratados e congelados, e fornecem nutrição potente.

Carnes

Existem diferenças de opinião em relação à ingestão de carne ser saudável. Existem argumentos apoiando o veganismo e o vegetarianismo, e existem argumentos que apoiam as dietas onívoras (alimentar-se de animais e plantas). Pessoalmente, indico um tipo de alimentação mais paleolítica, que se concentra na proteína animal magra e nos vegetais e frutas da estação como principais elementos da dieta, a maneira que nossos ancestrais caçadores comiam. É valioso considerar comer somente carnes oriundas de animais que se alimentam de pasto em vez de animais que se alimentam de grãos que são mais comuns nos supermercados norte-americanos.

Comida processada

Se a comida vem em caixas, latas ou sacos plásticos, ela é altamente processada e deve ser evitada tanto quanto possível. Opte por alimentos integrais, naturais e não processados sempre que você puder. As exceções incluem frutas e vegetais congelados e grãos secos como o arroz integral, que tendem a ser tão nutritivo quanto as versões frescas.

Comida crua

Os adeptos de comida crua são pessoas que comem quase que exclusivamente alimentos não cozidos e não processados. Pessoalmente, aprecio vegetais cozidos no vapor com manteiga de vez em quando, mas tento misturar alguns alimentos crus diariamente, como um aipo, uma maçã ou verduras.

Açúcar

Embora o nosso corpo necessite de açúcar para processar os hormônios básicos, devemos retirar nosso açúcar de fontes naturais, como as frutas, que fornecem uma liberação mais lenta de insulina no sangue, porque elas também contêm fibras. Tanto quanto você puder, fique longe de itens cheios de sacarose e frutose, como as balas, as tortas, refrigerantes, sucos de frutas engarrafados e enlatados e produtos que contenham xarope de milho com alta frutose. Esses itens causam um rápido pico de insulina que pode levar a condições de saúde que são inferiores às ideais.

Superalimentos

Muito tem se falado dos superalimentos que tem alto valor nutricional, aumentam a imunidade e podem ser facilmente integrados em sua dieta. Os exemplos incluem o pólen de abelha, a geleia real, a maca peruana, o cacau e MSM (metilsulfonilmetano). Embora esses alimentos sejam muito nutritivos, eles também são muito fortes. Não há um alimento perfeito. Assim, se você decidir integrar algum superalimento em sua dieta, comece com pequenas doses em primeiro lugar. Algumas pessoas são mais sensíveis do que outras e os superalimentos podem ser muito estimulantes para elas.

Suplementos

Esse é um tópico difícil de tratar em um pequeno espaço, mas minha recomendação geral é que você não deve se concentrar em suplementação até que sua alimentação esteja bem balanceada. Sem uma boa base nutricional, a suplementação – que pode ser bem cara – provavelmente será um desperdício de dinheiro. Para manter as coisas simples, considere importante um óleo de peixe de alta qualidade, particularmente da variedade ômega-3, uma multivitamina de alta qualidade e suplemento mineral. O restante de suas necessidades nutricionais deve ser encontrado em alimentos saudáveis.

A nutrição é uma parte importante do condicionamento físico geral, saúde e bem-estar. Preste atenção ao que você come e aprenda o que você puder sobre os tipos e combinações de alimentos que fazem você se sentir saudável. Quando você está se alimentando corretamente, vai parecer melhor, se sentirá melhor e desempenhará melhor, não somente em seus treinos com kettlebell, mas também em suas atividades diárias.

Glossário

Adaptação A capacidade do corpo para se ajustar ao aumento de exigências físicas; as mudanças fisiológicas que ocorrem como resultado de treinamento.

Aeróbio Literalmente, significa "com o ar", e este é o componente cardiorrespiratório do exercício. É realizado de intensidade baixa para moderada e depende de oxigênio para a energia sustentável.

Agilidade Rapidez ou a capacidade de mover o corpo com controle.

Alongamento dinâmico Aumenta a amplitude de movimento em uma articulação com movimento associado; consiste em movimentos simples que requerem grande amplitude de movimento.

Alongamento estático Treinamento de flexibilidade que envolve alongar o comprimento do músculo o mais tolerável possível sem dor e, em seguida, manter essa posição de 10 segundos até 3 minutos ou o maior tempo que puder sem movimentos de saltos e puxões.

Amador No esporte *girevoy*, os concorrentes masculinos que competem com kettlebells de 24 kg e no feminino que competem com kettlebells com 12 kg.

Anabólico Propriedade do exercício de construção do músculo e nutrição. Ocorre durante a liberação de crescimento de hormônios.

Anaeróbio Literalmente significa "sem ar", e nesse tipo de exercício o oxigênio é utilizado de forma mais rápida do que o corpo é capaz de recarregar, utilizando carboidrato sem oxigênio como combustível para produzir energia, gerando ácido láctico como um subproduto.

Anterior A parte da frente do corpo.

Aquecimento Incluído na fase de preparação de uma sessão de treinamento para deixar o seu corpo e a sua mente prontos para a fase principal do treinamento; o aquecimento inclui variáveis como o aumento do fluxo sanguíneo para os músculos, da frequência cardíaca e circulação, da temperatura dos músculos e da temperatura do *core* corporal, da concentração e a redução da ansiedade.

Aquecimento específico para o esporte Executado durante a fase de preparação de uma sessão de treinamento; envolve exercícios que imitam as principais atividades que vem em seguida, mas são executados em baixa intensidade e podem ser visto como uma transição entre o aquecimento e a fase principal.

Aquecimento geral A primeira parte do aquecimento contém a fase de preparação de um treino com o propósito de aquecer os grandes grupos musculares do corpo; inclui o aumento da pulsação (atividade aeróbia) e as rotações articulares.

Arremesso (em inglês, *snatch*) Um exercício com kettlebell executado em seis fases de movimento: inércia, puxada de aceleração, inserção da mão, fixação, descida (amortecimento) e balanço para trás. O kettlebell é balançado sobre a cabeça e o braço fica completamente estendido quando o kettlebell atinge a posição sobre a cabeça.

Assimetrias Desequilíbrios ou desníveis entre as metades direita e esquerda do corpo; também pode se referir aos desequilíbrios em movimento entre um lado e o outro. Uma perna que é significativamente mais curta do que a outra é um exemplo de uma assimetria.

Aumento da pulsação Realizado no início do aquecimento geral, os elevadores de pulso são quaisquer atividades aeróbicas leves que façam o sangue e oxigênio circularem para abastecer os músculos com mais energia para ser usada.

Balanço (em inglês, *swing*) O primeiro exercício com kettlebell que ensina o princípio da inércia. Como um pêndulo, um balanço move o kettlebell para a frente e pra cima e para trás e para baixo.

Balanço para trás O kettlebell se move para trás de você e entre as pernas; é o oposto do balanço para a frente.

Balística Movimentos com aceleração e velocidade rápida para o desenvolvimento de potência em levantamentos de kettlebell, também chamados de *levantamentos rápidos*. Balística significa "lançar" e envolve um componente de liberação da energia elástica dos músculos.

Base de apoio A área delimitada que faz contato com todo o chão; geralmente se refere à área delimitada pelo contorno dos pés quando uma pessoa está em pé. O centro de massa deve residir dentro da base de apoio, a fim de manter a estabilidade e o equilíbrio.

Biatlo Modalidade de dois movimentos no kettlebell esportivo que consiste no arranque (*Jerk*) duplo e um *snatch* unilateral. Cada exercício é realizado por até 10 minutos para o maior número de repetições possíveis em uma série de cada levantamento; também chamado de *clássico*.

Bloqueio Quando os cotovelos estão completamente estendidos com o kettlebell acima da cabeça.

Bump Também chamado de *send-off*, esta é a segunda fase do segundo tempo do arranque (*Jerk*) de kettlebell, seguindo o meio agachamento e que antecede ao subagachamento, em que joelhos, quadris, tornozelos e tronco estão maximamente estendidos, a fim de *bump* ou empurrar para cima os kettlebells se sem o uso dos braços.

Cadeia anterior Os músculos abdominais, os flexores do quadril, os músculos profundos ao longo da coluna e os quadríceps trabalham juntos de modo a formar uma estrutura que lembra um espartilho.

Cadeia cinética O corpo como uma série de ligações interconectadas que formam um sistema de alavancas composto de articulações, músculos, ossos, nervos e tecidos conectivos trabalhando juntos para produzir o movimento eficaz; também é chamada de *cadeia de movimento*.

Cadeia posterior Os músculos da parte posterior do corpo, incluindo os glúteos, isquiotibiais, panturrilhas e músculos inferiores das costas.

Candidato para Mestre do Esporte (CMS) Da sigla, em inglês, *Candidate Master of Sport*. Um nível de excelência na classificação no esporte *girevoy*, obtido na competição ao executar um número necessário de repetições nas duas provas do biatlo (o segundo tempo do arremesso e o arranque) ou no ciclo longo.

Capacidade de trabalho A capacidade de gerar uma alta carga de trabalho e se recuperar suficientemente; a capacidade de resistir à fadiga enquanto treina. A capacidade de trabalho envolve a coordenação dos sistemas cardiovascular, metabólico e nervoso, e é uma combinação de capacidade, potência e eficiência.

Carga A quantidade de peso que é levantada.

Carga total A quantidade total de carga levantada (trabalho feito) em um período de tempo (p. ex., sessão, semana ou mês); calculado assim: séries X repetições X carga levantada.

Catabólico Desperdício muscular ou propriedades reduzidas do exercício e nutrição; é o oposto de anabólico.

Categoria de peso No esporte *girevoy*, esta é uma divisão em que um levantador compete com base no peso corporal do atleta. Os levantadores de kettlebell esportivo competem contra outros levantadores dentro da mesma categoria de peso.

Centro de massa combinado É a ação combinada da massa do implemento (o kettlebell) e o centro de massa do corpo quando ambos ficam verticalmente sobre a base apoio.

Centro de massa O ponto em que toda a massa corporal é igualmente equilibrada ou igualmente distribuída em todas as direções; quando a posição do corpo muda, a posição do centro de massa muda. Também chamado de *centro de gravidade*.

Ciclo É um movimento que depende da inércia e é repetido inúmeras vezes, sendo cada movimento igual ao anterior, como o *clean* e o *snatch* com kettlebell.

Ciclo alonga-encurta Um alongamento ativo (contração excêntrica) de um músculo seguido por encurtamento imediato (contração concêntrica) desse mesmo músculo.

Ciclo longo Veja o *arremesso em dois tempos*.

Clean Levantamento de um ou dois kettlebells para o peito na posição de suporte e, depois, baixando os kettlebells no balanço para trás.

Clean e jerk É um levantamento de kettlebell executado em duas fases, com um terceiro movimento complementar. O kettlebell é arremessado para o peito (*clean*), depois é arremessado acima da cabeça (*segundo tempo do arremesso*) e, por último, é baixado em um movimento de balanço para trás. Esses três movimentos são repetidos continuamente por toda a série. Também é chamado de *ciclo longo*.

Coeficiente vencedor No esporte *girevoy*, é o vencedor "quilo a quilo" de uma competição, que é determinado por um cálculo que leva em conta o total de repetições e o peso do corpo dos levantadores.

Colapso valgo Deixar os joelhos se projetarem ao lado da linha média, colocando tensão forçada sobre os ligamentos mediais do joelho.

Competição No esporte *girevoy*, é uma prova em que um levantador tenta superar outro levantador ao executar um ou mais levantamentos.

Competições em grupo Em malabarismo esportivo, equipes de homens, de mulheres e duplas mistas competem contra outras equipes.

Composição corporal A proporção total de gordura corporal e massa magra ou massa livre de gordura no corpo.

Condicionamento cardiorrespiratório É a melhora da função cardíaca e circulatória produzida por exercícios regulares aeróbios vigorosos.

Contralateral Usar o braço e a perna opostos; os membros superiores e os membros inferiores trabalham em oposição.

Core É a musculatura do complexo lombo-pélvico-quadril e abdominais transversos – os músculos abdominais, glúteos e músculos inferiores das costas, o músculo psoas dos quadris, o multifidus da coluna vertebral e diafragma que trabalham coletivamente para estabilizar o tronco, incluindo a coluna e a pelve e suportam a postura.

Cortisol É um hormônio produzido pelas glândulas suprarrenais; a tensão estimula o corpo a produzi-lo.

Deficiência bilateral A limitação da força e resistência do braço mais fraco ou não dominante; também chamado de *deficit bilateral*.

Demonstração de força Demonstrações de grande força que envolvem o levantamento de pesos, como as barras, barris, bigornas, pedras, pessoas ou animais grandes; execução de paradas de mão e outros movimentos da ginástica; entortar pregos, barras de ferro ou ferraduras; quebrar cadeiras; rasgar maços de papelão e listas telefônicas; puxar trens; e em apresentações gerais de extrema força em ângulos de movimentos incomuns. Os kettlebells são normalmente componentes de tais exibições de força de atletas de força profissionais, e no século XIX e início do século XX, eles eram uma atração popular nos circos.

Desvio É a extensão do tronco durante os levantamentos de kettlebell. O tronco se inclina para trás para reduzir o arco da descida do kettlebell, portanto, reduzindo as forças de aceleração e deixando o kettlebell lento.

Dinâmico Movimento rápido, intenso e vigoroso.

Divisão juvenil No esporte *girevoy*, é uma categoria de competição para crianças abaixo da divisão *junior*; os pesos de competição podem variar de 4 até 16 kg dependendo da idade e do nível do levantador.

Duplas mistas Em competições de malabarismo esportivo, equipes composta por um homem e uma mulher.

Duração É quanto dura uma determinada série ou sessão de treinamento; também chamada de *tempo*.

Escala de percepção subjetiva de esforço (RPE) Uma forma subjetiva de medir a intensidade do esforço em uma determinada repetição, série ou treino. A maioria das escalas de RPE são de 1 a 10, com 1 sendo extremamente fácil, 5 sendo moderadamente desafiador e 10 sendo o máximo esforço.

Estabilidade É a capacidade em manter equilíbrio ou reassumir sua posição original na vertical.

Estabilidade dinâmica É a capacidade do corpo, quando provocado em sua posição original, em resistir a ser desequilibrado e retornar ao seu estado original.

Eventos fantasia ou levantamentos fantasia No kettlebell esportivo, são levantamentos não tradicionais que são somente para diversão e não propriamente ditos competitivos.

Excesso de alongamento Alongar o corpo ou músculos até o ponto de tensão ou lesão.

Excesso de treinamento A condição física que ocorre quando o volume e intensidade de exercício excedem a capacidade de se recuperar, resultando numa diminuição no progresso.

Exercício cíclico É um movimento repetitivo contra a resistência, como o levantamento de kettlebell com repetição, a corrida, o ciclismo e a natação. Os mesmos movimentos são repetidos um após o outro por um dado período de tempo e são de natureza aeróbia.

Exercícios calistênicos Exercícios que consistem em movimentos simples, geralmente usando apenas o peso do corpo para resistência e sem nenhum equipamento; podem incluir movimentos como flexões, pulos, balanços, torções e chutes.

Exercícios de assistência especial Componentes individuais de levantamentos clássicos ou exercícios específicos que são similares em movimento aos principais exercícios; usados para refinamento da técnica e correção de erros técnicos.

Exercícios de assistência geral Exercícios de condicionamento para desenvolver atributos físicos gerais (p. ex., força, resistência, mobilidade, flexibilidade).

Extensão do tronco Inclinar o tronco para trás; em muitos movimentos com kettlebell, a extensão do tronco é referida como *desvio* do tronco.

Extensão quádrupla A completa extensão de quatro áreas do corpo: tornozelos, joelhos, quadris e tronco.

Fascia toracolombar Tecido conectivo que serve como uma ponte entre os glúteos de um lado e os músculos grandes dorsais do lado oposto e ajuda a estabilizar a coluna.

Fase concêntrica É a fase do movimento em que o músculo se encurta quando se contrai.

Fase de preparação Em uma sessão de treinamento com kettlebell, é a primeira parte do treino em que você prepara sua mente e corpo para o trabalho difícil que vem a seguir; consiste do aquecimento.

Fase excêntrica É a fase de um movimento em que um músculo alonga enquanto se contrai.

Fase final É a última fase do treino, que inclui o resfriamento e permite que o corpo e a mente tenha tempo para retornar ao seu estado normal.

Fase principal Em um treino com kettlebell, a fase principal é o exercício ou o treino e inclui adquirir competências (aprendizagem), dominar os exercícios com kettlebell, e praticar e progredir nesses exercícios. A fase principal segue a preparação ou fase de aquecimento.

Ferramentas Os equipamentos de treinamento utilizados em um programa de exercício; os kettlebells, os halteres e os sacos de areia são exemplos de ferramentas de treinamento.

Fixação Posição em que os kettlebells são mantidos sobre a cabeça com os braços completamente retos, os bíceps próximos às orelhas e as pernas totalmente estendidas. Essa é a posição mais alta ou final de todos os levantamentos de kettlebells sobre a cabeça (p. ex., o *clean*, a pressão vertical, o *push press*, o arranque (*jerk*) e o ciclo longo).

Flexão do tronco Inclinar o tronco à frente ou lateralmente.

Flexibilidade É a capacidade das articulações ou músculos de moverem-se em toda a amplitude de movimento; alongando os músculos.

Flights No esporte girevoy, é uma fileira de competidores, todos levantando ao mesmo tempo; a ordem, a disposição e o horário dos levantamentos.

Força É a capacidade de um músculo ou grupo muscular em gerar força contra uma resistência externa; normalmente descrito pela quantidade de peso que você pode levantar em um dado exercício.

Força É o produto da massa pela aceleração, é a força exercida sobre um objeto.

Força estática Ver *força isométrica*.

Força isométrica Também chamada de *força estática*; refere-se à ação muscular em que o comprimento do músculo não se altera e não há movimento visível na articulação.

Força limite A quantidade de força musculoesquelética que você pode gerar para um único esforço máximo; também chamado de *força máxima*.

Força máxima Ver *força limite*.

Frequência É o número de dias por semana ou por mês que você se exercita.

Frequência cardíaca máxima (FCM) É o maior número de batimentos cardíacos em 1 minuto, normalmente determinado pela fórmula (220 − idade) = FCM.

Girevoy Também chamado de *kettlebell esportivo*, esse é um esporte nacional da Rússia em que a *gyria* (o kettlebell) é usado de forma simples ou dupla para acumular tantas repetições quanto forem possíveis em 10 minutos para comparar com outro levantador em uma grade esportiva. Atletas competem contra outros dentro de uma mesma categoria de peso.

Glicose Açúcar simples que fornece ao corpo sua principal fonte de energia e é produto do carboidrato digerido que o corpo converte em energia.

Gyria É o termo russo para kettlebell; a tradução literal é "bola com alça".

Hipertrofia Aumento do tamanho do músculo como resultado do treinamento de resistência.

HITT (do inglês, *High-Intensity Interval Training*) Um acrônimo para o treinamento intervalado de alta intensidade.

Hormônio do estresse Substâncias químicas que são liberadas pelo organismo em situações estressantes em que o corpo interpreta como um perigo como, por exemplo, um exercício intenso. O cortisol é o principal hormônio do estresse relacionado ao exercício intenso.

Inércia É a resistência de qualquer objeto em mudar o seu estado de movimento ou repouso, ou a tendência de um objeto em resistir a qualquer mudança em seu movimento. Newton descreveu a inércia em sua primeira lei de movimento.

Inibição recíproca Os músculos em lados opostos de uma articulação trabalham em oposição.

Inserção da mão É o posicionamento da mão na alça do kettlebell de tal modo que a parte interna da alça fique entre o dedo indicador e o polegar em um ângulo de aproximadamente 45 graus para baixo.

Intensidade O percentual de esforço máximo usado em uma determinada repetição, série ou treino. Pode ser medido como um percentual de 1 repetição máxima (1RM) ou subjetivamente como uma percepção subjetiva de esforço (RPE).

Intervalo O período de descanso entre as séries de treinamento alta intensidade.

Ipsilateral Significa o mesmo lado; usar o braço e perna do mesmo lado.

Juniores No esporte *girevoy*, os concorrentes menores de 18 anos de idade; normalmente a categoria junior masculina compete com kettlebells de 24 kg e a feminina com kettlebells de 12 quilogramas.

Kettlebell de carga fixa É um kettlebell com carga permanente, imutável, normalmente feito de aço ou ferro fundido.

Kettlebell de competição É o kettlebell de padrão internacional utilizado nas competições esportivas. As competições de kettlebell exigem altura, peso, diâmetro e circunferência da alça uniformes.

Kettlebells ajustáveis São kettlebells que você pode colocar e tirar a carga para torná-los mais pesados ou mais leves. Os tipos mais comuns são o kettlebell carregado com anilhas e o kettlebell carregado com chumbo.

Levantamento terra "valise" Levantar kettlebells ou halteres do chão com a carga colocada ao lado do corpo, como se levantasse uma valise pela alça.

Levantamentos clássicos Exercícios básicos que introduzem os padrões e princípios mecânicos que são utilizados em todos os demais exercícios com kettlebell. Isso inclui o *swing*, *clean*, a pressão, *push press**, *snatch* e o arranque (*jerk*).

Levantamentos de competição No esporte *girevoy*, os levantamentos clássicos para competição: *clean*, *snatch* e o ciclo longo.

Longo, lento e distância (LSD) – (do inglês, *Long, Slow and Distant*) É o método convencional de desenvolver a capacidade aeróbia, composta por prolongada distância e duração de um exercício aeróbio cíclico de intensidade baixa à moderada, como a corrida, ciclismo ou natação.

Macrociclo Período de treinamento anual ou semestral, a duração total de um ciclo de treinamento.

Malabarismo esportivo Um esporte competitivo em que os competidores demonstram uma rotina e são classificados em determinados elementos, anotados pelos juízes; os pontos são concedidos em fatores como uniforme e música que coordenam com a natureza artística da rotina, graça, confiança, expressão e beleza. Os homens usam kettlebells de 16 kg e as mulheres usam kettlebells de 8 kg nas competições de malabarismo esportivo ou demonstrações.

Manutenção isométrica Também chamada de *manutenção estática*; refere-se à manutenção da carga em um lugar sem movimento.

Manutenções estáticas Ver *manutenções isométricas*.

Maratona Em levantamento de kettlebell, um evento em que o levantador repete um levantamento determinado tantas vezes quanto possível em um período de tempo estipulado, sem colocar o kettlebell no chão, normalmente de 30 minutos, 1 hora ou mais.

Meio agachamento (ou primeiro mergulho) Parte inicial do arranque (*jerk*) de kettlebell, que envolve uma flexão dos joelhos rápida e leve; precede a fase *send-off* do segundo tempo do arremesso.

Mesociclo O período de treinamento mensal de um macrociclo.

Mestre do esporte de classe internacional (MSIC) (do inglês, *Master of Sport International Class*) É o mais alto nível ou classificação no esporte *girevoy*, obtido em competição ao realizar um número necessário de repetições tanto no biatlo (segundo tempo do arremesso e arranque) como no ciclo longo.

Mestre no esporte (MS) (do inglês, *Master of Sport*) A alta classificação no esporte *girevoy*, obtida em competição através da realização de um dado número de repetições tanto no biatlo (segundo tempo do arremesso e arranque) como no ciclo longo.

Mestres Na competição do *girevoy*, os competidores masculinos com mais de 40 anos de idade e mulheres com mais de 35 anos de idade; normalmente os homens competem

---

*N. de R. T.: *Push press*: com os kettlebells na posição de suporte (*clean*), flexione os joelhos, cerca de 5 cm em um mini-agachamento, em seguida utilize a força dos MI para iniciar a ascensão da barra, seguindo-se da extensão dos cotovelos até a posição de bloqueio alto.

com kettlebells de 24 kg e as mulheres competem com kettlebells de 12 kg.

Método As abordagens utilizadas para alcançar os objetivos de um programa de treinamento com kettlebell, incluindo os exercícios, as séries, as repetições, a carga, a frequência e os períodos de descanso.

Microciclo O período de treinamento semanal ou quinzenal de um macrociclo.

Mobilidade Mover ativamente as articulações através de uma completa amplitude de movimento com a intenção de manter ou, possivelmente, restaurar a capacidade de movimento nessas articulações.

Mobilidade dinâmica Execução de movimentos em todas as direções enquanto aumenta suavemente a amplitude de movimento e a velocidade até alcançar a máxima amplitude de movimento.

Modalidade Os meios utilizados para adquirir os objetivos de seu treinamento, incluindo o equipamento e os programas selecionados.

Modo Método ou maneira de alcançar seus objetivos de treinamento.

Movimento O ato de mudar de lugar, posição ou postura.

Movimentos rítmicos Movimentos com kettlebell que são executados em padrões regulares e repetidos.

Objetivos SMART– Acrônimo para objetivos específicos, mensuráveis, atingíveis, relevantes e oportunos (do inglês, *Specific, Measurable, Attainable, Relevante, Timely*). Essas cinco palavras dizem-nos sobre a natureza dos objetivos e como criá-los e percebê-los em seus programas de treinamento com kettlebell.

Padrões de movimento Como o corpo se move pelo espaço; as amplitudes de movimento e as posições que o corpo alcança durante o exercício e nas atividades diárias.

Passeio do fazendeiro Segurar um ou dois kettlebells em uma posição suspensa baixa, com os braços estendidos nas laterais, geralmente segurando-os por tempo (pegada) ou por distância (passeio) para treinar a força e resistência da pegada.

Pausa Parar durante a execução de um levantamento com kettlebell na posição de suporte, fixação, posições suspensas baixas, também chamado de *manutenção estática*.

Pegada *crush* É uma pegada forte, tipo aperto de mãos, onde o kettlebell ou outro aparelho é apertado firmemente com a palma da mão e os dedos.

Periodização A incorporação organizada de fases de treinamento específico durante um período de tempo, geralmente anual ou semestral; consiste em macrociclo, mesociclo e microciclo.

Período de descanso O tempo de folga entre as séries de treinamento, sessões ou ciclos.

Plano frontal Plano vertical que divide o corpo e porção anterior em posterior; também chamado de *plano coronal*.

Plano sagital Plano vertical que passa da parte frontal para a parte posterior, dividindo o corpo em metades direita e esquerda.

Plano transverso Plano imaginário que divide o corpo em partes superior e inferior (também chamado de *plano horizontal, plano axial* ou *plano transaxial*).

Plataformas No esporte *girevoy*, as áreas de levantamento onde os atletas ficam de pé, medem mais de 2 metros e devem ser planas e não escorregadias; a distância entre cada plataforma não deve ser inferior a 1,5 metros.

Platô Um estado de pouca ou nenhuma mudança durante o processo de treinamento; é quando o progresso estanca.

Pliometria Exercícios que envolvem o alongamento repetido rápido e a contratação de músculos para aumentar a potência muscular, também chamado de *treinamento com salto*.

Ponto médio A fase entre as fases excêntrica e concêntrica de uma repetição; também chamada *fixação*.

Posição com o fundo virado para cima Qualquer posição em que o fundo do kettlebell está em uma posição mais alta do que a alça. Essa posição torna o exercício mais difícil.

Posição de gancho Manter um ou dois kettlebells com os dedos flexionados na posição suspensa no balanço para a frente e no balanço para trás (balanço, arremesso, arranque e ciclo longo).

Posição de suporte *clean* Um ou dois kettlebells estão descansando no peito e pousados entre o antebraço e o ombro. A posição ideal é com os cotovelos descansando no ílio da pélvis, com os joelhos completamente estendidos e os kettlebells alinhados verticalmente sobre a base de apoio.

Posição ou *ranking* Um nível de realização no kettlebell esportivo baseado em realizar um certo número de repetições com um peso determinado.

Posição suspensa baixa Ver o exercício *passeio do fazendeiro*.

Posição suspensa Ver o exercício *Passeio do fazendeiro*.

Potência A capacidade de exercer força máxima no mínimo de tempo; a velocidade com que você pode executar um levantamento. A potência muscular incorpora velocidade com o movimento e equivale a força gerada vezes a velocidade.

Preparação física geral (PFG) Fornece um completo condicionamento físico geral para capacitar uma pessoa a lidar com as exigências de uma determinada tarefa. Inclui força, flexibilidade, resistência muscular, resistência aeróbia, velocidade e composição corporal.

Pressão vertical (*press*) Um exercício no qual um ou dois kettlebells são arremessados para o peito e, em seguida, empurrados sobre a cabeça na fixação usando somente os músculos da parte superior do corpo sem nenhum movimento de perna.

Princípio da adaptação Descreve as reações do corpo de curto e de longo prazo à tensão, incluindo o estresse físico do exercício; o corpo irá se ajustar às crescentes exigências físicas. Também chamada de *princípio geral adaptação* ou *Síndrome da Adaptação Geral (SAG)*.

Princípio da Adaptação Geral (SAG) Ver o *princípio da adaptação*.

Princípio da especificidade Você melhora em uma habilidade específica por praticar. O termo técnico é *adaptação es-*

pecífica às exigências impostas (em inglês, SAID para *Specific Adaptation to Imposed Demands*).

Princípio da progressão Há um nível ideal de sobrecarga que vai levar ao progresso no condicionamento físico.

Princípio da resistência progressiva Um princípio sobrejacente que consiste na combinação de dois princípios: da sobrecarga e da progressão.

Princípio da reversibilidade O oposto de adaptação; também chamado de *destreinamento* ou *princípio do uso e desuso*. O corpo se torna mais forte com o uso e fica mais fraco com o desuso. Use-o ou o perca.

Princípio da sobrecarga Tensão maior do que o normal necessário para que o corpo se adapte.

Princípio das diferenças individuais Cada indivíduo é único na forma como o seu corpo responde a diferentes estímulos.

Princípio de supercompensação Músculos responderão à forte resistência por ficarem cada vez mais fortes, maiores e mais hábeis.

Princípio do uso e desuso Ver *princípio da reversibilidade*.

Princípio FITT É um acrônimo para Frequência, Intensidade, Tipo e Tempo, quatro variáveis utilizadas para orientar, gerenciar e variar os treinamentos.

Profissional No esporte *girevoy*, concorrentes homens que competem com kettlebells de 32 kg e concorrentes do sexo feminino que competem com kettlebells de 16 a 24 kg.

Programa A programação de treinamento planejado para seguir a fim de atingir as metas de treinamento.

Projeto de programa Os detalhes de um programa de treinamento, incluindo as séries, repetições, duração, frequência, intensidade e períodos de descanso.

Propenso Deitar de barriga para baixo.

Propriocepção A consciência de seu corpo; como você se orienta ou como seu corpo se move através do espaço.

Protocolo Os detalhes e procedimentos de um programa de treinamento.

Protocolo de Tabata Método de treinamento aeróbio de alta intensidade e curta duração criado pelo Dr. Izumi Tabata que apresenta aumentos favoráveis nas capacidades de trabalho aeróbia e anaeróbia ao testar indivíduos, e é uma forma popular de treinamento de condicionamento físico.

Puxada de aceleração A rápida mudança na velocidade dos kettlebells quando eles são puxados na vertical para o peito (*clean*) ou sobre a cabeça (no *snatch*).

Recuperação Uma fase de treinamento em que você leva algum tempo fora do treinamento com kettlebell para permitir ao corpo recarregar, curar e recuperar a motivação; geralmente segue a realização de uma competição ou de um objetivo do treinamento.

Repetições (reps) O número de vezes que um peso é levantado durante uma série de treinamento.

Resfriamento É a fase final de uma sessão completa de treinamento com kettlebell, que dá tempo para o corpo e a mente retornarem ao estado normal ao reduzir a excitação causada na fase principal da sessão de treinamento e ajuda a encurtar o período de recuperação antes de iniciar o próximo treino.*

Resistência É a capacidade do corpo em se empenhar na busca de energia no sistema aeróbio durante o exercício.

Resistência muscular A capacidade de executar muitas repetições de um exercício ou movimento.

Respiração anatômica Também chamada de respiração combinada porque a respiração atua em coordenação com a ação do corpo (ou seja, expirando na compressão e inspirando na expansão). Esse método de respiração é mais apropriado para resistência e capacidade de trabalho, pois ajuda o atleta a controlar a sua frequência cardíaca.

Respiração paradoxal Quando a respiração é oposta à ação do corpo, como inspirar quando o corpo está na compressão e expirar quando o corpo está se estendendo. Usada para levantar cargas máximas ou quase máximas, e apropriada para as pessoas descondicionadas devido à pressão torácica e estabilidade da coluna vertebral que ela proporciona.

Revezamento Na competição de *girevoy* esportivo, um evento em equipe em que levantadores pertencentes a clubes ou países competem contra outros clubes ou países; cada competidor levanta por até 3 minutos e a pontuação mais alta acumulada vence. Os levantamentos mais comuns de revezamento são o arremesso em dois tempos duplo e o ciclo longo.

Ritmo É o número de repetições por unidade de tempo, também chamado de *velocidade* ou *cadência* e, geralmente, medido em RPM (repetições por minuto); o ritmo é o tempo que leva para se fazer uma série e, também, o tempo que leva para se fazer uma repetição simples. No levantamento de kettlebell o ritmo é usado como uma medida de *rpm*, embora, em alguns protocolos de treinamento de fisiculturismo e força o ritmo mede o tempo que leva para executar cada fase de uma repetição (p. ex., fase concêntrica, ponto médio e fase excêntrica).

Rotações articulares A segunda parte de um aquecimento geral, seguido de uma suave elevação do punho, na qual todas as articulações são relaxadas e lubrificadas de modo que elas se movem suavemente e com relativa facilidade, também chamada de mobilidade articular.

Segundo tempo do arranque (em inglês, *jerk*) Um exercício usando um ou dois kettlebells, realizado em cinco fases do movimento: o meio agachamento, ou *bump* (ou *send-off*), o subagachamento, o bloqueio (de joelhos) e a fixação elevada.

Seleção de exercícios É a escolha de exercícios para a elaboração de um programa.

Send off Ver *Bump*.

---

*N. de R. T.: Push *press*: com os kettlebells na posição de suporte (*clean*) flexione os joelhos, cerca de 5 cm em um mini-agachamento. Em seguida utilize a força dos MI para iniciar a ascensão da barra seguindo-se da extensão dos cotovelos. Até a posição de bloqueio alto.

Seniors Em competições de *girevoy* esportivo, competidores acima de 55 anos de idade; normalmente, nessa categoria, os homens competem com kettlebells de 16 kg e as mulheres competem com kettlebells de 8 kg.

Série São as repetições feitas com um kettlebell sem colocá-lo no chão. Os exercícios podem ser feitos em uma ou múltiplas séries.

Sistema vestibular O ouvido interno abriga um sistema chamado *aparato vestibular*, que fornece informações sobre a posição da cabeça em relação à gravidade e aos movimentos da cabeça.

Sistema visual Um componente do mecanismo de equilíbrio do corpo, no sistema visual os olhos recebem informações sobre o ambiente e relacionam as posturas e posições do corpo.

Sistemas de energia O corpo possui três modos de produzir energia para o movimento durante o exercício: o sistema aeróbio, também chamado de *sistema oxidativo*, que fornece energia para atividades que duram mais de 2 minutos; o sistema glicolítico, também chamado de *sistema do ácido láctico*, que é um sistema anaeróbio que fornece energia para atividades que duram entre 30 segundos até 2 minutos; e o sistema ATP-CP, um sistema anaeróbio que fornece energia para atividades que duram até 30 segundos.

Subagachamento (ou segundo mergulho) Um movimento rápido seguindo o *send-off* (*bump*) do kettlebell do peito na qual o levantador abaixa-se sob os kettlebells ao mesmo tempo em que estende completamente os cotovelos.

Supino Deitar de barriga para cima no chão ou sobre um banco.

Tempo A duração de uma determinada série ou treino.

Tipo O tipo de exercício que você faz em seu treinamento, como treinamento de força, de resistência, de potência, de flexibilidade e assim por diante.

Treinamento de aptidão física em geral Em contraste ao treinamento específico para o esporte, esses exercícios apontam em direção às amplas metas da saúde em geral e o bem-estar, e podem ser usados para promover a perda de gordura, o aumento do tônus e a construção muscular.

Treinamento específicos para o esporte Preparação física especializada para um esporte específico.

Treinamento funcional Exercícios que tratam o corpo como um sistema inteiro, a fim de treinar os movimentos e os padrões motores que resultam em movimento efetivo. Os programas de treinamento funcional se concentram no desempenho em vez da estética.

Treinamento instintivo Adicionar ao seu programa um treinamento baseado no que você sente o que está fazendo. Não há estrutura particular para programas de treinamento instintivos.

Treinamento unilateral Treinamento de um lado do corpo de uma vez, como o treinamento com um braço ou treinamento em pé com uma perna.

Troca de mão Mudar as mãos durante uma série com kettlebell.

Velocidade O ritmo e as repetições por minuto do levantamento de kettlebell. A velocidade é o método mais direto de aumentar os resultados de potência de um exercício. Os termos *velocidade*, *ritmo* e *cadência* são usados alternadamente.

Volume A quantidade total de trabalho feito durante um espaço de tempo específico.

Zonas ideais de treinamento de frequência cardíaca As várias porcentagens da frequência cardíaca máxima, refletindo os vários níveis de intensidade do exercício, incluindo a zona de treinamento de aquecimento ou zona do coração saudável, zona de condicionamento físico ou de queima de gordura, zona de resistência ou zona de treinamento aeróbio, zona de desempenho ou zona de treinamento anaeróbico e, finalmente, zona de esforço máximo.

edelbra

Impressão e Acabamento
E-mail: edelbra@edelbra.com.br
Fone/Fax: (54) 3520-5000

Impresso em Sistema CTP